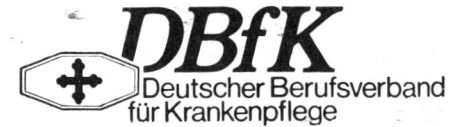

W0174574

Christel Bienstein
Gerhard Schröder
et al.

DEKUBITUS

Prophylaxe
und Therapie

ISBN 3-927944-00-9

Herausgeber: Deutscher Berufsverband für Krankenpflege e.V.
Frankfurt/Main

Bezugsadresse: Verlag Krankenpflege, Bettinastraße 48,
6000 Frankfurt/M. 1

Druck: Druckerei Henrich, Schwanheimer Straße 110,
6000 Frankfurt 71

Vorwort

Die pflegerische Auseinandersetzung mit elementaren Alltagsanliegen in der Pflege zeigt, wie umfassend und tief die Erkenntnisse sind, die über viele Jahre zusammengetragen wurden.

Gerade die Dekubitusproblematik ist eine solche elementare pflegerische Frage. Generationen von Pflegenden haben sich mit ihr jeden Tag auseinandergesetzt. Die Pflegehandlungen, die aufgrund der dabei gewonnenen Erfahrungen über Jahrzehnte entwickelt wurden, haben innerhalb der systematischen Auseinandersetzung in diesem Buch die Chance, überprüft und neu geordnet zu werden und Begründungszusammenhänge zu erhalten.

Gerade das analytische Betrachten von Pflege ermöglicht es uns, unser Berufswissen weiterzuentwickeln. Es ist bemerkenswert, daß in der Zeit des jedermann deutlich gewordenen Notstandes, unsere Berufsgruppe nicht nur tarifliche und arbeitsrechtliche Veränderungen diskutiert, sondern es ihr parallel um die inhaltliche Neugestaltung und Sinnfindung von Pflege geht.

Dabei wird es ihr immer deutlicher, daß Pflegeforschung und Entwicklung einer Berufswissenschaft unumgänglich sind.

Inhaltliche Auseinandersetzungen mit dem pflegerischen Tun, wie diese Ihnen vorliegenden, ermöglichen es uns, ein eigenständiges Berufsbewußtsein auszubauen. Sie bieten die Möglichkeit, Pflege als ein umfassendes Geschehen wahrnehmen zu können, welchem mit einer Variationsbreite pflegerischer Methoden begegnet werden muß.

Das Recht der Pflegenden zur pflegerischen Entscheidung wird uns eine höhere Berufszufriedenheit geben und trägt dazu bei, unsere berufliche Kompetenz systematisch zu erweitern.

Dieses Buch leistet einen Beitrag zu unserem notwendigen weiteren Entwicklungsprozeß.

Lore Kroeker
Bundesgeschäftsführerin DBfK

Inhaltsverzeichnis

Seite

5

Einleitung

**– Nichts ist ewig,
alles Leben ist Fluß –**

Vielleicht werden Sie sich fragen, warum es ein ganzes Buch zu einem Pflegethema gibt und ob dieses überhaupt notwendig sei.

Uns ist in den vielen Jahren, in denen wir Pflegeerfahrungen machen konnten, besonders deutlich geworden, wie wenig begründbares Pflegewissen uns Pflegenden zugänglich ist. So war es keine Seltenheit zu erleben, daß wir immer mit unserer Pflegeerfahrung argumentieren mußten, da uns keine Erkenntnisse in schriftlicher Form vorlagen. Gerade dieses nicht „belegbare" Wissen wurde von vielen belächelt und führte primär dazu, daß es abgelehnt wurde. Dies verspürten wir bei Diskussionen mit Ärzten und anderen Therapeuten immer besonders intensiv. Wir brauchten für die pflegerischen Aspekte mehr Information und diese auch schriftlich!

Mit diesem Buch soll der gezielte Versuch unternommen werden, ein pflegerisches Thema systematisch, analytisch und patientenorientiert aufzugreifen. Das Buch soll dem Anspruch gerecht werden

– den aktuellen Stand der Dekubitusprophylaxe und -therapie zum Zeitpunkt der Drucklegung wiederzugeben

– wesentliche pflegerische Aspekte dieses Themenbereiches wissenschaftlich angegangen zu haben

– Antworten zu geben, welche für den Pflegealltag von Bedeutung sind

– vorhandenes Wissen zu begründen

– Pflegeerfahrungen einzelner Pflegender vorzustellen

– die endlose Sucherei zu diesem Thema durch alle Bücher und Fachzeitschriften zu reduzieren

– und weitere Fragen aufzuwerfen und damit erfaßbar werden lassen, daß mehr Wissen gleichzeitig deutlich macht, wie wenig wir erst wissen.

Vor allem soll das Buch Ihnen eine konkrete Hilfe sein und Ihre Berufsmotivation positiv unterstützen.

Das Buch kann aber nicht den Erwartungen auf ein Rezept zur Dekubitusprophylaxe und -therapie gerecht werden, weil es nicht nur eine Lösung geben kann. Dies schließt die Verschiedenartigkeit der Patienten aus.

Sicherlich enthält das Buch auch Unzulänglichkeiten. Trotz dieser Gefahr erschien es uns wichtig, den Mut aufzubringen, das Thema pflegerisch anzugehen und zu veröffentlichen, damit überhaupt der Ansatz gewagt wird, zu einem Pflegethema ein umfangreiches Werk zu erstellen.

Wir freuen uns auf den Austausch mit Ihnen, denn Pflege hat es bitter nötig, umfassend und differenziert diskutiert zu werden.

Unser Ziel wäre erreicht, wenn wir mit dem Buch Ihnen **mehr** Lust auf Pflege gemacht hätten.

Nicht nur die Patienten und wir sollten es häufig in unserem Alltag erfahren, daß Pflege in der Lage ist, mittels systematischer fach- und patientengerechter Vorgehensweise Menschen zu heilen, Schmerzen zu lindern und eine qualifizierte pflegerische Hilfestellung bei chronischen Krankheitsverläufen zu geben.

Essen, im Januar 1990

Christel Bienstein   Gerhard Schröder

TEIL I

Pflege als Profession

Von Christel Bienstein

Abstract

Pflege wird zumeist der Terminus „Profession" aberkannt. Innerhalb dieser Abhandlung werden Einstellungen aufgezeigt, die dieses Vorurteil unterstützen. Gleichzeitig wird der Versuch unternommen, Anforderungen zu formulieren, die an eine Profession gestellt werden müssen. Es werden sowohl Aspekte der historischen Entwicklung von Pflegeprofession, ihrer jetzigen Situation sowie die an sie gestellten Anforderungen an die Zukunft behandelt.

Höhere Berufszufriedenheit durch Zunahme der Professionalisierung

In einer Zeit, in der wir mit Pflegepersonalmangel zu kämpfen haben, uns in völlig überholten Arbeitsstrukturen befinden ist es meines Erachtens nicht erstaunlich, daß in diesem Zusammenhang nach einer **„sinnhaften Pflege"**, nach der Profession gefragt wird. Eine Profession bietet die Möglichkeit der Unterstützung der beruflichen Identität. Gerade ein Identitätsverlust, zum Beispiel durch das Gefühl „man sei Mädchen/Junge für alles", für „alles zuständig, aber gleichzeitig für nichts weisungsbefugt", hat unserer Berufsgruppe so schwer zu schaffen gemacht.

Ich wage die Behauptung, daß die Zunahme der Professionalisierung zu einer höheren Berufszufriedenheit führt, die sich durch

- mehr Interessenten für den Beruf
- eine höhere Verweildauer im Beruf

zu erkennen gibt. Profession Pflege bedeutet ein eigenständiges Pflegebewußtsein, welches sich an folgenden Axiomen orientieren muß:

- an dem Vorhandensein von Pflegetheorien und Konzepten, welche die Profession begründen, mittels wissenschaftlicher Arbeitsmethoden und durch Forschung die Entwicklung der Pflege und deren Ist-Situation erfassen und beschreiben können
- Profession bedeutet, daß die ihr Angehörenden Verantwortung für ihre berufliche Tätigkeit übernehmen und diese Verantwortung nicht an andere delegieren.

Dies setzt voraus, daß

- Pflegequalitätsnormen entwickelt werden müssen
- die Einhaltung dieser Normen durch die eigene Berufsgruppe kontrolliert werden muß
- Pflegebedarf ermittelt werden muß
- eine an dem Bedarf orientierte Aus- und Weiterbildungsplanung stattfindet
- Pflegeforschung betrieben und gefördert wird
- Gutachterfunktionen durch Pflegende bei Pflegefragen wahrgenommen werden.

Letztendlich bedeutet „Professionelle Pflege geben", daß sich diese an einem fundierten wissenschaftlich-überprüfbaren Wissen orientiert und dieses zu einer effektiven Anwendung bringen kann.

Gerade im Zusammenhang mit der Entwicklung von wesentlichem Wissen im Bereich der Dekubitusprophylaxe und -therapie dient das professionelle Wissen dazu, Eigenständigkeit und Kooperation mit anderen Berufsgruppen in einem aufzuzeigen.

Es kann nicht angehen, daß Pflegende für die von ihnen auszuführenden Arbeiten nicht genauso in der Planung wie in ihrer Ausführung verantwortlich sind.

Professionelles Wissen ermöglicht das analytische Erheben vom Pflegebedarf ebenso wie die Planung und Durchführung und Kontrolle der gegebenen Pflege. Es bedeutet aber auch, Pflege erfaßbar und nachweisbar zu machen. Hierzu bedürfen wir einer **ständigen Dokumentation.**

Wir stehen an einem äußerst wichtigen Wendepunkt, der zeigt, ob wir es schaffen, von der fremdgesteuerten Pflege zu einer eigenständigen Berufsgestaltung zu kommen.

Die Vergangenheit der Pflege war geprägt durch Intuition, Nächstenliebe, Opferbereitschaft und Gehorsam. Das Bewußtsein der Pflegenden definierte sich durch andere Berufsgruppen als durch die Pflegenden selbst. Pflege wurde fremd definiert durch Ärzte, Geistliche und den Bedürftigen. Pflegende selbst waren Empfangende, hatten dankbar zu sein, ein Dach über dem Kopf, Essen, Kleidung und ein bescheidenes Auskommen zu haben. Pflege wurde nicht hinterfragt, analysiert und synthetisiert. Pflege war das, was angefordert wurde. Pflegebewußtsein konnte nicht entstehen (sollte auch nicht entstehen), da Denken nicht gefragt und Kreativität störend erlebt wurde. Pflege war in der Hierarchie empfangend ausgerichtet. Sie erhielt Anweisungen, Belehrungen, Zuwendungen, sie erteilte sie nicht. Die Prägung der Generationen hat bis heute ihre Auswirkungen, nur wirkt dieser Mechanismus viel subtiler, so daß er schwierig zu fassen ist.

Pflege bestimmte nicht selber, was für sie wichtig ist, es wurde für uns als wichtig erklärt und lange so akzeptiert. So wurde schon ab Theodor Fliedner Medizinunterricht für Pflegende erteilt, jedoch kein Pflegeunterricht, d.h., Pflege war es nicht wert, (wurde als nicht wert erachtet) unterrichtet zu werden. Ärzte prägten so in der Frühzeit der Entstehung unseres Berufes dominant das Berufsbild mit. Es entstand der Mythos, daß besonders andere wissen, was Pflege ist und was sie benötigt (der Arzt als „Oberpfleger").

Vom Beginn des Jahrhunderts bis in die sechziger Jahre wurde wenig Zeit darauf verwandt, ein Pflegebewußtsein auszuprägen, welches professionellen Anforderungen gerecht wurde. Pflege an sich wurde nicht weiterentwickelt, sie stagnierte und kümmerte sich mehr um alle anderen Bereiche als um die Entwicklung der eigenen Fähigkeiten; Zum Beispiel konnte der Pflegeunterricht sich erst in späteren Jahren einen Platz in der theoretischen Ausbildung erkämpfen. Bis heute hält sich vielfach die Einstellung der Schüler, daß der Krankenpflegeunterricht sehr interessant und didaktisch wohl vorbereitet sei, jedoch der medizinische Unterricht das Bedeutende wäre. Vielfach wird dem Unterricht des medizinischen Parts auch mehr Beachtung entgegengebracht.

Diese Entwicklung ist nicht schwer zu erklären, da selbst in der heutigen Zeit in der Weiterbildung zur Pflegedienstleitung oder zu Unterrichtenden sowie in der Anästhesie/Intensivweiterbildung das Studium der Pflege nur eine völlig untergeordnete Bedeutung hat. Psychologie, Betriebswirtschaft oder die Lehre der verschiedensten Geräte und der Beatmung in der Anästhesie/Intensivweiterbildung nehmen einen sehr umfangreichen Platz ein. Das Fach „Pflege" fristet ein relativ kümmerliches Dasein, d.h., es ist oftmals reduziert auf die Pflegetheorien und den Pflegeprozeß. Pflege war in der jüngsten Vergangenheit, zum größten Teil bis heute, nicht studierbar. Alle anderen Fächer wurden von der eigenen Berufsgruppe mehr wertgeschätzt, unterrichtungsfähig zu sein als das eigene Fach. So ist es nicht erstaunlich, daß Pflege keine exponierte Stellung einnahm, wenn selbst die eigene Berufsgruppe es nicht als Wert erachtet, das **Fach Pflege** als **Studierpflicht** anzuerkennen. Zum Beispiel lehnte sich die Weiterbildung zur Pflegedienstleitung und Unterrichtskraft an das Studium der Sozialwissenschaften oder der Betriebswirtschaft an und griff die in der Gesellschaft geforderten Humanisierungsgedanken auf. Die zuerst starke Medizinorientierung wich in den sechziger und siebziger Jahren einer Orientierung zu Gunsten der stärkeren Berücksichtigung der psychischen Situation des Patienten. Psychologen, Pädagogen und Soziologen sowie Volkswirte brachten wichtige neue Ideen, aber verhalfen uns immer weniger dazu, ein eigenes Pflegebewußtsein zu entwickeln. Pflege entwickelte ein randständiges Dasein.

– Eine Profession muß jedoch genau das Gegenteilige betreiben. Sie muß in der Lage sein, daß eigene Fach studierbar, erfahrbar und vertiefbar zu machen, es zum Hauptgegenstand zu erklären.

14

Besonders die heranwachsende Gruppe der Lehrenden und der Leitenden muß mit einem hohen Fachwissen ausgerüstet werden. Profession muß sich dadurch deutlich machen, daß die ihr Angehörenden über ein umfassendes Wissen und Können verfügen, welches andere nicht besitzen.

Besonders an der Weiterbildung Anästhesie/Intensiv wird mir immer wieder deutlich, wie wenig ausgeprägt doch oft unser eigenes Pflegebewußtsein ist. Vielfach ist der theoretische Unterricht rein von Ärzten gestaltet, d.h., selbst im Jahre 1989 ist Pflege nicht in der Lage, sich dort einen Freiraum zu erobern und uns das Recht auf theoretische Vermittlung von Pflege zu erkämpfen. Es heißt hier immer noch, Pflege kann in der Praxis betrachtet und vermittelt werden, nur Ärzte brauchen Zeit, daß man in Ruhe über die Ergebnisse nachdenken kann. Erschreckend ist, daß anderen Berufsgruppen das Recht der geistigen Vermittlung durch uns selbst zugesprochen und das Recht der theoretischen Vermittlung von pflegerischen Inhalten uns abgesprochen wird, bzw. wir es uns selbst absprechen. Dies kennzeichnet besonders das historisch entstandene Pflegeverständnis. Pflege kann in einem solchen Umfeld nicht professionell entwickelt werden.

Ein mangelndes professionelles Pflegebewußtsein wird auch anhand der eigenen uns zugänglichen Fachliteratur deutlich:

1. Liegt uns oftmals nur ein Pflegelehrbuch vor

2. Enthalten diese Lehrbücher kaum analytische oder begründende Ansätze.

Das bedeutet, wir sind darauf angewiesen, die vorgeschlagenen Rezepte zu glauben und in die Praxis umzusetzen. Dabei kommt es immer häufiger vor, daß die allgemeine Bevölkerung über mehr Wissen im grundpflegerischen Bereich verfügt als die Pflegenden selbst (zum Beispiel wird eine sehr interessierte Frau heute über ihre Körperpflege sehr viel wissen und sehr genau unterscheiden können, ob sie eine W/O-Lotion oder eine O/W-Lotion verwenden möchte, ob es für sie wichtig ist, sich mit Seifen oder Syndets zu waschen). Pflegebewußtsein kann auch nicht entstehen, wenn Pflege nicht Gegenstand des Alltags ist (zum Beispiel hängen in vielen Kliniken Bilder von namhaften Ärzten, die der Klinik zu Rang und Namen verholfen haben, jedoch finden Sie in den seltensten Fällen Abbildungen der in dem Hause tätig gewesenen Pflegedienstleitungen).

Neben dieser traditionell entwickelten Haltung entwickelt sich ganz deutlich eine lebendig-kritische und analytische Pflegehaltung, die einem professionellen Berufsbild sehr zugute kommt. Pflegende haben immer mehr das Bedürfnis nach einer eigenen Identität. Dieses wird durch ein umfassendes Wissen unterstützt. Pflegende entwickeln ein stabiles Pflegebewußtsein durch die Anwendung dieser professionellen Wissensgrundlagen. Die Abhängigkeit von der Anerkennung der eigenen Arbeit durch andere weicht der Berufszufriedenheit durch die Erfahrung der eigenen Leistung. Pflegende haben ein ausgeprägtes Bedürfnis, sich in Pflege kompetent zu machen, d. h. denken zu dürfen.

Diesem Ansatz soll auch dieses Buch entgegenkommen. Pflegekompetenz kann ein partnerschaftliches Verhalten deutlich unterstützen. Auf dem Weg zu einer Profession müssen wir die jetzige Entwicklung und das Bedürfnis aufgreifen und positiv unterstützen. Die Zukunft muß qualifiziert bewältigt werden. Es darf nicht geschehen, daß der Unterschied zwischen Professionellen und Laien völlig verstreicht (zum Beispiel: Daß eine Ganzkörperwäsche durch einen Laien genauso aussieht wie durch einen Professionellen).

So wird professionelles Verhalten auch in der Dekubitusprophylaxe und -therapie deutlich. Die Dekubitusprophylaxe und -therapie an sich erfordert nicht eine Pflegequalifikation, sondern ihr Qualifikationsanspruch orientiert sich an der Pflegeabhängigkeit des Patienten, d.h., je pflegebedürftiger ein Patient ist, desto höher muß die Pflegekompetenz der Pflegenden sein, die den Patienten betreut.

Primär kann davon ausgegangen werden, daß Patienten der Pflegeabhängigkeitsstufe I (nach Definition der DKG) keiner mehrdimensionalen Prophylaxe bedürfen. Mit der steigenden Pflegebedürftigkeit eines Patienten steigt auch die Pflegekomplexität. Damit kann zum Beispiel die Dekubitusprophylaxe eine hochgradige Pflegekompetenz erforderlich machen (Abbildung).

Beispiel 1 :

Ein Patient, 37 Jahre alt, liegt wegen einer Unterschenkelfraktur stationär. Bei ihm ist es erforderlich, wegen einer vorübergehend einzuhaltenden Bettruhe, ihn auf die Druckentlastung hinzuweisen, besonders im Sakralbereich, und ein Kissen zur Verfügung zu stellen, damit ein seitliches Abstützen mit dem Ellenbogen ohne Druck erfolgen kann.

Im Vergleich dazu Beispiel 2:

Eine 73jährige Patientin mit einem Schlaganfall im Akutstadium. Hier liegt eine Rechtsseitenlähmung komplett vor, eine Hemianopsie ebenfalls auf der rechten Seite, eine globale Aphasie. Dieses bedeutet, die Dekubitusprophylaxe muß unter Einbeziehung der verschiedenen Aspekte erfolgen. Sie muß so ausgeführt werden, daß zum Beispiel die Lagerung eine Nahrungsaufnahme nicht behindert und die Patientin auf der richtigen Seite liegt zu der Zeit, wenn sehr viel Leben im Zimmer ist, damit das Sprachverhalten unterstützt wird. Weiterhin muß besonders auf die Förderung der Atemtätigkeit und die Fähigkeit, Bewegungen wieder einzuüben, Wert gelegt werden. Damit wird aus einer eindimensionalen Pflegeanforderung eine mehrdimensionale, die eine Vernetzung der verschiedenen Aspekte erforderlich macht.

Die Koordination der Pflege bei verschiedenen Problemen an einem Patienten erfordert eine umfassende Pflegekompetenz. Um diesen Forderungen gerecht werden zu können, bedarf es der zu Beginn des Beitrags genannten Anforderungen. Pflege ist eine Profession, die sich dadurch kennzeichnet, daß sie sich mit

PAK[1]	Patientenbeispiele	Pflegepersonen
IV	**Patient mit Hemiplegie, vollständige Aufhebung der Autonomie im Bereich:** – Bewegung – Ernährung – Sprache / Sozialkontakte – Hören / Sehen – Fühlen – Ausscheiden – Atmung – Kreislaufstabilität – Schmerzfreiheit	– Stationsleitung – stv. Stationsleitung – Krankenschwester/ Krankenpfleger **IV** ↓
III	**Patient mit Hemiplegie mit deutlichen Beeinträchtigungen im Bereich:** – Bewegung – Sprache / Sozialkontakte – Hören / Sehen – Ausscheiden – Atmung – Schmerzfreiheit – Ernährung	– Krankenpflegeschüler/in 3. Ausbildungsjahr **III** ↓ ↓
II	**Patient mit Hemiplegie mit Einschränkungen im Bereich:** – Bewegung – Fühlen – Sprache	– Krankenpflegeschüler/in 2. Ausbildungsjahr – Krankenpflegehelfer/in **II** ↓ ↓ ↓
I	**Patient mit Hemiplegie mit geringen Einschränkungen im Bereich:** – Bewegung oder – Sprache oder – Ernährung	– Krankenpflegeschüler/in 1. Ausbildungsjahr – Schüler/in der Kranken- pflegehilfe **I** ↓ ↓ ↓

[1] PAK = Pflegeabhängigkeitskategorie nach Definition der DKG

Qualitätsanforderungen, orientiert an der Pflegeabhängigkeit des Menschen.

ihren beruflichen Inhalten fachlich auseinandersetzt, diese vertieft, weiterentwikkelt wissenschaftlich belegt. In Zukunft darf es nicht weiterhin sein, daß es die frischausgebildeten Krankenschwestern und Krankenpfleger sind, die den höchsten Wissensstand der Pflege haben. Wir müssen es wieder machbar machen, unsere im Beruf stehenden Pflegenden (zum Beispiel die Stationsleitungen) mit umfassendem pflegerischen Wissen zu versorgen, so daß Pflegende eine Beratung durch die ihnen Vorgesetzten erhalten können. Es muß mit dem Ansatz gebrochen werden, daß unsere Schüler für die Innovation in unserem Beruf verantwortlich sind, Veränderungen herbei führen sollen und auf dem aktuellsten Stand sind im Vergleich zu den langjährig im Beruf Stehenden. Es muß wieder möglich werden, im Beruf „Meister" zu haben, die den Schülern und den Frischexaminierten beratend zur Seite stehen. Nur damit sind wir in der Lage, auf Dauer die Verantwortung und die Kontrolle unserer eigenen Pflegequalität zu übernehmen.

Dieses zeigt sich deutlich in der Entwicklung, daß Pflegende oftmals nicht begründen konnten, warum sie bestimmte Dekubitusprophylaxen oder -therapien durchführten, sie aber auch keine Begründungszusammenhänge in ihren Lehrbüchern finden konnten. Das Begründen wurde den Ärzten überlassen, was gleichzeitig eine hohe Abhängigkeit manifestierte. Dieser Mechanismus geht bis in die heutige Zeit. Es ist immer noch so, daß Pflegende Anordnungen entgegennehmen für ihren pflegerischen Bereich, und diese durchzuführen gezwungen werden, auch wenn sie anderer Meinung sind (z.B. ein Vollbad bei offenen Dekubitalwunden). In der heutigen Zeit wird bereits diskutiert (Schweiz), daß Pflegende nicht mehr die Dekubitusprophylaxe festlegen dürften, sondern hierzu eine ärztliche Anordnung getroffen werden müßte. Das bedeutet, daß ein direkter Eingriff in den eigenständigen pflegerischen Bereich unternommen wird und uns die Fähigkeit abgesprochen wird, darüber Entscheidungen zu fällen. Hier müssen wir enorm wachsam sein und unser Wissen dem entgegenhalten.

Nur Pflegende sind in der Lage, einzuordnen, welcher Gesamtheit von Anforderungen der Patient Rechnung tragen muß. Wir müssen in diesem Bereich koordinieren, informieren und unsere pflegerischen Fähigkeiten zur Verfügung stellen.

Bedeutung der Dekubitusverhütung für Patienten und Pflegende

Von Christel Bienstein

Abstract

Die pflegerische Qualität wird seit Generationen dominant an dem Nichtauftreten eines Dekubitus gemessen. Diese Anforderung proklamiert damit eine „DIN-Norm" von Pflege, welche auf bewußter und unbewußter Ebene das Denken und Handeln Pflegender prägt.

Ebenso wie Pflegende messen Patienten wie Angehörige Pflegequalität an dieser „Pflegenorm".

Der Artikel setzt sich besonders mit den uns oftmals unbewußten Mechanismen auseinander, welche die Dekubitusprophylaxe prägen.

Dekubitusprophylaxe bildet ein Herzstück der Pflege

Es wird die Frage nach der Be-deutung der Dekubitusverhütung gestellt. Die Frage könnte auch lauten: Die Deutung der dekubitusverhütenden Maßnahmen. Fast jede/r Pflegende/r verfügt über ein umfangreiches Repertoire, welches zur Anwendung gebracht wird. Problematisch ist es hierbei häufig zu erläutern, was was bewirken soll.

Die Dekubitusprophylaxe bildet ein Herzstück der Pflege. Sie präsentiert feste, aber ungeschriebene Normen, an der Pflegequalität überprüft und gemessen wird. Diese Normen sind inzwischen von fast jedem Pflegenden so verinnerlicht, daß man davon ausgehen könnte, sie seien eine vererbbare Information der DNS bei Pflegenden. Ausdruck dieser Normen sind Haltungen, Handlungen und Gefühle von Pflegenden im Zusammenhang mit dem Dekubitus. Es kann von einer Dekubitalmystik gesprochen werden. Diese wird an Vorurteilen und Normen deutlich, in denen sich Reaktionen widerspiegeln.

1. Das nicht Vorhandensein eines Dekubitus ist das pflegerische Qualitätsmerkmal.

2. Ein unter der eigenen Pflege entstandener Dekubitus bewirkt Schuldgefühle.

3. Ein Dekubitus, der nicht in der eigenen Pflege entstanden ist, dient der Rückschlüsse auf die Pflegegüte anderer.

4. Die Dekubitustherapie genießt ein höheres Ansehen als die Dekubitusprophylaxe.

5. Die gewonnenen Pflegeerfahrungen in der Dekubitusprophylaxe und -therapie sind wertvoller als wissenschaftliche Erkenntnisse.

6. Ein Abwechslungsreichtum oder eine Polypragmasie sind wertvoller als nur eine pflegerische Handlung zur Dekubitusprophylaxe und -therapie.

Die einzelnen Aspekte möchte ich hier genauer erläutern:

Zu 1.: Das nicht Vorhandensein eines Dekubitus ist das pflegerische Qualitätsmerkmal

Sie kennen sicherlich von Ihrem Pflegealltag die Aussagen wie: „Bevor wir den Herrn B. in die Klinik gaben, hatte er keinen Dekubitus – jetzt müßten Sie ihn mal sehen; aber das ist oft so, wenn unsere Bewohner vom Krankenhaus kommen, sind sie durchgelegen. Dort kümmern die sich nur ums ‚Vitale'."

Genauso kann es aber auch umgekehrt laufen: „Jeder der ..."

Ich frage mich oft, warum diese Pauschalierungen nötig sind und gerade an einem entstandenen oder nicht entstandenen Dekubitus deutlich gemacht werden. Steckt dahinter nicht ein Wunsch nach Anerkennung der eigenen Pflegeleistung nach Qualitätsmeßinstrumenten? Die Verhinderung eines Dekubitus ist ein Grundanliegen der Pflegenden, welches teilweise so extrem verinnerlicht ist, daß selbst Aussagen möglich sind wie „Den haben wir so gut gepflegt – der ist mit völlig intakter Haut gestorben." – Dekubitusverhütung das Qualitätsmerkmal an sich? –

Hier wird mir immer wieder deutlich, wie schwer es ist, den Anspruch von individueller Pflege in unsere Pflegehandlungen aufzunehmen. Dekubitusprophylaxe und die Verhinderung eines Dekubitus werden schon in den ersten Ausbildungswochen mit der „beruflichen Muttermilch" aufgenommen. Ein Dekubitus ist ein Indiz für mangelnde Qualifikation – so wird es oftmals von den Pflegenden auch erlebt – und unsere Patienten müssen dadurch einiges ertragen.

Ein Dekubitus rührt an unseren beruflichen Urinstinkt – er verletzt das persönliche Ehrgefühl oder wird zur Verletzung desselben benutzt.

Dies zieht sich erstaunlicherweise durch unsere gesamten Pflegedisziplinen. Es wird genauso beschämend empfunden, wenn ein Patient sich einen Dekubitus während einer Operation, im Rettungswagen oder in der Gemeinde zugezogen hat. Die Verhinderung eines Dekubitus ist ein verbindendes Band, welches sowohl für Pflegende im OP, in der Endoskopie und der Station von Bedeutung ist. Kaum ein anderes Thema greift gleichermaßen in allen pflegerischen Bereichen so umfassend wie gerade dieses.

Um so mehr muß es erstaunen, daß die Prophylaxe oftmals erst dann einsetzt, wenn bereits eine Schädigung vorliegt. Hier möchte ich nochmals auf die mangelnde Entwicklung der Beobachtungs- und Erfassungsfähigkeit hinweisen.

Die Verhütung eines Dekubitus enthält diametrale Aspekte. Pflegequalität wird einerseits daran gemessen, daß kein Dekubitus entsteht, andererseits kann anhand eines nicht aufgetretenen Dekubitus auch nicht nachgewiesen werden, ob bei weniger Pflege überhaupt ein Dekubitus entstanden wäre. Damit trägt eine Dekubitalprophylaxe in sich auch immer die Frage der Effektivität im Vergleich zum gebotenen Aufwand.

Die Verhütung eines Dekubitus ist auch ein Qualitätsindiz der Pflegekompetenz der Pflegenden für Angehörige.

Sobald sich ein Patient einen Dekubitus zugezogen hat, werden die Fragen der Angehörigen nach dem Grund, welcher zu dieser Störung führte unüberhörbar.

Das Mißtrauen in die pflegerische Betreuung wächst, der Patient wird zum Beispiel regelmäßig von den Angehörigen „untersucht", die pflegerischen Handlungen kritisch beobachtet und hinterfragt.

Ein nicht vorhandener Dekubitus ist jedoch auch eine Qualitätsaussage über den Patienten selbst. Solange er sich keinen Dekubitus zugezogen hat, ist er äußerlich intakt. Ein vorhandener Dekubitus enthält für den Patienten oftmals das Signal – „jetzt bist du schon so schlecht zurecht, daß du dich sogar wundliegst" -/oder sogar die Aussage: „Jetzt verfaulst du bei lebendigem Leibe." Ein Dekubitus stellt ein Indiz für hochgradige Erkrankung dar, die zu den bereits bestehenden Problemen hinzukommt.

Die Bedeutung der Dekubitusverhütung muß jedoch primär unter dem Aspekt der Erhaltung der Lebensqualität des Patienten gesehen werden.

Ohne Dekubitus sind die Aktionsräume eines Menschen wesentlich größer. Der Po / die Ferse schmerzt nicht, der Schlaf wird dadurch nicht gestört, schmerzendes Aufrichten durch eine offene Wunde tritt nicht auf, und das Eindringen von Urin oder Kot in die Wunde unterbleibt.

Sobald ein Dekubitus aufgetreten ist, wirkt sich dieser auf fast alle Bereiche des täglichen Lebens aus. Neben den Schmerzen, der reduzierten Beweglichkeit, der Zunahme des Flüssigkeitsverlustes kann es zu einer Erhöhung sämtlicher angrenzender Gefährdungsfaktoren kommen (wie zum Beispiel der Gefahr einer Thrombose / Pneumonie und Inkontinenz).

Gerade unter diesem Gesichtspunkt ist die Notwendigkeit der Dekubitusverhinderung durch gezielte pflegerische Intervention oder Selbsthilfepraktiken des Patienten ein unbedingtes Muß.

zu 2.: Ein unter der eigenen Pflege entstandener Dekubitus bewirkt Schuldgefühle

Neben dem qualitativen Aspekt kommt es jedoch, wie in dem zweiten Punkt formuliert, zu Schuldgefühlen. Der Patient kann den Eindruck gewinnen, nicht genügend mitgeholfen zu haben, seine Unfähigkeit als mangelnde Kooperationsbereitschaft allen deutlich gemacht zu haben und damit selbst Mitschuld zu tragen oder schuld an seinem Elend zu sein (Beispiel: Er erklärt sich nicht bereit oder dreht sich nach der Lagerung immer wieder auf seine Lieblingsseite zurück).

Nicht nur der Patient oder Angehörige können sich verantwortlich fühlen, sondern besonders das Pflegepersonal setzt einen Dekubitus einem Pflegefehler gleich. Sie kennen sicherlich alle diese Aussage: „Einen Dekubitus braucht keiner zu haben, das ist immer ein Pflegefehler."

Da auch wir zu pauschalen Aussagen neigen, ist dieses Dogma so verinnerlicht, daß fast immer Schuldgefühle geweckt werden. Es wird dann häufig mit Vehemenz, falls ein Dekubitus aufgetreten ist, die Situation des Patienten in den Vordergrund gestellt. „Es war halt unvermeidbar."

Was aber passiert, wenn auch äußerlich gut begründet, in unserem Inneren? Ich denke, auf Schuld wird oft mit Abwehr oder Verdrängung reagiert – so ist es nicht verwunderlich, daß die einzelne Pflegekraft Energien zur Abwehr aufbringen muß, die ihr viel Kraft kosten und damit Energien zur Alltagsbewältigung entziehen.

Es ist noch nicht geläufig, über unsere Schuldgefühle offen im Team zu sprechen, so sucht doch jeder einzelne immer wieder die Verantwortung bei sich selbst – dieses destruktive Verhalten fördert das Gefühl der Ohnmacht, des Nichtsändernkönnen, der Aggression gegen sich oder das Team. Es fördert das Aussteigen aus dem Beruf.

Schuld kann jedoch nur verantwortlich getragen werden, wenn ein bewußtes Unterlassen oder Zulassen auftritt obwohl es änderbar gewesen wäre.

Die Verhinderung eines Dekubitus ist unter diesem Gesichtspunkt ein wichtiger psychischer Eigenschutz.

zu 3.: Ein Dekubitus, der nicht in der eigenen Pflege entstanden ist, dient der Rückschlüsse auf die Pflegegüte anderer

Damit bekommt ein vorhandener Dekubitus, der nicht in der eigenen Pflege entstanden ist, die Impulse

– der Motivation

– der Belobigung

22

- der Qualitätsabgrenzung

- der Gruppen- oder Institutsabgrenzung

- der Macht.

Er bietet dem Pflegeteam die Möglichkeit, eine klare Abgrenzung zu Pflegenden vorzunehmen, die in ihren Augen für das Auftreten des Dekubitus Verantwortung tragen.

Damit bietet er die Chance, dem Patienten und den Angehörigen von Anfang an klar zu machen, daß „dieser in unserem Haus/auf unserer Station nicht entstanden wäre". Ein sogenannter Qualitätsbonus wird dann häufig im voraus wirksam. Patient und Angehörige treten mit den Pflegenden in einen lebhafteren Austausch, der es mit sich bringt, daß die Aufmerksamkeit bzgl. des Patienten und seines Problems sich erhöht. Dies wiederum führt zu intensiveren Pflegebemühungen, deren Erfolg als Beleg der Qualifikation des Teams oder der Pflegenden registriert werden. Die damit belegte Eingangseinschätzung wird zur „selbsterfüllenden Prophezeiung".

Ein vorhandener Dekubitus bietet somit einen Motivationsimpuls, der einer Qualitätsabgrenzung dient (z.B. unter dem Aspekt „Es gibt auch gute Pflege"). Dieser Wirkungsmechanismus ist dadurch gekennzeichnet, das nicht ergründet wird, <u>warum</u> der Dekubitus aufgetreten ist.

Der erfolgreichen Aufmerksamkeit folgt eine hohe Anerkennung der Pflegenden durch den Patienten, den Angehörigen und den Ärzten. Dieses sicherlich so wichtige Verhalten fördert unter den oben aufgeführten Aspekten noch eine weitere Vorurteilsverstärkung:

- Wir sind gut - die anderen unqualifiziert. -

Gruppen- oder Institutionsabgrenzung wird oftmals über den vorhandenen Dekubitus betrieben.

Um sich definieren und wohlfühlen zu können, bedarf der einzelne der Zugehörigkeit zu einer Gruppe. Neben der Zugehörigkeit zu einer Primärgruppe (Familie, Verwandte) hat die berufliche Gruppenzugehörigkeit leider oftmals keinen Solidarisierungs- sondern mehr einen Abgrenzungsaspekt. So wird das evangelische Krankenhaus gegen das katholische Krankenhaus abgegrenzt, indem behauptet wird, in unserem Krankenhaus sei eine bessere Pflege üblich. Besonders oft funktioniert dieses Vorurteil zwischen Krankenhaus, Altenheim und häuslicher Pflege.

Begegnet werden kann diesem vor allem durch die Erweiterung der Erfahrung und der Information.

Ein vorhandener Dekubitus bietet jedoch auch die Möglichkeit der Machtimplikation im pflegerischen Tun. Der Patient und seine Angehörigen müssen sich den nun beschlossenen Pflegehandlungen fügen, falls der Dekubitus nicht schlimmer werden soll.

zu 4.: Die Dekubitustherapie genießt ein höheres Ansehen als die Dekubitusprophylaxe

Sicherlich ergibt sich diese Einschätzung daraus, daß die Behebung einer Dekubitalwunde <u>offensichtlich</u> beobachtet werden kann.

Im Gegensatz dazu ist die Verhinderung eines Druckgeschwüres nicht an dem Patienten sichtbar. Es ist auch nicht deutlich, ob ohne Aktivitäten in diesem Bereich ein Dekubitus entstanden wäre.

Ein weiterer Aspekt ist die hohe Arztnähe, die bei der Dekubitaltherapie auftritt. Während ein Ulkus am Unterschenkel meistens durch Mediziner therapiert wird, wird ein Dekubitalgeschwür noch häufig der Therapie der Pflegenden überlassen. Damit erhält dieses Vorgehen allein aus ihrer arztähnlichen Tätigkeit besondere Wertigkeit. Leider definieren sich noch zu viele Pflegende über medizinische Aufgaben und nicht über die Pflege. Die damit immer wieder auftretende Pseudoprofessionalisierung behindert eine klare Identitätsbildung und führt letztendlich dazu, daß originär pflegerische Aufgaben mangelhaft wahrgenommen werden (vgl. Beitrag „Pflege als Profession", Seite 12).

zu 5.: Die gewonnenen Pflegeerfahrungen in der Dekubitusprophylaxe und - therapie werden generalisiert und sind wertvoller als wissenschaftliche Erkenntnisse

Jede/r Pflegende hat seine eigenen Pflegeerfahrungen. Diese dienen ihr/ihm als Richtschnur und Gütemaßstab, um Stellung zum breiten Angebot von Pflegemöglichkeiten und -hilfsmitteln der Dekubitusprophylaxe zu beziehen.

Eine analytische Betrachtung des Ursachen-Wirkungszusammenhangs ist in diesem Prozeß oftmals nicht integriert. Da unbestreitbar positive Erfahrungen unter der Anwendung spezifischer Maßnahmen oder Hilfsmittel erlebt wurden, wird das Ergebnis als Beleg der Wirksamkeit derselben benutzt. Die Erfahrung wird nicht primär als eine Einzelerfahrung erlebt, sondern ihr wird das Prädikat „generell wirksam" zuerkannt. Damit werden weitere andere Erfahrungen ausgeschlossen und das Pflegeproblem als für sich geklärt abgehakt.

Dieses „Fertigsein" mit einer pflegerischen Fragestellung verhindert einen Vergleich der eigenen Erfahrung mit wissenschaftlichen Ergebnissen. Es kommt zum Nichtmehrwahrnehmen der Wissensentwicklung und einer Nicht-Begründung für die erlebten Erfolge.

Eigene Erfahrungen haben einen direkten Wert, da diese erlebt und für wahr genommen werden. Wissenschaftliche Ergebnisse haben den Nachteil, daß diese oftmals nicht zum eigenen Erfahrungsschatz gehören und das persönliche Wissen und Tun rücksichtslos in Frage stellen. Eine Schutzhaltung, wie: „Wir haben mit dieser Methode viel Erfolg" wird herausgefordert.

Wissenschaftliche Ergebnisse sollten auch immer die positiven Erfahrungen und denen zugrunde liegenden Wirkungsmechanismen Rechnung tragen.

zu 6.: Ein Abwechslungsreichtum oder eine Polypragmasie sind wertvoller als nur eine pflegerische Handlung zur Dekubitusprophylaxe und -therapie

Pflege findet in einem äußerst pluralistischen Umfeld statt. Aktivität, vieles auf einmal tun, ist erwünscht. Alles ist darauf angelegt, möglichst mindestens zwei Dinge gleichzeitig zu tun (z.b. Autofahren und Radiohören, Fernzusehen und gleichzeitig zu Stricken). Selbst Medikamente werden so zusammengestellt, daß auf verschiedene Symptome mittels einer Dosis reagiert werden kann (hier läßt sich zum Teil eine positive Entwicklung zu den Monopräparaten hin beobachten). Dieses ständige Erleben von Polypragmasie führt auch zur Anwendung derselben in der Pflege. Es erscheint wertvoller, das Aufbringen von Medikamenten auf der Haut mit dem Eisen und Fönen zu kombinieren sowie einen gleichzeitigen Lagerungswechsel vorzunehmen. Ein Lagerungswechsel als alleinige Antwort auf die Dekubitusgefährdung eines Patienten wird als Minimalpflege definiert, obwohl es sein kann, daß es für diesen Patienten auch gleichzeitig die Maximalpflege bedeuten würde.

Durch die Anwendung verschiedener Maßnahmen, Hilfsmittel oder Therapeutika wird es schwierig herauszufinden, welche für die positive Entwicklung zuständig ist. So wurde z. B. sehr lange angenommen, daß Eisen und Fönen für die Dekubitusprophylaxe von entscheidender Bedeutung sei. Die dabei notwendigerweise vorgenommene seitliche Lagerung führt jedoch zu einer Druckentlastung. Inzwischen wird der Druckentlastung die höhere Bedeutung entgegengebracht, das Eisen und Fönen war nur der Auslöser, der die wichtige Druckentlastung einleitete.

Bei der Dekubitustherapie wird in vielen Kliniken ein ständiger Wechsel in der Therapie bewußt vorgenommen. So kann es zutreffen, daß am Morgen auf eine Dekubitalwunde nach einer PVP-Jod-Desinfektion, Actihaemyl[R] gegeben wird und dieses mit einer Paraffingazeplatte abgedeckt wird. Die nachmittägliche Versorgung sieht z.B. eine Ringerlösungsspülung und das Aufbringen von Oxoferin[R] vor. Die praktische Polypragmasie dient primär dem Gefühl der Pflegenden und Ärzte, alles für den Patienten getan zu haben.

Die Dekubitusprophylaxe und -therapie ist ein Freiraum für die Kreativität und für den Schöpfungsreichtum der Pflegenden.

Es ist für mich faszinierend zu beobachten, welche Ideen und Praktiken bei der Dekubitusverhinderung alle zum Tragen kommen. So reicht dieses von Fellschuhen bis zum Wollfett oder den Abreibungen der Haut mit Essig.

Diese hier zu beobachtende Vielfalt hat sowohl positive wie negative Aspekte. Problematisch ist es, wenn Erfahrungen unreflektiert auf viele Patienten übertragen werden, kritisch ist es auch, wenn Schwester Martha eine andere Form der Prophylaxe am gleichen Patienten durchführt als Schwester Heddi.

Ich möchte an dieser These jedoch nicht die negativen Auswirkungen eines „Kreativen" betrachten, sondern besonders die positiven Aspekte.

Kaum eine pflegerische Handlung weist soviel Verschiedenartigkeit auf, wie gerade die Dekubitusprophylaxe und -therapie. Hier wird deutlich, daß diese

1. Platz bietet für eigene Ideen (d.h. Pflegende nutzen diesen Raum)

2. eigene Erfahrungen bewußt als Gewinn erleben läßt

3. ganz deutlich macht, was es heißt, individuell zu pflegen (auch wenn es oft nicht individuell auf den Patienten abgestimmt ist)

4. Pflegestandards oft falsch verstanden werden und als Handlungsanweisungen erarbeitet werden.

Es freut mich sehr, daß selbst unter den jetzt äußerst schwierigen Bedingungen noch eine Pflegevielfalt beobachtbar ist.

Ich wünsche Ihnen, daß Sie sich Ihre Kreativität nicht nehmen lassen, denn nichts ist gefährlicher und motivationstötender als Pflegende, die nur noch auf Anweisung Pflege geben können.

– Vergessen Sie jedoch bitte nicht, und darum haben wir uns diesem Thema zugewandt, Ihre Kreativität und Ihren Einfallsreichtum auf seine Sinnhaftigkeit hin zu überprüfen.

Was ist ein Dekubitus?

Von Gerhard Schröder

Abstract

Dieser Beitrag beschäftigt sich zunächst mit der Definition „Dekubitus". Weiterhin werden verschiedene Gradeinteilungen des Dekubitus vorgestellt.

Definition „Dekubitus"

Die Bezeichnung Dekubitus stammt aus dem Lateinischen (decubare = darniederliegen) und existiert erst seit Mitte des 19. Jahrhunderts. Der Begriff entwickelte sich aus der Bezeichnung „Gangraena", die später überging in „Gangräna per decubitum". Schließlich blieb nur die Verkürzung „Dekubitus" übrig. Im deutschen Sprachraum werden synonym verwendet: Druckgeschwür, Druckbrand, Wundliegen, Wundliegegeschwür, Durchliegegeschwür und durchliegen.

Einteilung des Dekubitus

Grundsätzlich gibt es drei Möglichkeiten, den Dekubitus einzuteilen.

1. Zeitpunkt des Auftretens im Verhältnis zur Erkrankung: (Groth, 1942)

Hierbei unterscheidet man zwischen Dekubitus acutus und chronicus.

- Als **Dekubitus acutus** wird ein Druckgeschwür bezeichnet, das bereits nach kurzem Liegen (nach wenigen Tagen Bettruhe) auftritt. Es ist durch eine oberflächliche Hautschädigung gekennzeichnet.

- Ein **Dekubitus chronicus** entsteht erst nach langem Liegen (mehrere Wochen oder Monate Bettruhe). Es handelt sich dabei um ein tiefes, fauliges, sogenanntes böses Druckgeschwür.

In der Praxis bietet sich diese Differenzierung nicht an, da auch ein Dekubitus acutus ein tiefes und damit böses Druckgeschwür sein kann.

2. Ursachenzuschreibung nach Pflegebedingungen (Fantus, 1917):

Gemeint sind Dekubiti, die „infolge einer unzureichenden Pflege" auftreten. Das könnte bei Patienten, die lange liegen und nicht ausreichend prophylaktisch versorgt werden, der Fall sein. Die sogenannten **unvermeidbaren Geschwüre** treten trotz intensiver pflegerischer Bemühungen auf. Auch dieses Prinzip der Einteilung ist für die Praxis ungeeignet. Allein die Beurteilung der Pflege, ob ausreichende oder nicht ausreichende Prophylaxe erfolgte, bleibt eine Hypothese.

3. Unterschiedliche Ursachenzuschreibungen

Bei dieser Einteilung werden verschiedene Ansichten bezüglich der Ätiologie zugrundegelegt. Es kommt daher zu Bezeichnungen wie mechanische, traumatische, entzündliche oder gangränöse Dekubiti. Da die Ursachen in der Regel nicht genau zu erfassen sind, hilft auch diese Form der Klassifizierung in der Praxis wenig.

Im klinischen Alltag dokumentiert man daher Dekubiti inzwischen nach ihrer Ausdehnung, ähnlich den Verbrennungswunden. Anfangs unterschied man dabei nur pauschal zwischen einem „oberflächlichen" und „tiefen" Druckgeschwür (Groth, 1942). Da diese Einteilung zu ungenau ist, hat man sich auf folgende Prinzipien verständigt (Kohlhammer Hrsg., 1979, Juchli 1987):

Intertrigo
Intertrigo oder Wundsein, im Volksmund auch „Wolf" genannt, bezeichnet eine Vorstufe des Druckgeschwürs. Durch die Ansammlung von Feuchtigkeit (Urin, Schweiß, Stuhl), häufig in Verbindung mit krümeligen Substanzen (Puderreste, eingetrocknete Salbenreste), kommt es vornehmlich in Hautfalten zu Rötung, Pustelbildung oder Fissuren. Diese Symptome gehen oft in einen Dekubitus über.

Dekubitus 1. Grades
Die Haut ist leicht gerötet, aber nicht defekt. Die Symptome verschwinden im Frühstadium bei Druckentlastung.

Dekubitus 2. Grades
Die Haut zeigt bereits Defekte. Vor dem eigentlichen Defekt treten Blasen auf. Muskeln, Sehnen und Bänder sind nicht betroffen.

Dekubitus 3. Grades
Die Hautschädigung reicht oft bis auf das Periost. Bänder und Sehnen sind sichtbar.

Dekubitus 4. Grades
Es bilden sich Nekrosen. Diese können blauschwarz und trocken oder sezernierend sein. Häufig kommt es zum Gewebsuntergang mit Knochenbeteiligung in den tieferen Schichten.

Pflegerische Aspekte der Haut

Von Christel Bienstein

Abstract

In diesem Beitrag werden die Funktionen und Fähigkeiten der Haut ebenso erläutert, wie ihre Einteilung in spezifische Hauttypen.

In einem weiteren Abschnitt wird zu der Wirkung des Badens, Waschens und Duschens Stellung genommen. Der Einfluß von Seifen, Syndets, Cremes und Salben wird ebenso aufgezeigt, wie Hinweise gegeben werden zur patientenorientierten Hautpflege.

Das Organ Haut

Es ist ein spannendes Unterfangen, sich mit der pflegerischen Versorgung der Haut auseinanderzusetzen.

Die Haut ist das Organ, welches sehr früh deutlich mitteilt, ob eine Dekubitusgefährdung vorhanden ist. Rötungen, Blasenbildungen und Einrisse sind mit die häufigsten Symptome, die an der Haut deutlich werden.

Es ist von großer Bedeutung, die Haut prophylaktisch so zu pflegen, daß o.g. Probleme nicht auftreten. Ein Dekubitus kann besonders schnell dann entstehen, wenn eine Hautschädigung bereits vorliegt.

Beobachtet werden besonders folgende Hautveränderungen:

- Sebostase, oftmals aufgrund einer fehlerhaften pflegerischen Behandlung der Haut – besonders alter Menschen

- Kontaktallergien, aufgrund der verschiedenen Präparate und Hilfsmittel, die bei dem Patienten eingesetzt werden

- Pustelbildungen, aufgrund der Kolonierung von Bakterien wie Staphylokokken oder Streptokokken

- Candiosen, besonders im Intimbereich – die auf den Sakralbereich sich ausweiten

- Blasenbildungen, zum Beispiel aufgrund aufgetretener Scherkräfte.

Um die Entstehung dieser Hautreaktionen verstehen zu können, ist es notwendig, den Ursache- Wirkungszusammenhang deutlich zu machen. In diesem Beitrag möchte ich sowohl auf die anatomisch/physiologische Situation der Haut eingehen sowie deren pflegerische Betreuung unter präventiven wie behandelnden Aspekten aufzeigen.

Die Haut des Menschen stellt das größte Sinnesorgan des Körpers mit zwei m^2 dar. Besonders an der embryonalen Entwicklung wird deutlich, daß die Entstehung des Menschen aus Keimbläschen, dem Ektoderm, dem Entoderm und dem Mesoderm die tiefe Verbindung der Haut mit dem Körperinneren deutlich macht. Aus dem Ektoderm entsteht die spätere Haut (Außenhaut), die Oberhaut, Epidermis und das gesamte Nervengewebe sowie die Sinnesorgane, das Entoderm liefert das Zellmaterial für die Entstehung der Verdauungsorgane. Das Mesodermgewebe bildet die Grundlage für die Skelettmuskulatur und die Unterhaut (Kutis und Subkutis).

Das bedeutet, daß die Hautberührung immer auch Information für das „Innere" eines Menschen ist. Diese Wechselbeziehung bzw. Drillingssituation ist bereits hinlänglich bekannt unter anderem auch unter dem Hinweis, daß die Haut des Menschen „der Spiegel der Seele sei" und den Zutritt zur Seele ermögliche, präzise bezeichnet worden.

– Funktionen der Haut

Neben der embryonalen Verquickung bietet die Haut jedoch wesentliche Funktionen:

Sie ist:

– das primäre Sinnesorgan

– ein Schutz- und Immunorgan

– ein Speicherorgan

– ein Ausscheidungsorgan

– ein Aufnahmeorgan

– ein Begrenzungsorgan (sie hält Leib und Seele zusammen).

Die Schutzfunktion der Haut liegt darin, daß sie durch ihre Fähigkeit

– der Wahrnehmung dem Menschen eine Rückmeldung über seine eigene Körperlichkeit gibt (Wo fange ich an? / Wo höre ich auf?), und ihm damit ermöglicht, die Außenwelt zu erfahren (z.B. das Bett, den Katheter oder Personen)

30

- die Möglichkeiten bietet, schädliche Einwirkungen wahrzunehmen und diesen ständig entgegenzutreten.

So reagiert die Haut auf (nach R. Achenbach) schädliche Einwirkungen wie:

- mechanische – mit Elastizität und/oder Verdickung
- chemische – mit Säure- und Fettmantel
- physikalische (UV-Strahlen) – mit Pigmentbildung, Reflexion von der Hornschicht, Verdickung der Hornschicht
- Wärme – mit Gefäßerweiterung und Schweißsekretion
- Kälte – mit Gefäßverengung
- mikrobielle – mit Säure- und Fettmantel, Abwehrzellen (Immunzellen) und Gegenstoffe (Antikörper).

Die Gliederung der Haut in

- Oberhaut (Epidermis)
- Lederhaut (Kutis)
- Unterhaut (Subkutis)

ist von besonderer Bedeutung im Alter, da die zuvor dicht ineinander verzahnte Beziehung der Oberhaut zur Lederhaut immer mehr verloren geht. Dies zeigt sich dann durch den zu beobachtenden Alterungsprozeß der aufgrund der mangelnden Ernährungsversorgung zur Faltenbildung und Austrocknung führt. Die Oberhaut ist dann oftmals wesentlich größer als der Mensch, der in ihr steckt.

Aufgrund dieses Ereignisses können wesentlich rascher Blasen, Risse usw. auftreten, da sich die Haut gegen den inneren Körper, der schwerer ist, verschiebt. Mikroverletzte Haut ist schneller gesamtgeschädigt.

In der Haut befinden sich neben den Blutgefäßen die Nervenfasern mit der Fähigkeit

- Druck
- Berührung
- Schmerz
- Temperatur
- Jucken der Haut

wahrzunehmen.

Die Unterhaut ist von besonderer Bedeutung durch ihre an den Haarwurzeln befindlichen Talgdrüsen, den kleinen Muskeln und den Schweißdrüsen. Der Fettschwund im Unterhautgewebe bewirkt im Alter die Schlaffheit und die Faltenbildung der Haut.

Die Haare der Haut werden mit etwa fünf Millionen angegeben und sind durch ihre Einbettung in den Haarfollikel von besonderer Bedeutung. Ihre Wachs-bzw. Strichrichtung läßt deutlich erkennen, wo die Schweißfurchen sich befinden.

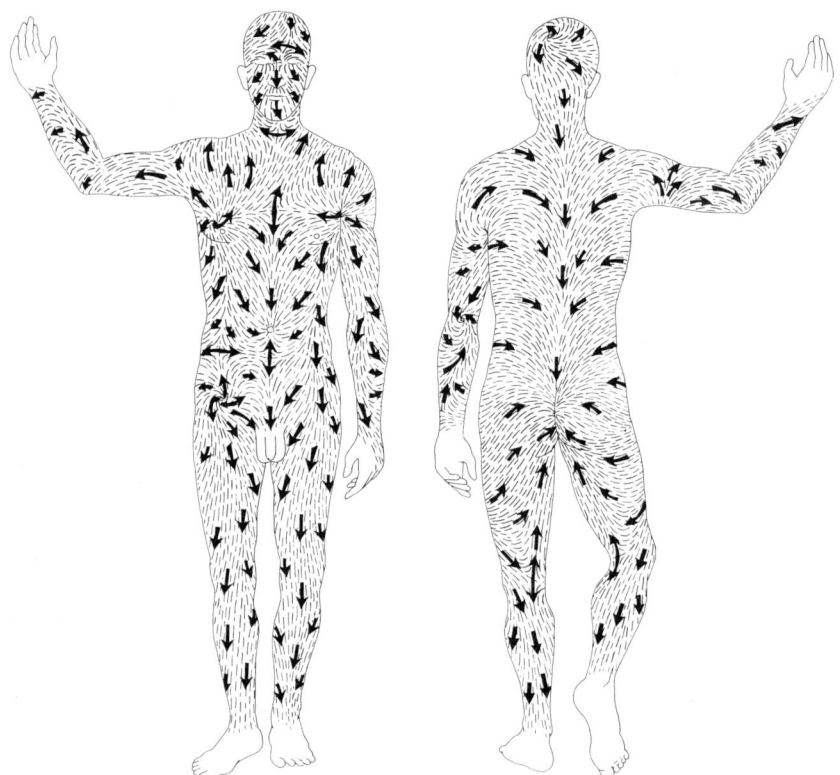

Die Wachs-/Strichrichtung von etwa fünf Millionen Haaren am menschlichen Körper läßt erkennen, wo sich die Schweißfurchen befinden.

Quelle: Fa. Beiersdorf AG, Hamburg

Über die Berücksichtigung der Strichrichtung der Körperhaare kann eine belebende oder beruhigende Stimulation der Haut ausgelöst werden. Eine belebende Ganzkörperwäsche wird zum Beispiel gegen die Strichführung der Körperbehaarung durchgeführt, während eine beruhigende Wäsche der Strichführung folgt.

Die Talgdrüsen münden primär seitlich in den Haarfollikel. Der Talg wird in den Haarfollikel abgegeben und gelangt entlang des Haares an die Oberfläche. Der Talg besteht aus

- Fettsubstanzen

- Wasser

- Salzen

- Eiweißbausteinen

- und Harnstoff

und bildet den Wasser-Lipid-Mantel des Körpers, der die Haut vor Austrocknung schützt (ca. ein bis zwei Gramm Talg pro Tag werden produziert).

Der Talg breitet sich auf der Hautoberfläche gleichmäßig aus und kann bei seiner Verbreitung (Spreitung genannt) bis zu drei cm pro Sekunde zurücklegen. Unter feuchter Wärmeeinwirkung erfolgt dieses schneller als in Kälte.

Die Schweißdrüsen bilden durch ihre Sekrete (endokrine und apokrine, ca. zwei Millionen am gesamten Körper) eine wärmeregulierende Funktion. Der Schweiß besteht zu 99 Prozent aus Wasser und einem Prozent aus Kochsalz. Bis zu zwei Liter können täglich ausgeschieden werden (Durchschnitt 500 Milliliter).

Die apokrinen Drüsen sind primär für die Eigengeruchsbildung zuständig. So hat jeder Mensch seinen eigenen Geruch.

Eine großangelegte Untersuchung in den USA ergab, daß viele Männer bei einem Riechversuch Schweißgeruch nicht erkennen konnten. Dagegen waren sie in der Lage, bestimmte Deodüfte von einem oder sogar mehrerer Hersteller einzuordnen. Dieser Verlust der Fähigkeit, Schweiß riechen zu können, wurde damit erklärt, daß in den untersuchten Gruppen eine forcierte Körperhygiene durchgeführt wurde und Schweißgeruch mit allen zur Verfügung stehenden Möglichkeiten überdeckt wurde.

- Die Altershaut

Im Alter nimmt die Hauttalgbildung stark ab, so daß die Funktion des Schutzes durch den Hauttalg nicht mehr ausreichend gewährleistet ist. R. Achenbach weist darauf hin, daß der Talg durch seine physiologische Zusammensetzung das ideale Pflegepräparat sei, welches sich jedoch von Mensch zu Mensch individuell zusammensetzt. Besonders anhand der Käseschmiere des Neugeborenen wird es deutlich, zu welcher Schutzfunktion der Talg in der Lage ist.

Problematisch wird es zum Beispiel, wenn alte Menschen sich immer noch gleich intensiv waschen/oder gewaschen werden, wie in der Jugend. Da Talg bereits wasserlöslich ist und die alte Haut nicht genügend neuen Hauttalg nachproduzieren kann, verliert sie ihren natürlichen Schutzfaktor.

Die Haut selbst hat eine eigene Keimbesiedlung, die je nach Körperregion sich anders zusammensetzt. So ist am Gesäß- und Intimbereich eine Keimbesiedlung mit Staphylokokken, Corynebacterium, Acinetobacter, Flavobacterium und Pseudomonaden obligat. Diese Bakterien leben in einem symbioseartigen Zustand mit der Haut. Der pH-Wert der Haut liegt im leicht sauren Milieu zwischen 4,6 bis 6,0 pH. Ist der Säureschutzmantel intakt, können keine mikrobiellen Schädigungen auftreten. Dies geschieht bei der Zerstörung des Fett- und Säuremantels oder der Hornhaut.

Die Meissner'schen Tastkörperchen sind zuständig für feinste Druckempfindungen. So kann ein Mensch durch die Kompression der Meissner'schen Tastkörperchen ausmachen, ob er auf Falten eines Bettlakens oder auf dem Katheter liegt.

Mit Zunahme des Alterungsprozesses der Haut nimmt auch die Fähigkeit der Druckwahrnehmung ab. So läßt es sich beobachten (zum Beispiel in der Kirche) daß alte Menschen oft stundenlang ohne eine Druckausgleichbewegung sitzen können, obwohl sie dazu in der Lage wären.

Eine Untersuchung über Körperhygiene (Bienstein, 1981) ergab, daß alte Menschen es bevorzugen, kräftig gewaschen zu werden oder zum Beispiel eine Bürstenmassage zu erhalten. Der intensive Reiz gibt ihnen eine genauere Auskunft über ihren Körper.

Bis heute konnte nicht eindeutig geklärt werden, ob die kindliche „Unruhe", d.h. die Unfähigkeit von Kindern, ruhig sitzen zu bleiben u.a. auch auf die hohe Sensibilität der Drucksensoren zurückgeführt werden kann. Kinder können nicht so ruhig stehen wie Erwachsene, da sie zum Beispiel noch keine Hornhaut an den Füßen haben.

Die Krause'schen Endkolben dienen der Kälteempfindung. Die Ruffini'schen Körperchen sind Wärmerezeptoren, während die Langerhans'-Zellen (freie Nervenzellen) für die Schmerzempfindung zuständig sind und die Vater-Pacini-Körperchen für das Tiefengefühl.

Insgesamt wird deutlich, daß die Haut ein sehr komplexes Gebilde ist, welches über untereinander vernetzte Funktionen und Fähigkeiten verfügt.

Die Erhaltung einer möglichst intakten physiologischen Haut sollte das Ziel sein.

Dabei bedarf es besonderer Beobachtung der Altershaut. Sie leidet unter

– der Reduzierung von Talg und Schweiß

- einem Formverlust durch Bindegewebsveränderung

- einem Tugorverlust durch Flüssigkeitsreduktion

- der Veränderung und Reduzierung der Wahrnehmungsfähigkeit

- der Multimorbidität des Körpers, zum Beispiel Diabetes (Zunahme der Alkalität der Haut) AVK oder Arteriosklerose.

Kommt zu dieser Veränderung der Haut noch der häufige Kontakt mit Urin und Kot hinzu, ist die Haut besonders strapaziert (häufige Waschungen).

Der Urin ist primär alkalisch und zerstört den pH-Säuremantel der Haut. Je nach Menge des abgehenden Urins (normalerweise bis zu 300 bis 400 Milliliter) kann ein großflächiges Hautgebiet betroffen sein. Je länger der Urin auf der Haut verbleibt, um so mehr steigt die Gefahr der Hautirritation an.

Fäces ist primär dann hochaggressiv, wenn er sich in einem dünnflüssigen Zustand befindet und durch seine ihm beigegebenen Enzyme die Eiweiße der Haut andaut.

Bei einer vorliegenden Inkontinenz, die mittels konservativer hautnaher Hilfsmittel angegangen wird (zum Beispiel Windelhosen, Vorlagen) treten die hautangreifenden Gefahren neben der Aggressivität von Urin und Stuhl und der Zeit durch den häufigen Reinigungsprozeß auf.

Gerade den Deutschen wird nachgesagt, daß diese sich reichlich waschen. Kommt zu der täglichen Dusche/dem Wannenbad noch eine häufige intensive Wäsche hinzu, wäscht man/wir dem Patienten ein Ekzem an, da die Haut austrocknet.

- Analyse der Haut

Selbst bei der Berücksichtigung der verschiedenen Hauttypen (fette Haut, normale Haut, trockene Haut) ist ein zu häufiges Waschen gefährlich. Das erste Prinzip muß eine Analyse der Haut sein, dazu müssen folgende Fragen geklärt werden:

Arbeitsblatt

Fragen zur Beobachtung der Haut

0. Welcher Hauttyp liegt vor (fette Haut, normale Haut, trockene Haut)?

1. Wo ist welcher Hauttyp dominant?

2. Wie ist der Pflegezustand der Haut?

3. Zeigt die Haut farbliche Veränderungen?

4. Wie ist der Hautturgor?

5. Wirkt die Haut ausgetrocknet?

6. Hat die Haut Verletzungen?

7. Zeigt die Haut Schweißabsonderungen (kleinperlig, großperlig, kalt, warm)?

8. Geruch der Schweißabsonderung?

9. Zeigen sich an der Haut Veränderungen der Blutgefäße (z.B. Ulcus Cruris)?

10. Zeigt die Haut pathologische Veränderungen (z.B. Juckreiz-Exantheme, Parasiten, Geschwülste)?

11. Hat die Haut Blasen, Warzen, Narben oder blaue Flecken (evtl. in verschiedenen Stadien)?

12. Zeigt die Haut Rhagaden, Schuppungen oder Verbrennungen?

13. Ist die Wärmeregulation der Haut intakt oder friert / schwitzt der Patient stark?

14. Ist der Patient besonders wärmeempfindlich (z.B. bei der Anwendung von Wärmeflaschen), kälteempfindlich?

15. Zeigt der Patient besonders starke Reaktionen (z.B. bei Einreibungen, Abklatschungen)?

16. Ist die Sensibilität der Haut erhalten?

17. Ist der Patient gegenüber bestimmten Hautmitteln allergisch?

18. Gebraucht der Patient bestimmte Hautpflegemittel (Gesicht, Hände, Intimpflege)? Kann er diese auch jetzt anwenden?

19. Reagiert der Patient auf Streß mit Hautreaktionen?

20. Belastet den Patienten eine bestimmte Hautauffälligkeit?

Hauttypen

1. Die normale Haut:

   – Glätte und Geschmeidigkeit

   – filigrane Poren sind erkennbar

   – glänzt, ohne fettig zu wirken.

2. Die fette Haut wirkt

   – bei starker Schweißproduktion wie ein Ölteppich

   – bei verringerter Schweißproduktion wie mit fettigen Schuppen übersät.

3. Die trockene Haut:

   – glanzlos, matt

   – Poren nicht sichtbar

   – Oberfläche wirkt dünn und oft gespannt.

Die Haut ist am ganzen Körper nicht überall gleich. So kann es vorkommen, daß der Körperstamm eine sehr fettige Haut aufweist, während die Extremitäten eine eher trockene Haut haben. Das bedeutet, hier muß eine unterschiedliche Pflege erfolgen. Besonders häufig zeigt sich eine trockene Haut an den Fersen, Ellenbogen und Knöcheln des Fußgelenkes.

Die Pflege der Haut

Ich möchte im folgenden auf die Hautpflege mittels Waschen / Baden / Duschen und der Anwendung von Cremes und physikalischer Maßnahmen eingehen.

Allein ein Wasserkontakt mit der Haut greift in den Hautschutzmantel ein. Warmes Wasser löst diesen stärker als kühleres. Müssen keine groben Verschmutzungen wie zum Beispiel Kot entfernt werden, sollte möglichst unter Körpertemperatur gewaschen werden (ca. 10 bis 15 Grad tiefer) und ohne Waschzusätze.

Bei einer trockenen Haut muß danach auch noch nachgefettet werden. Das Duschen ist dem langen Verbleiben im Bad vorzuziehen, da die Haut beim Bad (Oberhaut) stark Wasser einlagert und den Zellzusammenhalt der Lederhaut gefährdet. So wird das Pyrolidinsulfat, welches für die Wasserbindung in der lebenden Haut zuständig ist, herausgeschwemmt. Damit geht die Wasserbindungsfähigkeit verloren. Alte Haut braucht mehr als drei Stunden, um den alten Zustand zu erreichen (Tronnier, 1979).

Werden hierzu beim Waschen noch Reinigungsmittel verwandt, ist folgendes zu bedenken:

1. Verwendung von Seifen

Seifen bestehen aus Natriumsalzen organischer Fettsäuren. Feinseifen können einen Fettsäureghalt von 94 bis 98 Prozent aufweisen. Im Zusammenhang mit Wasser reagieren diese Natriumsalze mit den Calcium- und Magnesiumionen, d.h., sie fällen aus und lagern sich entweder als Schmutzrand in der Wanne oder an der Waschwasserschüssel oder unter der Hornhaut ab. Diese Alkalisalze, die unter die Hornhaut gelangen, lösen häufig einen starken Juckreiz aus.

Seifen sind primär alkalisch und können einen pH-Wert von bis zu 11 erreichen. Dieser extrem verschobene alkalische pH-Wert führt zu einem starken Angriff auf den Wasser-Lipid-Mantel der Haut. D.h., körpereigene Fette der Haut werden abgetragen, Alkalisalze dringen bis unter die Hornhaut, führen zu einem extremen Aufquellen der Hornhaut und damit zu einer enormen Austrocknung. Durch den Mangel an eigenem Fettschutz ist die Haut damit jeglicher Verdunstung von körpereigenem Wasser geöffnet. Aus diesem Grunde werden inzwischen auch den Seifen schon Rückfetter hinzugegeben, die zum großen Teil aus Wollwachs (Lanolin) oder aus Fetten oder Alkoholen bestehen. Die Rückfettung jedoch reicht nicht aus, um die eingetretene Entfettung wieder zu beheben. Kinderseifen weisen oftmals einen pH-neutralen Wert auf und enthalten mehr Rückfetter als normale Körperseifen. Parfümseifen sollten im pflegerischen Bereich möglichst nicht verwandt werden, da die hinzugesetzten Parfümöle zu Allergien führen können. Falls jedoch Patienten diese Seifen bisher ohne Probleme verwandt haben, kann sicherlich bei einer ungeschädigten Haut auch hier die Seife weiter verwandt werden, wobei zu überprüfen ist, ob die Parfümseifen nicht nur im besonders verschmutzten Körperbereich eingesetzt werden sollten.

Deoseifen unterscheiden sich von den Parfüm- und den einfachen Feinseifen dadurch, daß ihnen Desinfektionsmittel beigegeben sind, die die Hautflora angreifen und verändern. Die Gefahr besteht also, bei der regelmäßigen Anwendung von Deoseifen, daß die gesunde Hautflora zerstört und damit die Immunabwehr reduziert wird. Besonders problematisch ist der Einsatz von alkalischen Seifen und auch von Deoseifen bei Diabetikern, die bereits über eine veränderte Hautflora (sehr alkalische Verschiebung des Hautmilieus) verfügen.

Die Diskussion ist bisher noch nicht ganz eindeutig zu Ende geführt, ob es grundsätzlich sinnvoller ist, eine pH-neutrale Seife zu verwenden. So empfiehlt Prof.

Tronnier (Städt. Kliniken Dortmund) lieber eine alkalische Seife, falls überhaupt, zu verwenden, die sich in einem pH-Wert zwischen sieben bis acht befindet. Umfassende aussagende Untersuchungen liegen jedoch bisher nicht dazu vor.

Zusammenfassend ist zu sagen, daß Seifen möglichst nur bei groben Verschmutzungen eingesetzt werden sollten, um das eigene Hautmilieu nicht zu sehr anzugreifen, da wir ja schon festgestellt haben, daß Wasser bereits das Hautmilieu und die Hautflora beeinflußt.

2. Verwendung von Syndets (synthetische Detergentien)

Syndets sind meistens flüssige, waschaktive Lotionen, die dem Waschwasser zugefügt werden. Die waschaktive Wirkung von Syndets beruht auf dem Einsatz von Tensiden, die die Oberflächenspannung heruntersetzen und damit ein Entfetten der Haut bewirken (z.B. Natriumlaurylsulfat). Diese Syndets enthalten jedoch größtenteils Rückfetter. Diese reichen jedoch auch nicht aus, um den ehemals alten Zustand (physiologischen Zustand der Haut) wiederherzustellen. Bei trockener Haut sollten keine Seifen, und wenn überhaupt, außer Wasser nur Syndets (keine Flüssigseifen verwandt werden, denn Flüssigseifen wiederum sind Alkaliseifen, die durch einen 84prozentigen Wasseranteil verflüssigt worden sind). Gerade bei trockener Haut darf die Verwendung von Seifen und Syndets keinesfalls mehrmals täglich erfolgen, weil das notwendigerweise eine Austrocknung der Haut nach sich zieht, die wiederum einem Dekubitus Vorschub leisten kann.

Wenn eine trockene Haut vorliegt, dann sollten möglichst eher Ölbäderzusätze verwandt werden.

3. Ölbäder

Bei der Verwendung von Ölbädern ist es wichtig zu überprüfen , ob es sich um eine Emulsion handelt, die unter Einschütten in das Wasser eine gute Vermischung mit dem Wasser vornimmt. Ölbäder sollten möglichst in reiner Form vorliegen, d.h. nicht mit mehreren Inhaltsstoffen gesättigt sein, so daß man evtl. auftretende Allergisierungen oder auftretende Allergien eindeutig auf den jeweiligen Wirkungsstoff zurückzuführen weiß. Keinen Effekt bringt es, reines Öl ins Waschwasser zu gießen (z.B. Penatenöl®), um damit etwa das Waschwasser hautfreundlicher zu machen. Reines Öl nimmt ohne Anwesenheit von Emulgatoren keine Feinverteilung mit dem Wasser vor, d.h., das Öl bleibt in sich schwimmend an der Oberfläche und kann so nicht in eine feine Verteilung übergehen und auf die Haut netzartig aufgebracht werden. Um Öl so fein im Wasser verteilen zu können, müßte man mit einem Schneebesen ca. zehn Minuten lang Wasser in einer

Waschwasserschüssel bearbeiten, um diese Dispersion herzustellen. Um dieses geschickter zu erreichen, bietet die Industrie Dispersionsgeräte an, die durch Feinzerstäubung, indem der Wasserstrahl durch dieses Dispersionsgerät gelangt, eine feine Vernebelung und Tröpfchenbildung von Öl im Wasser herstellen kann. Da aber diese Dispersionsgeräte zum größten Teil in den Kliniken nicht vorhanden sind, sollten wir auf Ölbäder zurückgreifen, die sich in einer stabilen Emulsion befinden und sich mit dem Waschwasser sehr gut vermischen. Aber auch hierbei ist zu bedenken, daß ein Ölbad nicht häufiger als zweimal in der Woche durchgeführt werden sollte.

4. Franzbranntwein

Dekubitusgefährdete Menschen, ganz gleich ob sie normale oder trockene Haut haben, sollten nicht mit Franzbranntwein abgerieben werden, ohne daß diese Haut wieder rückgefettet wird. Franzbranntwein setzt sich zum größten Teil aus einem 60prozentigen vergällten Alkohol zusammen, der nur wenig (ein bis vier Prozent) rückfettende Anteile enthält (z.B. Kampfer, Menthol oder Latschenkieferöl), der Rest setzt sich aus Wasser zusammen.

Besonders gefährlich ist es dann, wenn alte Menschen mit einer eher trockenen Haut mit Franzbranntwein abgerieben werden und der Franzbranntwein im aufsitzenden Zustand des Patienten in die Pofalte hinunterläuft. Oftmals bildet sich in diesem Zusammenhang eine feuchte Stelle auf dem Stecklaken. Gerade auf dieser feuchten Stelle kommt dann der Sakralbereich des Patienten zum Aufliegen und reibt mehrfach darüber. Die enorme Entfettung der Haut, gerade im Sakralbereich (da dies ein besonders gefährdeter Dekubitusbereich ist) muß unbedingt vermieden werden. Pflegeerfahrungen zeigen, daß diese Patienten auch sehr gerne ihre Fersen und Waden mit Franzbranntwein abreiben lassen. Dabei ist zu bedenken, daß hier unbedingt eine Rückfettung der Haut erfolgen muß.

Feuchtigkeit der Haut

Trockenheit der Haut sollte primär von innen angegangen werden, d.h., es muß viel getrunken werden. Daher ist es unumgänglich, gerade für dekubitusgefährdete Patienten, eine gezielte Flüssigkeitsbilanz zu betreiben, um zu vermeiden, daß die Haut extrem austrocknet und damit eine Trennung der Oberhaut von der Unterhaut noch wesentlich eher eintritt. Bis heute ist ein großes Problem, besonders alten Menschen die ausreichende Flüssigkeitsmenge zuzuführen. So wurde von einem Geriater beobachtet, daß alte Menschen dazu neigen, immer die ihnen vorgesetzte Tasse leerzutrinken (zum Beispiel den morgendlichen Kaffee oder die Suppentasse). Daraufhin wurde in dieser geriatrischen Station Porzellan angeschafft, welches die doppelte Füllmenge, d.h. größere Tassen, von dem bisherigen Geschirr hatte. Die alten Menschen tranken auch diese Tassen ebenso leer wie vorher die kleineren Tassen. In einer separaten Untersuchung müßte dieser Problematik einmal von pflegerischer Seite nachgegangen werden.

Anwendung von Cremes, Lotionen, Pasten usw.

Die Feuchtigkeitsbindung der Haut von außen geschieht primär über die Anwendung von sogenannten W/O-Präparaten, d.h. Wasser-in-Öl-Präparaten. Diese Wasser-in-Öl-Präparate, vergleichbar mit den sogenannten Nacht-Cremes der Kosmetik-Industrie, bewirken, daß ein guter Fett- und Wassermantel über die Haut gezogen wird, der die Haut vor Austrocknung schützen soll. Bei der W/O-Lotion ist das Prinzip folgendes: Wasser ist in die Öltröpfchen eingebracht worden, und somit überzieht die Haut, bei der Auftragung mit diesen Präparaten, ein hochprozentiger Fettfilm, der aber durch die Wasseranteile, die enthalten sind, eine Luftdurchlässigkeit garantiert und einen Wärmeaustausch ermöglicht. Der hohe Anteil von vorhandenem Öl wiederum stellt sicher, daß die eigene Hautfeuchtigkeit nicht so rasch entweichen kann.

Im Gegensatz zu diesen W/O-Präparaten werden sehr viele O/W-Präparate angewandt. Das bedeutet, Öl befindet sich in Wasser schwimmend. Der Anteil an Wasser ist höher als bei den W/O-Präparaten und der Öl-Anteil geringer. Bei umfassenden Untersuchungen (u.a. von Prof. Tronnier) konnte nachgewiesen werden, daß die Anwendung von O/W-Präparaten bei Patienten mit trockener und normaler Haut, das Gegenteil von dem bewirkt, was es bewirken sollte. Wasser gelangt relativ schnell in die oberste Hornschicht der Haut, führt zu einem Aufquellen und vergrößert damit die Oberfläche zur Verdampfung der Feuchtigkeit der Haut. Die Verdunstung dieses Fremdwassers geschieht in einer so raschen zeitlichen Abfolge, daß der Körper seinen eigenen Wasser-Lipid-Mantel noch nicht aufgebaut hat und damit an das sogenannte „eingemachte" körpereigene Wasser herangegangen wird. Aus diesem Grunde können O/W-Präparate in den Kliniken und Altenheimen nur eine völlig reduzierte Rolle spielen.

Primär sollten wir in der Pflege sogenannte W/O-Präparate einsetzen, die einen höheren Ölanteil aufweisen und damit einen stärkeren Schutz der Haut bilden.

Im Vergleich dazu werden in den Kliniken relativ häufig reine Fettpräparate verwandt, so zum Beispiel Vaseline und Melkfett. Vaseline ist u.a. ein Nebenprodukt des Raffinationsprozesses von Erdöl. Es führt zu einer starken Abdichtung der Haut. Bei reiner Einreibung mit Vaseline oder Melkfett gelangt dieses in die Hautporen und führt auch zu einer Verstopfung derselben. Beim Auftragen der Präparate ist ein Wärmeaustausch mit der Umwelt nicht möglich. Aus diesem Grunde wird oftmals von Hautärzten empfohlen, im Winter bei tiefen Temperaturen unter dem Nullpunkt das Gesicht und besonders die Lippen mit Vaseline einzufetten, um diese vor Wärme- und Feuchtigkeitsverlust nach außen hin zu schützen. Dem Prinzip folgend bedeutet es aber, daß die Anwendung in einer temperierten Klinik (meistens über 20 Grad Celsius) auf die Haut möglichst nicht erfolgen sollte, da dieses zu einem Hitzestau unter der Vaseline oder dem Melkfett führt und kein Austausch mehr mit der Außenluft stattfinden kann. Die Feuchtigkeit kann unter diesen Präparaten von der Haut nicht mehr abgegeben werden. Meldungen vom Bundesgesundheitsamt wiesen auch darauf hin, daß die Anwendung von Melkfett nicht unproblematisch ist, da dieses oftmals Desinfektionsmittel (für Kühe in der passenden Dosierung) oder Antibiotika (auch für Kühe) enthält. Bei Vaseline und Melkfett muß es deutlich sein, daß es sich um reine Präparate handelt, die keine Zusätze enthalten. Dabei dürfen diese Präparate nur eingesetzt werden, wenn es notwendig erscheint, die Haut gegen äußere Einflüsse zu schützen. Sorgfältiges Abtragen dieser porenverschließenden Fette muß jedoch mindestens zweimal täglich erfolgen.

Die Anwendung von menthol- und kampherhaltigen Präparaten zur Dekubitusprophylaxe braucht an dieser Stelle nicht näher thematisiert werden, da dieses bereits in dem Artikel von Neander (Seite 80) aufgegriffen wurde. Es ist nur noch darauf hinzuweisen, daß die Anwendung dieser Präparate – gerade im Sakralbereich – hochgradig gefährlich ist, da diese sehr schnell mit Schleimhaut oder der Hodenhaut in Kontakt kommen können und es hier schon zu schweren Hautläsionen gekommen ist.

Bei der Anwendung von Bürsten zum Massieren ist darauf zu achten, daß diese möglichst keine Naturborsten haben, da sie durch ihren natürlichen Haarkanal einer Keimvermehrung enormen Boden bieten und sehr schlecht desinfizierbar sind. Ein weiteres Problem ergibt sich daraus, daß dieser Haarkanal am oberen Ende oft spleißt und damit Mikroverletzungen an der Haut gesetzt werden können. Bei Massagebürsten ist darauf zu achten, daß die Bürstenhaare am oberen Ende auf jeden Fall rund versiegelt sein müssen, damit keine Mikroläsion auftreten kann.

Oftmals leiden die dekubitusgefährdeten Patienten auch zusätzlich unter einer bestehenden Inkontinenz. Falls bei diesen Patienten ein körpernahes Versorgungssystem zum Einsatz kommt, ist darauf zu achten, daß die gesunde Funktion der Haut erhalten bleibt und unter diesem Gesichtspunkt die Auswahl der richtigen Hilfsmittel überprüft wird. Diese sollten unter folgenden Gesichtspunkten betrachtet werden:

Einmalunterlagen oder Windelhosen sollten

- unparfümiert sein
- ohne Isolation- oder Wärmestauwirkung sein
- keine Einschneidungen verursachen
- gut kontrollierbar sein, ob sich eine Urin- oder Stuhlentleerung vollzogen hat

- luftdurchlässig sein
- sie sollten lieber eine geringere Aufnahmekapazität als eine zu große aufweisen, damit eine häufige Druckentlastung durch den regelmäßigen Wechsel mit forciert wird, vor allen Dingen in der Nacht.

Bei der Hautpflege eines dekubitusgefährdeten Menschen werden hohe professionelle Kenntnisse gefordert. Es ist dringend notwendig, sich hierüber mehr Gedanken zu machen, um eine Forcierung eines Dekubitus nicht noch durch eine unspezifische Hautpflege zu bewirken.

TEIL II

Vom Schlagwort „Ganzheitlichkeit" zur effektiven Dekubitusprophylaxe in der Praxis

Von Otto Inhester

Abstract

Die Situation des Patienten als die eigene und die eigene Situation auch als die des Patienten begreifen – dafür gibt es das Wort „Ganzheitlichkeit" in der Pflegepraxis. Jedoch wird mit diesem Wort oftmals Effekthascherei betrieben und der eigentliche Sinn der ganzheitlichen Pflege überdeckt. Im folgenden wird versucht, Forderungen an die Pflegemethode Ganzheitlichkeit in bezug auf Dekubitusprophylaxe aus der täglichen Praxis heraus zu entwickeln und Kriterien für deren Umsetzung aufzustellen.

Es muß uns gelingen, „ganzheitliche Pflege" mit konkretem Inhalt zu erfüllen

Der Diskussion eines so vagen Begriffes wie dem der Ganzheitlichkeit im Zusammenhang mit dem doch handfesten Problem der Dekubitusprophylaxe scheinen sich einige Hindernisse in den Weg zu stellen. Zunächst einmal ist diese Diskussion von einer vorwiegend physikalisch – biologischen Deutung der Pathogenese des Dekubitus beherrscht (Seiler, Seite 57). Und was liegt dann näher, als rein technologische Konzepte zur Dekubitusprophylaxe zu entwickeln?

Betrachten wir die letzten Veröffentlichungen in der Fachpresse zu diesem Thema, so sehen wir, daß die technischen Fragen, wie zum Beispiel die Weichheit von Lagerungsmaterialien, überwiegen. Hinzu kommt, daß der Begriff der Ganzheitlichkeit selber nicht unumstritten ist. Etwa, weil er zu einem bloßen, letztlich inhaltsleeren, Schlagwort verkommen ist.

Ich denke, daß dies auch ein Grund ist, warum der Begriff der Ganzheitlichkeit seit einiger Zeit einer gründlichen Ideologiekritik unterzogen wird.

Ich verweise hier auf die verdienstvolle Arbeit von Claudia Bischoff (1984), die auf sehr eindrucksvolle Weise herausgearbeitet hat, daß die ursprünglich progressiven Aspekte der Ganzheitlichkeit zu einer Alibifunktion pervertieren, da zwar einerseits die Forderung nach ganzheitlicher Pflege und Humanität im Krankenhaus von allen Verantwortlichen geteilt wird, andererseits aber gleichzeitig sich die Bedingungen dafür ständig verschlechtern.

Was dann übrig bleibt, ist das schlechte Gewissen von uns Pflegenden, das uns entweder in die Selbstausbeutung oder aus dem Beruf treibt.

Gerade hier aber zeigt sich die paradigmatische Bedeutung des Themas: Dekubitusprophylaxe ist eines der Gebiete der Pflege, wo sich Möglichkeiten und Grenzen der Rationalisierung zeigen.
Ganzheitlichkeit und die Verhinderung von Dekubitalgeschwüren sind wichtige Merkmale der Pflegequalität (Bienstein, (1988).

Trotz oder gerade wegen der oben genannten Bedenken, will ich versuchen, die Struktur ganzheitlicher Pflege am Beispiel der Dekubitusprophylaxe zu entwickeln.

Denn in dem Maße, wie es uns gelingt, ganzheitliche Pflege mit konkretem Inhalt zu füllen, wird es uns auch möglich sein, die dafür nötigen Voraussetzungen aufzuzeigen. Und dann brauchen wir nicht mehr allein das schlechte Gewissen zu haben, sondern es sind dann auch alle diejenigen konkret gefordert, die mitverantwortlich für die Bedingungen sind, unter denen Krankenpflege heute stattfindet.

Das Konzept der ganzheitlichen Pflege

Zur Zeit ist es mir weder möglich, noch erscheint es mir sinnvoll, eine endgültige Definition von ganzheitlicher Pflege zu geben. Ganzheitlichkeit ist vielmehr als eine Idee zu betrachten, die sich noch im Werden befindet. Doch kennzeichnet dieser Begriff bereits jetzt eine der wichtigsten Entwicklungen in der neueren Geschichte der Krankenpflege, über den hinsichtlich folgender Aspekte wohl Übereinstimmung besteht:

Ganzheitlichkeit ist der Ausdruck eines bestimmten Selbstverständnisses der Pflege:
– das sich gegen die einseitige Orientierung auf „bloße" Organpathologie richtet
– das die Notwendigkeit der Gesundheitsvorsorge, Gesundheitserziehung, die Hilfe zur Selbsthilfe und die Berücksichtigung der gesunden Anteile des kranken Menschen in der Pflege betont.

Auf dieser Grundlage entwickelt Pflege ihre Kritik an der Medizin und zunehmend auch eigene Alternativen pflegerischer Versorgung. Diese beziehen das psychische, soziale und transzendentale Sein des Menschen mit ein und führen zu einem differenzierten Pflegerepertoire und der Verbreitung des Pflegeprozeßmodells. Die damit verbundene Pflegeplanung erfordert aber über dieses allgemeine Verständnis hinausgehende konkretere Modelle und Konzepte ganzheitlicher Pflege.

Diskussionen, Fragestellungen und Forschungsdesignes zur Dekubitusprophylaxe zeigen aber, daß das pflegerische, auf Ganzheitlichkeit bezogene Erkenntnisinteresse kaum entwickelt ist. Eine rein naturwissenschaftliche, technologische Betrachtungsweise herrscht vor.

So spiegeln zum Beispiel Untersuchungen, die von der alleinigen Verwendung eines bestimmten Lagerungshilfsmittels zur Prophylaxe (Beispiel Wassermatratze) ausgehen, kaum die Realität wieder. In einer kleinen Stichprobe konnten wir zeigen, daß von zehn auf einer Wassermatratze gelagerten Patienten sieben noch zusätzliche Pflegemaßnahmen erhielten (Tabelle 1).

Nur Wassermatratze	2	(30%)
mit Höschenwindeln	2	(30%)
andere Unterlagen (Zellstoff o. ä.)	3	(43%)
Hohllagerung der Fersen mit Kissen	2	(30%)
Fersen-/Baseballschuhe	2	(30%)
regelmäßige Umlagerung:	1	(14%)

Tabelle 1: Lagerung auf Wassermatratze in Kombination mit anderen Lagerungshilfsmitteln.

Natürlich sind Fragen nach der Wirksamkeit von Lagerungshilfsmitteln für die Pflege wichtig, aber das Interesse der Krankenpflege, die Fragen, die wir stellen sollten, müssen weitergehen. Wir dürfen uns nicht damit begnügen, die wissenschaftlichen Ergebnisse als Gebrauchsanweisung der Pflegehilfsmittelhersteller zur Kenntnis zu nehmen.

Aus diesem Anspruch läßt sich eine erste Forderung für die Verwirklichung ganzheitlicher Pflege ableiten:

– Der Anspruch auf Ganzheitlichkeit erfordert von uns einen kritischen Gebrauch der von der Industrie bereitgestellten Hilfsmittel.

Was unter einem kritischen Gebrauch zu verstehen ist, wird am besten an folgenden vier Aspekten der Ganzheitlichkeit in der Dekubitusprophylaxe deutlich:

1. Dekubiti dürfen nicht isoliert gesehen werden, sondern nur im Zusammenhang mit anderen Pflegeproblemen

Es ist klar, daß eine Dekubitusgefährdung als Pflegeproblem selten allein auftaucht. So konnten wir in der bereits erwähnten Stichprobe feststellen, daß bei zehn dekubitusgefährdeten Patienten immer noch andere Störungen hinzukommen, die eine besondere Pflege erfordern (Tabelle 2).

Zusätzliche Pflegeprobleme		Häufigkeit
Pneumoniegefährdung	6	(60%)
Kontrakturen	7	(70%)
Urin- u. Stuhlinkontinenz	5	(50%)
Desorientierung	5	(50%)
Beweglichkeitsabnahme	4	(40%)
Beweglichkeitszunahme	1	(10%)
Regulation der oralen Flüssigkeitszufuhr	7	(70%)
Schluckstörungen	3	(30%)

N = 10

Tabelle 2: Dekubitusgefährdung und gleichzeitig auftretende Pflegeprobleme.

Der Pflegeprozeß verlangt von uns eine gründliche Analyse der Probleme und Zusammenhänge. Unseres Erachtens herrscht hier aber oft eine recht einseitige Betrachtungsweise vor. Die Dekubitusprophylaxe steht meist im Vordergrund.

So wird beispielsweise mangelnde Beweglichkeit als ein Faktor der Dekubitusgefährdung angesehen, selten aber mit Inkontinenz oder Desorientierung in Zusammenhang gebracht. Andererseits ist zum Beispiel die unangepaßte Inkontinenzversorgung Ursache mangelnder Mobilität und Bettlägerigkeit.

Bei vielen Pflegeproblemen fehlt uns oft der Blick für ihre gegenseitige Bedingtheit. Und entsprechend einseitig ist auch die Auswahl der Pflegetechniken.

2. Pflegetechniken dürfen nicht hinsichtlich ihrer Wirkung auf ein einzelnes Pflegeproblem beurteilt werden

Im Pflegealltag bedeutet dies, daß zum Beispiel eine Technik zur Dekubitusprophylaxe nicht nur hinsichtlich ihrer prophylaktischen Wirkung, sondern auch auf ihre Aus- bzw. Nebenwirkung beurteilt werden muß.

Mangelnde Beweglichkeit sollte demnach nicht nur als mögliche Ursache der Dekubitusgefährdung erkannt werden, sondern es sollte auch in Betracht gezogen werden, inwieweit die von uns ergriffenen Maßnahmen diesen Zustand erst herbeigeführt, oder ihn zumindest doch unterstützt haben. So wäre zu fragen, ob nicht zum Beispiel die alleinige Weichlagerung die Entstehung von Kontrakturen begünstigt: sei es dadurch, daß die Spontanbewegungsrate aufgrund mangelnder Stimulation und/oder durch die Lagerungsmittel selber noch weiter herabgesetzt wird. (Bardsley, 1976).

Zu überlegen ist auch, ob nicht das Umlagern die Drainage des Bronchialsystems fördert und so ein Beitrag zur Dekubitus- und Pneumonieprophylaxe geleistet wird.

Neben der Frage, wie die verschiedenen Probleme zusammenhängen, müssen wir uns also auch fragen, wie denn nun die verschiedenen Pflegetechniken insgesamt wirken.

Tabelle 3 zeigt am Beispiel der Umlagerung, zu welchen Wechselwirkungen mit anderen Störungen es kommen kann.

Technik: Umlagerung

Pflegeproblem	Wirkungen
Dekubitus	Druckentlastung
Kontraktur	Dehnlagerung
Thrombose	Veränderung der Hämodynamik
Pneumonie	Drainage, Veränderung der Thoraxbeweglichkeit
Ruhe / Schlaf	Gestört, Möglichkeit, Wach- und Schlafphasen zu beeinflussen
Schmerzen	Schonhaltung, zusätzlicher Reiz
Inkontinenz	Verbesserte Körperwahrnehmung
Orientierung	Ansprache, Stimulation, Abwechslung, usw.
Kommunikation	Zusätzliche Gelegenheit

Tabelle 3:
Annahmen über mögliche Wechselwirkungen regelmäßiger Umlagerung.

Gehen wir hier ins Detail, so stellen wir zunächst fest, daß Umlagern nicht gleich Umlagern ist. Es sei nur auf die richtungsweisenden Arbeiten von Seiler u.a. (1982) zur 30-Grad-Schräglage hingewiesen. Insgesamt wissen wir aber noch sehr wenig darüber, welche Effekte die von uns ergriffenen Pflegemaßnahmen bei bestimmten Patienten in bestimmten Situationen bewirken und wie sie letztendlich zu bewerten sind.

Um dies im Einzelfall entscheiden zu können, müssen wir also mehr über die Wirkungsmechanismen pflegerischer Techniken wissen – und dies bezogen auf den ganzen Menschen und nicht nur auf einen Organbereich. Zum zweiten müssen wir die individuelle Situation des Patienten genau einschätzen können.

Dies verweist auf den nächsten Aspekt von Ganzheitlichkeit, nämlich auf die individuellen Besonderheiten des Patienten.

3. Die Prophylaxetechnik muß der individuellen Situation des Patienten angepaßt werden

Individuelle Besonderheiten spielen in der ganzheitlichen Pflege eine wichtige Rolle. Nach der Situation des Patienten zu fragen, heißt aber nicht nur, sich an seinen Bedürfnissen, Defiziten, Gewohnheiten, vorhandenen Fähigkeiten und Wünschen zu orientieren. Ganzheitlichkeit heißt vor allem auch, sich zu fragen: In welche Situation bringe ich den Kranken durch meine Handlungen?

Es ist ja nicht nur so, daß ich bei der Wahl eines Lagerungshilfsmittels Schlafgewohnheiten und das Ruhebedürfnis berücksichtige, sondern dabei auch über die Häufigkeit von Kommunikation, Hautkontakten usw. mit entscheide. Drehe ich den Patienten mit dem Gesicht zur Wand, nehme ich ihm jede Möglichkeit zum Gespräch mit seinen Zimmergenossen. Es ist klar, daß Pflegebedürftige, die auf selbstwirkenden Materialien weich- und nicht umgelagert werden, zunächst einmal weniger Hautkontakt erfahren.

Wahrscheinlich ist aber auch, daß sich das Lagerungsverfahren auf andere Versorgungsleistungen auswirkt. So konnten wir einen Fall rekonstruieren, in dem eine Patientin, die weich- aber nicht umgelagert wurde, und somit so ausreichend vor einem Dekubitus geschützt war, nicht genügend Flüssigkeit zu sich nahm. Sie entwickelte eine Inkontinenz.

Wir vermuten, daß Flüssigkeitsmangel, fehlende Ansprache und Verlust des Körpergefühls zusammen eine Desorientierung begünstigten, die zu der Inkontinenz führte.

Pflegetechniken wirken nicht nur physiologisch auf den Patienten, sondern auch psychisch. Zudem vermitteln sie bestimmte Eindrücke, die auf unsere eigene Wahrnehmung des Patienten zurückwirken. Erscheint uns nicht ein Kranker, der sich wenig bewegt eher als „todkrank", und sind wir nicht bereit, in solchen Fällen eher von unseren Prinzipien abzuweichen (zum Beispiel Waschen durch die Nachtwache) oder ihn zu unterfordern (Waschen im Bett)?

Erscheint uns nicht ein Kranker, der mit einem großen Aufwand an Hilfsmitteln gepflegt wird, schon allein aufgrund des Aufwandes hilfebedürftiger als er es vielleicht objektiv ist? Und ist nicht auch denkbar, daß der Patient sich dann entsprechend verhält und wirklich pflegebedürftig wird?

Um die individuelle Situation eines Patienten zu erfassen, erfordert ganzheitliches Denken die Berücksichtigung sozialpsychologischer und ökologischer Konzepte wie zum Beispiel soziale Deprivation, soziale Wahrnehmung und Attribution oder Stigmatisierung.

4. Ganzheitliche Pflege muß die institutionellen Bedingungen, unter denen sie stattfindet, berücksichtigen

Dieser letzte Aspekt der ganzheitlichen Pflegemethode ergibt sich aus den Forderungen nach der individuellen Einschätzung des zu Versorgenden sowie den Beiträgen, den Pflegende zu der Entstehung der Situation des einzelnen leisten.

Berücksichtigen meint hier nicht nur, den jeweils gegebenen Handlungsspielraum zu akzeptieren. Der könnte bei der Umlagerung folgendermaßen aussehen: Die Personalsituation einplanen und als realistischen Pflegeplan eine 4- bis 5stündliche Umlagerung festlegen oder lieber gleich zur Weichlagerung übergehen, wenn nicht genügend Personal vorhanden ist.

Ganzheitliches Denken meint hier, die Situation des Patienten auch als die eigene, und die eigene auch als die Situation des Patienten zu begreifen. Daraus folgt, daß ganzheitliche Pflege die Notwendigkeit institutioneller Veränderungen darzulegen begründet, die Folgen institutioneller Mängel aufzuweisen und damit die Grenzen von Pflege deutlich zu machen hat. Ganzheitlichkeit macht deutlich, daß Krankenpflege nicht omnipotent ist, sondern sich ihrerseits in vielfachen Abhängigkeiten befindet. Wir können nicht alle Mängel kompensieren, wohl aber können Mängel durch uns aufgedeckt werden.

– Ganzheitlichkeit fordert uns auf, die eigenen Möglichkeiten realistisch zu sehen aber auch mit Nachdruck auf Verbesserungen zu drängen.

Es ist deutlich geworden, daß sich Techniken zur Dekubitusprophylaxe nicht logisch stringent aus einem biologischen Modell der Pathophysiologie ableiten lassen.

Die Komplexität der Situation des Patienten, der ganzheitliche Pflege gerecht werden will, verlangt eine umfassende Reflexion

– der Pflegeprobleme und ihrer Zusammenhänge

– der Wechselwirkungen verschiedener Pflegemaßnahmen untereinander

– der psychosozialen Aspekte pflegerischen Handelns.

So ist ganzheitliche Pflege kein moralischer Appell, sondern eine bestimmte Auffassungsweise von Pflegeproblemen, -zielen und -techniken. Damit diese ihren Niederschlag in der Planung der Pflege findet, bedarf es der Ausarbeitung konkreter Kriterien, die die Entscheidung für oder gegen eine Pflegetechnik tragen. Ich habe an anderer Stelle (Inhester, 1987) versucht, diese unter den Kategorien Patienten-, Personalfreundlichkeit, Effektivität und Kontingenz zu entwickeln.

Physikalische Grundlage der Druck-Umsetzung in die „Dekubitus-Praxis"

Von Klaus-Dieter Neander

Abstract

In der Diskussion um die pathophysiologischen Grundlagen der Dekubitusentstehung wird der Bedeutung des Druckes besondere Aufmerksamkeit gewidmet. Im Prinzip dienen sämtliche Lagerungsmittel, die als sogenannte Antidekubitusmatratzen in der täglichen Praxis eingesetzt werden, der Druckreduktion. Um die Diskussion um die Grundlagen der Dekubitusentstehung korrekt führen zu können, müssen einige grundsätzliche physikalische Daten bekannt sein, die im folgenden dargestellt werden. (Hoffmann, 1980, Straub, 1984).

Definition „Druck"

Eine Kraft (F), die senkrecht auf eine Fläche (A) einwirkt, wird als Druck (p) bezeichnet. Die Einheit für den Druck ist ein Pascal (1 Pa). Ein Pascal ist der auf einer Fläche von 1 m² gleichmäßig wirkende Druck, den eine senkrechte Kraft von einem Newton (1 N) auslöst.

Diese physikalischen Definitionen sind allerdings für Physik-Laien schwer verständlich, aber an einem einfachen Experiment schnell nachvollziehbar:
- Nehmen Sie sich zwei gleichlange spitze Bleistifte. Stellen Sie diese Bleistifte so auf die Tischplatte, daß die Spitze des einen auf die Tischplatte, die des anderen in die Luft zeigt, indem sie die Bleistifte mit Daumen und Mittelfinger festhalten. Legen Sie die Zeigefinger auf die in die Luft ragenden Enden beider Bleistifte und üben Sie nun mit beiden Zeigefingern eine etwa gleichgroße, senkrecht wirkende Kraft aus. Sie spüren, daß der Druck im Zeigefinger, der auf die Spitze des Bleistiftes drückt, bereits sehr schnell schmerzt, während Sie in dem anderen Zeigefinger die „senkrecht wirkende Kraft" fast beliebig erhöhen können.

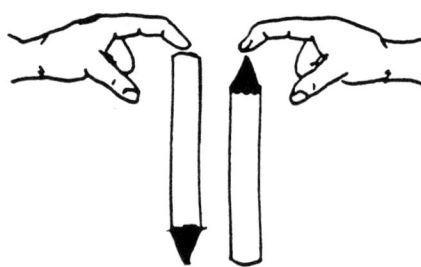

Physikalische Definition von Druck.

Dieses Experiment zeigt auf relativ einfache Weise das Verhältnis zwischen „senkrecht wirkender Kraft" und Fläche. Je kleiner die Fläche ist, desto weniger „senkrecht wirkende Kraft" können Sie ausüben, bis Ihnen der Finger schmerzt. Nichts anderes besagt letztlich die bekannte Formel:

$$p = \frac{F}{A}$$

(p = Druck, F = senkrecht einwirkende Kraft, A = Fläche)

Berechnen Sie selbst:

$F = 10$ kg, $A = 10$ cm^2, $p = 1$ kg/cm^2
$F = 10$ kg, $A = 100$ cm^2, $p = 0{,}1$ kg/cm^2

Umsetzung physikalischer Grundlagen in die Praxis

– Antidekubitusmatratzen

Diese theoretischen Grundlagen nutzen die Hersteller von Antidekubitusmatratzen. Sie benutzen Materialien, die die Auflagefläche für den menschlichen Körper vergrößern. Der Patient wird weichgelagert, er „sinkt" in die Matratze ein. Die Oberflächenvergrößerung, die schließlich zur Druckentlastung führt, findet dadurch statt, daß sich die Matratze quasi dem Patienten optimal anpaßt. Aus diesem Grund haben die Matratzen, ebenso wie Wasserbetten, in die der Patient auch „einsinkt", verschieden gestaltete Oberflächen.

Natürlich hat diese „Materialanpassung" an die Patientenoberfläche auch Grenzen: So konnte in eigenen Untersuchungen nachgewiesen werden, daß die druckreduzierende Wirkung der Matratzen an den Fersen wesentlich schlechter war, als zum Beispiel am Os sacrum. Dies hängt mit der oben beschriebenen Tatsache zusammen, daß identische Gewichte auf kleinen Flächen größere Drücke ausüben (Ferse) als auf großen Flächen (Os sacrum).

Es empfiehlt sich also, auch bei den Antidekubitusmatratzen und Spezialbetten den Fersen der Patienten besondere Aufmerksamkeit zu widmen. Für Krankenhausmatratzen gibt es daher eine DIN-Norm (Deutsches Institut für Normung 1977, Deutsches Institut für Gütesicherung und Kennzeichnung 1984), die u.a. bestimmte Anforderungen an die „Eindrückhärte" stellt.

– Wassermatratzen und Wasserkissen

In manchen Häusern und auch in älteren Lehrbüchern wird zur Dekubitusprophylaxe das sogenannte „Wasserkissen" empfohlen. Es ließ sich aber nachweisen, daß diese Kissen nicht zur Prophylaxe geeignet sind, weil nur im Wasser ein vollkommener Druckausgleich stattfindet (Gadomski, 1978). Der Patient liegt somit, auch wenn er minimale Spontanbewegungen zeigt, immer mit dem gesamten Auflagedruck auf dem Kissen.

Im Vergleich zu den Wasserkissen ist die Wirkung der Wassermatratzen günstiger, da sich hier – durch das große Format bedingt – das archimedische Prinzip annähernd verwirklichen läßt. Dem archimedischen Prinzip zufolge ist der statische Auftrieb eines in Flüssigkeit schwimmenden Körpers gleich dem Gewicht der von ihm verdrängten Flüssigkeit. Wenn der statische Auftrieb ebenso groß ist wie die Gewichtsverdrängung, heben sich die Kräfte gegenseitig auf. Bei den Wassermatratzen ist daher eine Druckreduzierung wahrscheinlich.

– Gelkissen

Die Gelkissen enthalten verschiedene synthetische Polymere, die eine dem Fettgewebe des Menschen ähnliche Konsistenz haben sollen (Krouskop, 1984, Spence, 1967). Die physikalischen Eigenschaften des Gels sollen eine ungleichmäßige Druckverteilung bewirken. Bei der Verlagerung des Gewichtes auf eine Gesäßhälfte wird somit der Druck auf die Haut größer. Dafür wird aber der Auflagedruck auf die andere Gesäßhälfte entsprechend reduziert. Es soll damit eine wechselnde Druckreduzierung bei spontanen Bewegungen erreicht werden (Gadomski, 1978).

– Spezialbetten

Das Clinitron®-Bett arbeitet nach dem archimedischen Prinzip und bewirkt die Vergrößerung der Oberfläche. Der Patient schwebt, im Gegensatz zu den Wasserbetten, auf einer „trockenen Flüssigkeit". Mittels einer Turbine wird Luft durch ein poröses Filterbrett gepreßt und dringt in eine Mikrokugelschicht ein, die so beweglich wird. Die Mikrokugelschicht ist mit einem Polyestertuch abgedeckt, welches zwar Luft, nicht aber die Mikrokugeln durchdringen läßt.

Ein aufwendiges Spezialbett ist das Low-Air-Loss-Bett (Mediscus®), bei dem der Patient auf 21 Luftkissen liegt. Diese sind wasserdicht, aber wasserdampfdurchlässig. Die Luftkissen lassen sich für Kopf, Rumpf, Gesäß, Ober- und Unterschenkel getrennt aufblasen. Mittels Druckreglerventil und Manometeranzeige lassen sich die Auflagedrücke variieren.

Neuerdings werden ähnliche Spezialbetten auch von anderen Firmen angeboten.

Erforschung dekubitogener Faktoren zur besseren Dekubitusprophylaxe

Von Walter O. Seiler

Abstract

Ein wesentlicher Faktor der Dekubituspathogenese ist die dekubitogene Wirkung, die unter anderem von der Größe und der Dauer des Auflagedrucks abhängt. Inzwischen kann beispielsweise der Auflagedruck mittels Messung in direkten Zusammenhang mit verminderter Hautdurchblutung gebracht werden. Vom Auflagedruck wiederum läßt sich auf die erlaubte Verweilzeit schließen. Die Verweilzeit schließlich bestimmt die Notwendigkeit und Häufigkeit der Dekubitusprophylaxe. Wichtig ist es daher, die sogenannte dekubitogene Wirkung näher zu bestimmen und anschließend diese Erkenntnisse auf die pflegerische Praxis zu übertragen.

Die dekubitogene Wirkung: Entscheidender Faktor in der Dekubituspathogenese

Das Produkt der absoluten Größe des Drucks, gemessen in Pascal, und der Druckverweilzeit, gemessen in Sekunden, erzeugt an der Kontaktfläche zwischen Körperoberfläche und Körperunterlage (Matratze) die dekubitogene Wirkung. Von ihrer Größe ist es abhängig, ob es zu der Entstehung eines Druckgeschwürs kommt oder nicht.

Die dekubitogene Wirkung, also jene Wirkung, die gerade groß genug ist, um an der Haut eine gewebsschädigende, zur Nekrose führende, d.h. dekubitogene (ulzerogene) Wirkung zu entfalten, soll hier nun in ihre Wirkfaktoren zerlegt werden:

- Auflagedruck

- Druckverweilzeit

- individuelle Kreislaufparameter

- Hautbeschaffenheit und

- Körperform.

- Auflagedruck

Die dekubitogene Wirkung des Auflagedruckes hängt von folgenden Faktoren ab: Vom absoluten Wert des Auflagedruckes (in Pascal), sowie von der Größe der Auflagefläche der Unterlage und der Haut.

Für unsere Zwecke darf die Auflagefläche der Unterlage mit derjenigen der Haut gleichgesetzt werden. Der Auflagedruck kann definiert werden als Kraft pro Fläche. Für einen Menschen (70 kg schwer, 170 cm groß, Oberfläche 1,8 m^2) beträgt der Auflagedruck bei gleichmäßigem Aufliegen der dorsalen Körperhälfte ungefähr 0,7 kPa. Eine gleichmäßige Gewichtsverteilung ist aber nicht erreichbar, weshalb einzelne Hautareale einem ganz unterschiedlichen Auflagedruck ausgesetzt sind. Der Druck ist also gleich der Gewichtskraft im Verhältnis zur Auflagefläche.

Betrachten wir noch einmal diese Formel ,so erkennt man die Zusammenhänge. Der Auflagedruck ist direkt proportional zur Gewichtskraft, aber umgekehrt proportional zur Größe der Auflagefläche. Soll also der Auflagedruck klein gehalten werden, was hier in der Dekubitusprophylaxe erwünscht ist, so muß bei konstanter Gewichtskraft (Körpergewicht) die Auflagefläche vergrößert werden. Dies kann erreicht werden, wenn die Körperunterlage (Matratze) aus einem besonders weichen Material hergestellt wird.

Trotzdem bleibt eine unterschiedliche Dekubitusgefährdung einzelner Hautlokalisationen bestehen, denn es gelingt auch bei Vergrößerung der Auflagefläche nicht, den Auflagedruck an der gesamten Auflagefläche konstant zu halten. Der Grund hierfür liegt am inkonstanten Aufbau und an der variablen Struktur der verschiedenen Hautareale. Dünne und schlecht gepolsterte Haut finden wir bei geriatrischen Patienten an folgenden **fünf klassischen Dekubituslokalisationen:** Am Hautareal über:

– dem Os sacrum

– dem Trochanter major

– dem Tuber ossis ischii

– dem Tuber calcanei und

– dem Malleolus externus.

Da der geriatrische Patient hauptsächlich auf dem Rücken liegt, -dekubitusgefährdete Patienten liegen primär in Rückenlage und sind unfähig, sich selbst in eine andere Lage zu bewegen, – ist daher das sakrale Hautareal am meisten dekubitusgefährdet. Beim Paraplegiker, der hauptsächlich sitzt, ist es das Hautareal über dem Tuber ossis ischii. Die unterschiedlichen Strukturen der Hautauflagefläche lassen sich nicht beeinflussen, wohl jedoch die Auflagefläche der Unterlage.

Wird beispielsweise die Auflagefläche um zehn Prozent durch Steigerung des Weichheitsgrades vergrößert, so sinkt der mittlere Auflagedruck bei einem 80 Kilogramm schweren Patienten am sakralen Hautareal auf 60 Millimeter Hg und durch Vergrößerung der Auflagefläche um 60 Prozent auf 12 Millimeter Hg, also unter dekubitogene Druckwerte. Bei maximaler Vergrößerung der Auflagefläche um 100 Prozent (schwimmend) wirkt immer noch ein Auflagedruck von 9 Millimeter Hg. In der Dekubitusprophylaxe wird daher versucht, die Unterlage möglichst weich zu gestalten. Ein Auflagedruck am sakralen Hautareal kleiner als 9 Millimeter Hg wird aber schon aus theoretischen Gründen nicht erreicht, es sei denn, im schwerelosen Zustand.

Genügt die Druckentlastung durch die Unterlage nicht, entstehen Hautrötungen, z.B. am sakralen Hautareal (in Rückenlage). Dann muß die Hautauflagefläche in prophylaktische Überlegungen mit einbezogen werden.

In unseren Untersuchungen konnten wir zeigen, wie einzelne Hautlokalisationen unterschiedlich auf Druckeinwirkung reagieren. Bei jungen gesunden Probanden führt beispielsweise eine Gewichtsbelastung des trochanteren Hautareals von 150–200 Gramm pro Kubikzentimeter zu einer Anoxie, während eine Gewichtsbelastung von 1,5 Kg pro Kubikzentimeter notwendig ist, um bei den gleichen Probanden in der Haut über dem Oberschenkel ventral ebenfalls eine Anoxie zu erzeugen. Für die Gestaltung der Dekubitusprophylaxe heißt das: <u>Wir streben keine gleichmäßige Druckverteilung an, wie es immer wieder vorgeschlagen wird, sondern wir verlagern den Auflagedruck von empfindlichen Körperstellen auf weiche, weniger drucksensible.</u> Auf diese Weise läßt sich die Druckeinwirkung auf drucksensible klassische Dekubituslokalisationen viel kleiner halten. Die Druckverteilung auf andere Körperstellen geschieht durch Umbetten oder Umlagern. Dabei ist zu beachten, daß die neue Position nicht wiederum drucksensible Auflageflächen der Haut belastet. Durch das **Umbetten in 30-Grad-Schräglage** sind keine klassischen Dekubituslokalisationen mehr einem dekubitogenen Druck ausgesetzt. Deshalb ist diese prophylaktische Lagerung in der Praxis effizient und sollte anstelle der gefährlichen 90-Grad-Seitenlage eingesetzt werden (Abbildungen unten und nächste Seite).

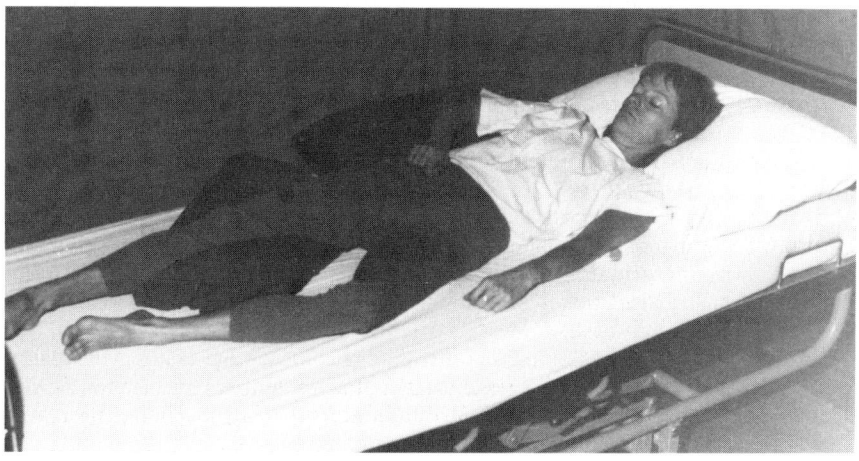

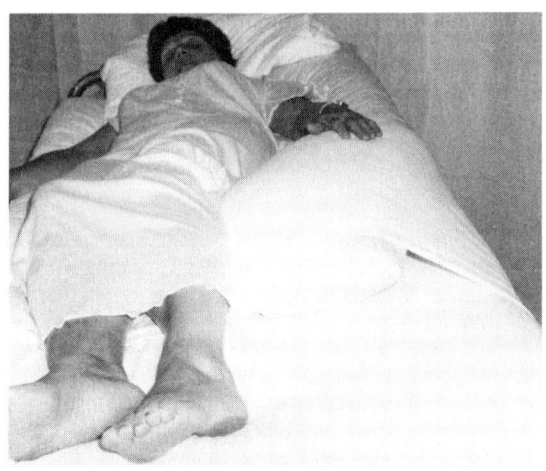

– Druckverweilzeit

Durch das Umbetten oder Umlagern der Patienten wird im übrigen aber auch die Druckeinwirkzeit pro belastetes Hautareal unterbrochen, beziehungsweise verkürzt.

Die Druckverweilzeit ist jene Zeitdauer, während der ein bestimmter Auflagedruck auf ein definiertes Hautareal einwirkt. Liegt ein Proband in Rückenlage auf einer Unterlage, so werden bestimmte Hautareale mit der Unterlage in Kontakt kommen. Diese Hautareale zusammen bilden die Auflagefläche. Am größten sind die Auflagedrücke bei (in Rückenlage) liegenden Patienten über dem Sakrum und an den Fersen. Geriatrische, dekubitusgefährdete Menschen liegen prinzipiell in Rückenlage, weshalb in der Geriatrie der sakrale und der Fersendekubitus am häufigsten auftreten. Solange der Patient ruhig, beziehungsweise absolut bewegungslos daliegt, kann der Auflagedruck kontinuierlich am gleichen Ort, also z.B. am Hautareal über dem Sakrum und den Fersen einwirken. Die Kompression der Mikrozirkulation dauert an dieser Stelle so lange an, wie der Proband bewegungslos liegt. Immobile Patienten sind bewegungslos und daher dekubitusgefährdet. Andererseits wird jede relevante Körperbewegung die Druckeinwirkungszeit unterbrechen und damit die dekubitogene, schädliche Wirkung des Auflagedruckes unterbrechen.

Die Druckverweilzeit ist also umgekehrt proportional zur Mobilität. Mit steigendem Mobilitätsgrad wird das Dekubitusrisiko schnell abnehmen. Dies ist eine Erklärung dafür, weshalb hochmobile Säuglinge, welche nachts in feuchten Windeln liegen, keine Dekubitalulzera entwickeln.

– Individueller Kreislaufparameter: Sakrales Motilitäts-Score

Mobilität ist schwierig zu quantifizieren. In der Dekubitusforschung ist jene Mobilität oder Körperbewegung relevant, welche bei Patienten in Rückenlage das sakrale Hautareal mindestens kurzzeitig (für einige Sekunden) zu entlasten vermag. Um diese Situation zu charakterisieren, führten wir den Begriff **sakrales Motilitäts-Score** ein.

Mittels eines Monitors bestimmten wir das Motilitäts-Score von jungen, gesunden Probanden. Es betrug im Mittel für zwei Nächte 3,9 relevante Körperbewegungen pro Stunde, welche das sakrale Hautareal entlasten. Das heißt also: Junge, gesunde Leute bewegen sich so oft, daß sie nicht dekubitusgefährdet sind. Die Motilitätsmessungen müssen nachts durchgeführt werden, dann ist das Motilitäts-Score am geringsten. Der Grundstein für Dekubitalulzera wird nachts gelegt. In der Nacht fallen die willkürlichen Bewegungen ganz aus, die unwillkürlichen sind stark reduziert. Zudem findet praktisch keine Pflegeaktivität, welche zur Steigerung des Motilitäts-Scores führt, statt.

Bei der Messung des Motilitäts-Scores an zehn hochgradig dekubitusgefährdeten Patienten stellten wir fest, daß während der ganzen Nacht keine einzige relevante Körperbewegung durchgeführt wurde. Das heißt also, 100 Prozent dekubitusgefährdete Patienten führen während der ganzen Nacht offenbar keine Bewegungen aus, welche das sakrale Hautareal kurzzeitig entlasten würden.

Dekubitusrisikofaktoren

Immobilität führt zur Entstehung von Dekubitalulzera. Dekubitusrisikofaktoren sind daher Krankheiten oder Zustände, welche die Spontanbeweglichkeit eines Patienten hochgradig oder sogar bis auf Null vermindern oder die individuellen Kreislaufparameter so verändern, daß bereits geringe Auflagedrücke zu einer kompletten Gewebsanoxie der Haut führen können. Nun ist die immobilisierende Wirkung der Risikofaktoren nicht in jedem Alter gleich groß. Die immobilisierende Wirkung hängt vom bereits vorhandenen Motilitäts-Score eines Patienten ab, das sich mit zunehmendem Alter bei jedem Menschen kontinuierlich vermindert. Weist z.B. ein Säugling ein Motilitäts-Score von bis zu 60 relevanten Bewegungen nachts im Schlaf auf, so verringert sich dies im Laufe des Lebens und erreicht bei einem 80jährigen ein Motilitäts-Score von 2-3 pro Nacht. Dieser Mobilitätsgrad genügt jedoch gerade noch, um das Auftreten von Dekubitalulzera zu verhindern.

Daher unterscheiden wir Dekubitusrisikofaktoren, welche hauptsächlich im hohen Alter und solche, welche in jedem Alter als dekubitogen anzusehen sind. Führt ein Dekubitusrisikofaktor zur kompletten Immobilität wie etwa ein Koma, so stellt dieser Zustand auch für junge Patienten eine hochgradige Dekubitusgefährdung dar. Andererseits reduziert Fieber um 39 Grad das Motilitäts-Score eines 80jährigen von 2-3 pro Nacht auf Null.

Wie aus der Tabelle hervorgeht, stellt die Gruppe der immobilisierenden, also in erster Linie durch Lähmung bedingten Krankheiten wie Paraplegie, Hemiplegie, Multiple Sklerose auch bei einem Jugendlichen ein hochgradiges Dekubitusrisiko dar.

R I S I K O F A K T O R E N

Indikation zur Dekubitusprophylaxe

In jedem Alter	in hohem Alter
Koma	Fieber 39 Grad
Paraplegie	Exsikkose
Hemiplegie	Anämie
Kachexie	Praemedikation
Multiple Sklerose	Narkose
Schock	Aufwachphase
Analgesie	starke Sedation
	schwere Depression

Dekubitusrisikofaktoren immobilisieren den Patienten. Der Druck von der harten Matratze her kann nun dauernd auf den Hautbezirk an der Kontaktstelle Haut-Unterlage einwirken. So entsteht nach zwei Stunden ein Dekubitalulkus.

Krankheiten, welche die Kreislaufparameter betreffen, wie etwa Schock, Hypotonie, Hypoxie, Anämie, arterielle Verschlußkrankheit und Gewebeminderperfusion sowie Hypovolämie und Herzinsuffizienz bedeuten ebenfalls beim jugendlichen Patienten ein Dekubitusrisiko. Dagegen sind jugendliche Patienten mit Fieber, Exsikkose und geringgradiger Anämie sowie bei Sedation und Depression kaum dekubitusgefährdet.

Die häufigsten und stärksten Dekubitusrisikofaktoren in der Geriatrie bilden Fieber über 39 Grad, die perioperative Phase und die Exsikkose.

Die Konsequenz aus diesen Ergebnissen für die Dekubitusprophylaxe kann daher nur lauten:

Auflagedruck vermindern und Druckverweilzeit verkürzen.

– Hautbeschaffenheit und Körperform

Massieren, Einölen, Eisen und Fönen sind hier unbegründete Maßnahmen an einem falschen Objekt. Da die Messung des Auflagedruckes uns nie genaue Werte über die Dekubitusgefährdung eines Patienten in bezug auf eine spezielle Unterlage erlaubt, haben wir die Messung der **transkutanen Sauerstoffspannung** der Haut in die Dekubitusforschung eingeführt.

Mittels eines **Sauerstoffsensors**, den man an das zu untersuchende Hautareal aufklebt, läßt sich die Sauerstoffversorgung dieses Hautareales in Abhängigkeit des Auflagedruckes messen. Die Sauerstoffversorgung ist die Resultante aus einer Vielzahl von Parametern, die man sonst nicht messen kann. Wird beispielsweise nur der Auflagedruck gemessen, so wird man nie genau wissen, welcher Auflagedruck bei einem bestimmten Patienten noch dekubitogen wirkt. Sinkt hingegen der Sauerstoffgehalt in dekubitogene Werte, dann ist Dekubitusgefährdung klar definiert.

Wir haben bei jungen, gesunden Probanden und geriatrischen Patienten die Hautsauerstoffversorgung des sakralen Hautareals in bezug zur Härte der Unterlage gemessen. Liegen die zu untersuchenden Patienten oder jungen Probanden in Rückenlage auf einer harten, normalen Krankenhausmatratze, so sinkt praktisch bei allen der Sauerstoffgehalt dieses Hautgebietes augenblicklich auf Null. Wird dagegen eine sehr weiche Matratze, wir nennen sie hier superweiche, dreiteilige Matratze, eingesetzt, so bleibt bei mindestens 80 Prozent der Untersuchten das sakrale Hautareal genügend mit Sauerstoff versorgt. Mit diesen Untersuchungen können wir beweisen, daß durch die Weichgestaltung der Unterlage die Auflagefläche vergrößert und damit der Auflagedruck selbst am sakralen Hautareal massiv vermindert wird. Vermindern des Auflagedruckes stellt also tatsächlich eine effiziente Dekubitusprophylaxe dar.

Bei 20 Prozent der geriatrischen Patienten genügen die herkömmlichen superweichen Matratzen für eine genügende Oxygenisierung des sakralen Hautbereiches nicht. Solche Patienten weisen am Morgen, wenn sie die ganze Nacht auf einer superweichen Matratze in Rückenlage waren, eine Rötung des sakralen Hautareals auf. Bei diesen Patienten muß zusätzlich die Druckverweilzeit verkürzt werden. Dies kann durch Umlagern in die 30-Grad-Schräglage rechts und links geschehen. Weist also ein Patient am Morgen sakral eine Rötung auf, muß in der kommenden Nacht zweimal umgelagert werden.

Die prophylaktische Wirkung des Umlagerns in 30-Grad-Schräglage kann mittels der Sauerstoffmessung eindrücklich nachgewiesen werden. Wiederum montierten wir bei gesunden, jungen Probanden und geriatrischen Patienten am sakralen Hautareal eine Sauerstoffsonde. In Rückenlage liegend sank bei allen der Sauerstoffgehalt des sakralen Hautareales auf Null. In der 30-Grad-Schräglage normalisierte sich der Sauerstoffgehalt des sakralen Hautareales augenblicklich, auch das trochantere Hautareal blieb genügend mit Sauerstoff versorgt. Auch klinisch konnten wir die Effizienz der 30-Grad-Schräglagerung eindrücklich nachweisen. In unserer Klinik sank nach Einführen der Superweichlagerung und des Lagerns in die 30-Grad-Schräglage die Dekubitushäufigkeit von ca. 20 auf unter 2 Prozent.

Anforderungen an ein Hilfsmittel zur Dekubitusprophylaxe

Im folgenden sollen noch kurz einige Anforderungen an ein Hilfsmittel zur Dekubitusprophylaxe definiert werden. Zweifellos ist der druckentlastende Effekt eines Hilfsmittels der entscheidende. Allgemein gilt: das Hilfsmittel soll den Auflagedruck unter dekubitogene Werte senken. Dies ist bei 80 Prozent der Patienten mittels einer superweichen Matratze möglich. Allerdings genügt dieser Effekt alleine nicht, wenn das Hilfsmittel in der Praxis nicht angewandt wird, zu teuer, technisch störanfällig, schwierig in der Bedienung oder nur in geringer Anzahl einsetzbar ist.

Das Hilfsmittel zur Dekubitusprophylaxe soll leicht bedienbar, d. h. leicht transportabel sein und kaum Bedienungsfehler ermöglichen.

Soll die Dekubitusinzidenz signifikant in einem breiten Rahmen gesenkt werden, braucht man ein Hilfsmittel, das zu jeder Zeit und überall leicht einsetzbar ist. Ein solches Hilfsmittel sollte allen dekubitusgefährdeten Patienten zugutekommen, wo immer sich diese auch befinden, zum Beispiel in Akutkrankenhäusern, Intensivstationen, geriatrischen Kliniken, Pflegeheimen und bei der Pflege zu Hause.

Gerade für geriatrische Patienten gilt die Anforderung: das Hilfsmittel soll human und für Besucher und Angehörige nicht sichtbar sein. Da geriatrische Patienten oft Monate bis Jahre ein solches Hilfsmittel beanspruchen, sollten keine technischen Apparaturen verwendet werden (Motorenlärm, unansehnlich, defektanfällig).

Das Hilfsmittel darf nicht teuer, muß aber rasch verfügbar sein, damit es zeitgerecht eingesetzt werden kann. Wir empfehlen, geriatrische Kliniken und Pflegeheime zu 100 Prozent mit „geriatrischen" Matratzen auszurüsten. Dann wird der richtige Zeitpunkt der Prophylaxe kaum noch verpaßt. Die Dekubitusgefährdung eines Patienten entsteht oft innerhalb kürzester Zeit, zum Beispiel während einer Nacht. Wird diese Situation nicht rechtzeitig erkannt, bilden sich Dekubitalulzera. Dies kann umgangen werden, wenn die ganze Abteilung mit einem **Antidekubitussystem** ausgerüstet wird.

Nicht zuletzt ist es entscheidend, daß das Hilfsmittel akzeptiert wird, sowohl vom Pflegepersonal als auch vom Patienten sowie von seinen Angehörigen. Beliebtheit und Effizienz motivieren den Einsatz. Werden hingegen Materialien aufgezwungen, welche den Gewohnheiten des Personals zuwiderlaufen, erfolgt der Einsatz zu spät oder überhaupt nie. Die von uns verwendete dreiteilige superweiche Matratze erfreut sich großer Beliebtheit, sowohl beim Personal, als auch bei Patienten. Die dreiteilige superweiche Matratze unterscheidet sich im Aussehen kaum von herkömmlichen Matratzen, ist leicht zu transportieren und zu bedienen. Alte Patienten schätzen eine weiche Unterlage außerordentlich, und die Effizienz dieser Matratze ist mit 80 bis 90 Prozent sehr hoch.

Ohne Druckeinwirkung oder ohne Immobilität entstehen keine Dekubitalulzera

Dekubitalulzera entstehen bei physiologischen Auflagedrücken (das sind solche, welche bei allen Menschen vorkommen), wenn gleichzeitig eine Immobilität vorliegt. Dekubitalulzera lassen sich daher vermeiden, wenn der Auflagedruck unter dekubitogene Werte gesenkt wird oder wenn Immobilität durch regelmäßiges Umlagern (mobilisieren) in 30-Grad-Schräglage rechts und links kompensiert, beziehungsweise bekämpft wird.

Druckgeschwüre gehören daher nicht mehr zum Bilde einer Geriatrie oder eines Pflegeheimes; denn sie lassen sich durch rationale Maßnahmen, welche auf pathophysiologischen Erkenntnissen basieren, vermeiden.

Risikopatienten erkennen mit der erweiterten Norton-Skala

Von Angelika Dreßler

Abstract

Jahrelange Berufspraxis bedeutet die dauernde Konfrontation mit dem Problem Dekubitus – Prophylaxe und Therapie.

Die Pflegemaßnahmen auf unserer Station setzten dann ein, wenn bei einem Patienten eine Rötung in der Sakral-, Trochanter- oder Fersenregion auftrat. Es war uns klar, daß es für eine Prophylaxe zu spät war, aber es fehlte uns ein geeignetes Hilfsmittel, das Dekubitusrisiko zu erkennen, bevor klinische Zeichen sichtbar wurden. Das war der Stand und somit unser Problem im Jahr 1985.

Während eines Fachseminars für Krankenpflege habe ich gemeinsam mit anderen Teilnehmern unterschiedliche Aspekte der Dekubitusprophylaxe und -therapie untersucht. Mich persönlich interessierte besonders die Norton-Skala (Norton, 1975). Diese Schätzskala lenkt den Blick der Pflegenden auf dekubitusgefährdete Patienten. Ich beschäftigte mich intensiv mit dieser Skala, weil auf meiner Station künftig die Prophylaxe rechtzeitig einsetzen sollte.

Ich möchte in diesem Kapitel die Anwendung und Handhabung der Norton-Skala und der von uns erweiterten und überarbeiteten Norton-Skala vorstellen (siehe Anhang). Ich werde Vergleiche zwischen beiden Schätzskalen ziehen und zum Abschluß über die Anwendbarkeit und Auswirkungen auf der Station berichten.

Die Norton-Skala

In den fünfziger Jahren entwickelte die englische Krankenschwester Doreen Norton im Rahmen einer Pflegeforschungsserie die nach ihr benannte Norton-Skala. Die Wahrscheinlichkeit, ob ein Patient einen Dekubitus entwickeln würde oder nicht, machte Doreen Norton von fünf Faktoren abhängig (Abbildung 1).

In ein vorgefertigtes Schema werden Angaben zum geistigen und körperlichen Zustand, zur Aktivität und Beweglichkeit sowie zur möglicherweise bestehenden Inkontinenz eines Patienten eingetragen. Jedes dieser fünf Kriterien wird in vier verschiedene Stadien eingeteilt und mit ein bis vier Punkten bewertet.

Körperlicher Zustand des Patienten: Befindet sich der Kranke in guter körperlicher Verfassung, erhält er vier Punkte. Patienten in leidlichem körperlichen Zustand werden mit drei Punkten eingeordnet. Bei schlechter und sehr schlechter Verfassung werden zwei bzw. ein Punkt notiert.

Ursprüngliche Norton-Skala
Dekubitusgefahr bei 14 Punkten und weniger

Name	Körperlicher Zustand	Inkontinenz	Aktivität	Beweglichkeit	Geistiger Zustand	Punkte
	gut 4	keine 4	geht ohne Hilfe 4	voll 4	klar 4	
	leidlich 3	manchmal 3	geht mit Hilfe 3	kaum einge- schränkt 3	apathisch teilnahmslos 3	
	schlecht 2	meistens Urin 2	rollstuhl- bedürftig 2	sehr einge- schränkt 2	verwirrt 2	
	sehr schlecht 1	Urin und Stuhl 1	bettlägerig 1	voll einge- schränkt 1	stuporös 1	

Abbildung 1: Norton-Skala

Inkontinenz des Patienten: Vier Punkte gibt es bei kontrolliertem Urin- und Stuhlabgang, ist der Patient nur zeitweise inkontinent drei Punkte. Bei häufig auftretender Urininkontinenz werden zwei Punkte in die Skala eingetragen, bei gänzlich fehlender Urin- und Stuhlkontrolle erhält der Kranke nur einen Punkt.

Aktivität des Patienten: (Gemeint sind hier die Fortbewegungsmöglichkeiten eines Patienten.) Geht der Patient ohne Hilfe, gibt es drei Punkte. Bewegt sich der Patient nur im Rollstuhl fort, erhält er zwei Punkte, Bettlägerigkeit wird mit einem Punkt in die Norton-Skala eingetragen.

Beweglichkeit des Patienten: Besteht keinerlei Einschränkung gibt es vier Punkte, wird die Mobilität leicht eingeschränkt, beispielsweise durch rheumatische Beschwerden in den Gelenken, schlagen drei Punkte zu Buche. Starke Einschränkungen, wie es bei einer Belastungsdyspnoe der Fall sein kann, werden mit zwei Punkten, die volle Bewegungsunfähigkeit wird mit einem Punkt bewertet.

Geistiger Zustand des Patienten: Hierbei wird aufgeteilt in klare Bewußtseinslage (vier Punkte), Teilnahmslosigkeit (drei Punkte), Verwirrung (zwei Punkte) und Bewußtlosigkeit (ein Punkt).

Aufgrund dieser individuellen Patientenbeschreibungen und Punktebewertungen müssen Patienten mit einem Punktestand von 14 oder weniger als dekubitusgefährdet angesehen werden. Bei einer höheren Punktezahl ist ein Dekubitusrisiko zu diesem Zeitpunkt nicht anzunehmen. (Abbildung 1)

– **Die Handhabung der Norton-Skala am Patientenbeispiel** (Abbildung 2)

– Im Beispiel eins handelt es sich um eine 82jährige Patientin (A) mit einer chronisch obstruktiven Bronchitis. Sie ist in einem schlechten körperlichen Zustand, es besteht eine Urininkontinenz. Für den Gang zur Toilette benötigt sie Hilfe oder den Gehwagen. In ihrer Beweglichkeit ist sie durch leichte Schmerzen aufgrund einer alten Schienbeinfraktur kaum eingeschränkt. Ihre Bewußtseinslage schwankt zwischen verwirrt und teilnahmslos. Nach der Norton-Skala ist sie mit 12 Punkten dekubitusgefährdet.
– Beispiel zwei beschreibt einen 73jährigen Mann (B) mit einem inoperablen Lungentumor bei laufender Chemotherapie. Der Patient ist in einem schlechten körperlichen Zustand, es besteht keine Inkontinenz, er geht ohne Hilfe. Seine Beweglichkeit ist nur während der Infusionstherapie leicht eingeschränkt. Geistig ist der Patient „voll da“. Nach der Norton-Skala ist er mit 17 Punkten nicht dekubitusgefährdet.
– Im dritten Fall geht es um eine 68jährige Patientin (C) mit einer akuten myeloischen Leukämie. Der körperliche Zustand ist schlecht, aber es besteht keine Inkontinenz. Die Frau geht ohne Hilfe, ist aber durch ein starkes Schwächegefühl und Müdigkeit in ihrer Beweglichkeit sehr eingeschränkt. Der geistige Zustand ist klar, auch diese Patientin ist nach der Norton-Skala nicht dekubitusgefährdet.

Ursprüngliche Norton-Skala
Dekubitusgefahr bei 14 Punkten und weniger

	Körperlicher Zustand	Inkontinenz	Aktivität	Beweglichkeit	Geistiger Zustand	Punkte
	gut 4 leidlich 3 schlecht 2 sehr schlecht 1	keine 4 manchmal 3 meistens Urin 2 Urin und Stuhl 1	geht ohne Hilfe 4 geht mit Hilfe 3 rollstuhl-bedürftig 2 bettlägerig 1	voll 4 kaum einge-schränkt 3 sehr einge-schränkt 2 voll einge-schränkt 1	klar 4 apathisch teilnahmslos 3 verwirrt 2 stuporös 1	
1. Beispiel **A**	2	2	3	3	2	12
2. Beispiel **B**	2	4	4	3	4	17
3. Beispiel **C**	2	4	4	2	4	16

Abbildung 2: Die Handhabung der Norton-Skala anhand von Beispielen

Die erweiterte Norton-Skala

Die Anwendbarkeit und Verständlichkeit dieser Schätzskala überprüften wir Kursteilnehmer im Stationsalltag. Schon bald kamen wir zu der Vermutung, daß wesentlich mehr Patienten dekubitusgefährdet waren, als nach der Norton-Skala erfaßt wurden. Immer wieder trafen wir auf Patienten, die nach der Norton-Skala als nicht gefährdet ausgewiesen wurden, aber bereits einen oder mehrere Dekubiti hatten. Wir wollten effektiv mit einer Schätzskala arbeiten, dazu mußten wir Faktoren wie Fieber, Lähmungen, feuchte oder trockene Haut, fehlende Motivation und das Alter des Patienten mit in die Einschätzung aufnehmen.

Diese Faktoren kombinierten wir mit der Norton-Skala. Das Ergebnis war die überarbeitete und erweiterte Norton-Skala (Abbildung 3).

Somit kamen vier weitere Faktoren hinzu, auch sie wurden in vier Merkmale eingeteilt und mit 1 – 4 Punkten bewertet. Hinzugefügt wurden die Bereitschaft zur Kooperation oder Motivation, das Alter, der Hautzustand des Patienten sowie Zusatzerkrankungen.

Bereitschaft zur Mitarbeit des Patienten: War der Patient motiviert und kooperativ erhielt er vier Punkte. War er wenig motiviert, arbeitete also erst nach Aufforderung mit, gab es drei Punkte, bestand nur eine teilweise Motivation gab es zwei Punkte, und war keine Mitarbeit von ihm möglich, oder erfolgte nicht, so bekam er einen Punkt.

Alter des Patienten: Den Bereich Alter teilten wir folgendermaßen auf:

Alter:	unter 10 Jahre	= 4 Punkte
Alter:	unter 30 Jahre	= 3 Punkte
Alter:	unter 60 Jahre	= 2 Punkte
Alter:	über 60 Jahre	= 1 Punkt

je nach Zustandsschwere

Hautzustand des Patienten: Hatte der Patient einen normalen Hautzustand, erhielt er vier Punkte, lag eine trockene, schuppige Haut vor, gab es drei Punkte, bei einem feuchten Hautmilieu zwei Punkte. Waren allergische Reaktionen, Risse oder andere Hautläsionen zu sehen, wurde nur ein Punkt notiert.

Zusatzerkrankungen des Patienten: Lagen keine Zusatzerkrankungen vor, erhielt der Patient vier Punkte, bei Fieber, Diabetes mellitus, Anämie, drei Punkte, bei Karzinomerkrankungen, Multiple Sklerose, Kachexie und Adipositas gab es zwei Punkte, komatöse und gelähmte Patienten erhielten einen Punkt.

Nach der überarbeiteten Norton-Skala bestand jetzt eine Dekubitusgefahr bei 25 Punkten und weniger.

je nach Schwere, u nach Art d. Erkrankung

Erweiterte Norton-Skala
Dekubitusgefahr bei 25 Punkten und weniger

Ursprüngliche Norton-Skala
Dekubitusgefahr bei 14 Punkten und weniger

Name	Bereitschaft zu Kooperation/Motiv.	Alter	Hautzustand	Zusatzerkrankung	Körperlicher Zustand	Inkontinenz	Aktivität	Beweglichkeit	Geistiger Zustand	Punkte
	voll 4 / wenig 3 / teilweise 2 / keine 1	<10 4 / <30 3 / <60 2 / >60 1	normal 4 / schuppig trocken 3 / feucht 2 / Allergie Risse 1	keine 4 / Fieber, Diabetes, Anämie 3 / MS, Ca, Kachexie Adipositas 2 / Koma, Lähmung 1	gut 4 / leidlich 3 / schlecht 2 / sehr schlecht 1	keine 4 / manchmal 3 / meistens Urin 2 / Urin und Stuhl 1	geht ohne Hilfe 4 / geht mit Hilfe 3 / rollstuhlbedürftig 2 / bettlägerig 1	voll 4 / kaum eingeschränkt 3 / sehr eingeschränkt 2 / voll eingeschränkt 1	klar 4 / apathisch teilnahmslos 3 / verwirrt 2 / stuporös 1	
1. Beispiel										
A	2	1	3	2	2	2	3	3	2	20
2. Beispiel										
B	4	1	1	2	2	4	4	3	4	25
3. Beispiel										
C	3	1	3	2	2	4	4	2	4	25

Abbildung 3: Erweiterte Norton-Skala mit Beispielen

Daß wesentlich mehr Patienten dekubitusgefährdet waren, wollten wir anhand der Patientenbeispiele jetzt mit der erweiterten Norton-Skala beweisen (Abb. 4).

– Die 82jährige Patientin aus Beispiel eins mit der chronisch obstruktiven Bronchitis war nur teilweise bereit, mitzuarbeiten und verbrachte die Stunden lieber im Bett. Sie war über 60 Jahre alt. Durch mangelhafte Flüssigkeitszufuhr hatte sie eine trockene Haut. Die Patientin litt an einer Kachexie. Da diese Patientin schon in der herkömmlichen Norton-Skala als dekubitusgefährdet erfaßt worden war, kann sie nicht zum Beweis angeführt werden.

– Der 73jährige Mann mit dem inoperablen Lungentumor war voll auf Mitarbeit eingestellt. Er war über 60 Jahre, zeigte aber allergische Hautreaktionen aufgrund der Chemotherapie, und er war an einem Karzinom erkrankt. Nach der Norton-Skala war er nicht dekubitusgefährdet, die erweiterte Schätzskala wies jetzt auf ein erhöhtes Dekubitusrisiko hin.

– Die 68jährige Frau mit der akuten myeloischen Leukämie war aufgrund ihres starken Krankheitsgefühls nur nach Aufforderung bereit mitzuarbeiten, sie war über 60 Jahre, hatte eine trockene Haut und war kachektisch. Auch sie war nach der herkömmlichen Norton-Skala nicht dekubitusgefährdet, es lag aber ein erhöhtes Dekubitusrisiko nach der überarbeiteten Norton-Skala vor.

Diese drei Beispiele waren natürlich noch nicht ausreichend, um beweisen zu können, daß mit dieser überarbeiteten Norton-Skala ein neues wichtiges Hilfsmittel zur Dekubitusprophylaxe vorhanden war. In der darauffolgenden Zeit stellte ich bei 54 Patienten Vergleiche zwischen der alten und der überarbeiteten Norton-Skala an.

Nach der alten Skala waren 16 Patienten von 54 Patienten einem Dekubitusrisiko ausgesetzt. Die überarbeitete Norton-Skala wies bei 26 Patienten auf eine Dekubitusgefährdung hin. Eine gezielte Dekubitusprophylaxe wurde von uns jedoch nur bei zehn Patienten durchgeführt. Wovon bei einer Anzahl von acht Patienten, die mittels der erweiterten Norton-Skala erfaßt worden waren, bereits Rötungen und in einem Falle sogar Blasenbildungen bereits vorhanden waren.

Mit diesen unterschiedlichen Ergebnissen konnte ich nun beweisen, daß durch die erweiterte Norton-Skala die Möglichkeit bestand, eine größere Anzahl von dekubitusgefährdeten Patienten zu erkennen, um dann mit der Prophylaxe frühzeitig zu beginnen. Gleiche Erfahrungen haben Kollegen gemacht, die diese Vergleiche in ihrem Pflegebereich durchführten. Es waren Schüler der Krankenpflegeschule der DRK-Schwesternschaft Saarbrücken und Kollegen in Stratford/ Großbritannien.

Umsetzung der erweiterten Norton-Skala in die Pflegepraxis

Nun hatte ich ein Hilfsmittel an der Hand, welches ich im Stationsalltag einsetzen wollte. Das Pflegeteam meiner Station und ich integrierten die erweiterte Skala in unseren vorhandenen Aufnahmebogen. Zuerst gab es bei der Anwendung natür-

Ursprüngliche Norton-Skala – Dekubitusgefahr bei 14 Punkten und weniger

Körperlicher Zustand		Inkontinenz		Aktivität		Beweglichkeit		Geistiger Zustand		Punkte
gut	4	keine	④	geht ohne	④	voll	4	klar	④	25
leidlich	3	manchmal	3	geht mit Hilfe	3	kaum ein- geschränkt	3	apathisch teilnahmslos	3	
schlecht	②	meistens Urin	2	rollstuhl- bedürftig	2	sehr ein- geschränkt	②	verwirrt	2	
sehr schlecht	1	Urin und Stuhl	1	bettlägerig	1	voll ein- geschränkt	1	stuporös	1	

Erweiterte Norton-Skala – Dekubitusgefahr bei 25 Punkten und weniger

Name	Bereitschaft zur Kooperation/		Alter		Hautzustand		Zusatzer- krankung	
	voll	4	<10	4	normal	4	keine	4
	wenig	③	<30	3	schuppig trocken	③	Fieber, Diabetes, Anämie	3
	teilweise	2	<60	2	feucht	2	MS, Ca, Kachexie Adipositas	②
	keine	1	>60	①	Allergie, Risse	1	Koma, Lähmung	1

Abbildung 4: Erweiterte Norton-Skala mit Beispielen

lich Probleme. Das Einschätzen des Patienten und das Punkte-Addieren brachten einen erhöhten Zeitaufwand mit sich. Begriffe wie Aktivität, Beweglichkeit und körperlicher Zustand wurden unterschiedlich ausgelegt.

Nicht bei jedem Patienten war eine gezielte Erhebung am Aufnahmetag möglich. Nach genauer Festlegung der Begriffe und längerer Handhabung des neugestalteten Aufnahmebogens erreichten wir eine größere Sicherheit in der Anwendung. Eine Notiz an der Pflegeplantafel machte kenntlich, daß eine Einschätzung in den nächsten 24 Stunden erfolgen mußte („Erweiterte Norton-Skala und Legende" siehe Anhang).

Zusammenfassend möchte ich auf die positiven Auswirkungen eingehen, die die Anwendung der überarbeiteten Norton-Skala mit sich brachte. Die Aufmerksamkeit aller Mitarbeiter zur Dekubitusprophylaxe ist heute frühzeitig geweckt. Unsere Pflegemaßnahmen setzen heute <u>vor</u> der „roten Stelle" ein. Gezielt können wir jetzt auf Ursachen der Dekubitusgefährdung reagieren, z. B. versuchen wir, Inkontinenzprobleme frühzeitig mit einem Kontinenztraining anzugehen.

<u>Die Situation des Patienten hat sich heute tatsächlich verbessert, Druckgeschwüre im Stadium eins und zwei sind seltener geworden, Dekubiti im Stadium drei und vier treten überhaupt nicht mehr auf. Die Anwendung der überarbeiteten Norton-Skala ist heute für unser Stationsteam selbstverständlich geworden.</u>

Lagerung - wenig Aufwand, große Wirkung

Von Gerhard Vogel

Abstract

Die Entstehung von Druckstellen ist fast ausschließlich auf mangelnde Pflege zurückzuführen. Diese Kritik muß sich das Pflegepersonal gefallen lassen und kann dies nicht auf andere Berufsgruppen im Krankenhaus abschieben.

Auch bei geringer personeller Besetzung kann mit wenig materiellem Aufwand wirkungsvolle und erfolgreiche Dekubitusprophylaxe betrieben werden. Im folgenden werden verschiedene Möglichkeiten mittels Lagerung vorgestellt. Es ist möglich, mit schaumstoffgefüllten Lagerungskissen spezifisch angepaßte Lagerungen vorzunehmen.

Gefährdete Körperstellen zu 100 Prozent von Druck entlasten

Ich erlaube mir, freimütig zu sagen, daß über 90 Prozent aller Dekubitusfälle nicht entstünden, würden wir als Pflegepersonal diesem Übel mehr Aufmerksamkeit in der Krankenpflege schenken.

Fragen wir uns selbst: Was kann ich in der Pflege kranker Menschen gegen Dekubitus tun? Nicht die anderen sind verantwortlich, sondern ich als Pflegender. Also muß ich auch nach praktikablen Möglichkeiten suchen.

Die wenig rühmliche Tatsache, daß noch immer sehr viele Patienten während ihres Krankenhausaufenthaltes durch mangelnde Entlastung Druckstellen bekommen, rechtfertigt die immer erneute Ermahnung an alle in der Krankenpflege stehenden Personen, sich diesem Problem nicht zu entziehen.

Ursachen für die Entstehung von Druckstellen sind heute allgemein bekannt, verschiedene Materialien zur Druckentlastung stehen zur Verfügung. Trotzdem gelingt es offensichtlich nicht, Patienten über längere Zeit völlig frei von Druckstellen zu pflegen. Dies muß um so nachdenklicher stimmen, je deutlicher man sich dabei die Einzelschicksale vergegenwärtigt.

Druckstellen bedeuten für den Betroffenen nicht selten Beeinträchtigung seines Allgemeinbefindens, es können sogar lebensbedrohliche Krankheitsbilder entstehen.

Es ist also unerläßlich, immer wieder auf die vielfältige Problematik der Druckstellen hinzuweisen und sie detailliert zu erläutern, gleichzeitig aber auch an die pflegerische Sorgfaltspflicht zu appellieren, deren wichtigste Aufgabe es schließlich sein sollte, Schaden vom Patienten abzuwenden.

Es ist erschreckend, mit welcher Leichtgläubigkeit und Phantasielosigkeit Pflege-kräfte dem Problem der Druckstellen gegenüberstehen. Verstärkt wird die Pro-blematik darüber hinaus durch einen Berg von Dekubitusmaterialien, die Firmen an Krankenhäuser verkaufen. Oft sind die Hilfsmittel völlig nutz- und wertlos. In der Regel kann man Dekubitusprophylaxe mit einfachsten Mitteln betreiben. Die wichtigste und einfachste Methode ist die **angemessene Lagerung** des dekubi-tusgefährdeten Patienten.

Mein Anliegen ist es, von **Prophylaxe** zu reden und nicht von Behandlung. Denn wenn wir von Behandlung reden müssen, haben wir in der Pflege bereits versagt.

Die Umgangssprache redet nur von Druckstellen und nicht von Dekubitus. Geht man davon aus, dann wissen wir sofort, wo wir in der Praxis ansetzen müssen. Eine auf alle Risiken bezogene einheitliche vereinfachte Empfehlung, wie Druck-stellen mit Sicherheit zu vermeiden sind, kann niemand geben. Es bleibt auch der jeweiligen Pflegekraft überlassen, welche Methoden und Materialien sie anwendet.

Ein Rat dürfte allerdings immer zutreffend und hilfreich sein: <u>Das Risiko des Auf-tretens von Druckstellen kann nur verhindert werden, wenn die gefährdeten Kör-perpartien zu 100 Prozent von Druck entlastet werden.</u>

Sicherlich wäre es das Einfachste, den Patienten kurzerhand auf den Bauch zu legen, oder ihn mehrmals täglich mit Hilfe von Spezialbetten drehen zu können. Die Praxis zeigt aber, daß dies bei der Mehrzahl der Patienten nicht möglich ist. Hier sind vor allem ältere Menschen gemeint, sowie Patienten im Koma, beat-mete und solche in diversen Streckverbänden.

Große Bedeutung bei der Druckstellenprophylaxe haben in den letzten Jahren **Lagerungskissen** erlangt, mit deren Hilfe jeder Patient ganz individuell gelagert werden kann. Ein Vorteil dieser Kissen ist es, daß sie handlich und technisch völ-lig unkompliziert, für den Patienten und die Pflegekraft unproblematisch, koch-waschbar, staubfrei und im Vergleich zu allen anderen, seitens der Industrie ange-botenen Hilfsmitteln, die preisgünstigsten sind. Dies dürfte bei der derzeitigen finanziellen Situation der Krankenhäuser von Wichtigkeit sein.

Einige von der Industrie angebotene Betten eignen sich hervorragend für die Druckstellenprophylaxe, auch wenn Anschaffungskosten zum Teil sehr hoch sind. Es werden heute auch schon vermehrt Betten im Leasing-Verfahren ange-boten.

Liegezeiten bei Patienten mit entstehenden Druckstellen von Wochen ja Mona-ten und Jahren sind auch heute nicht selten, so daß die Nutzung auf jeden Fall den finanziellen Aufwand rechtfertigt.

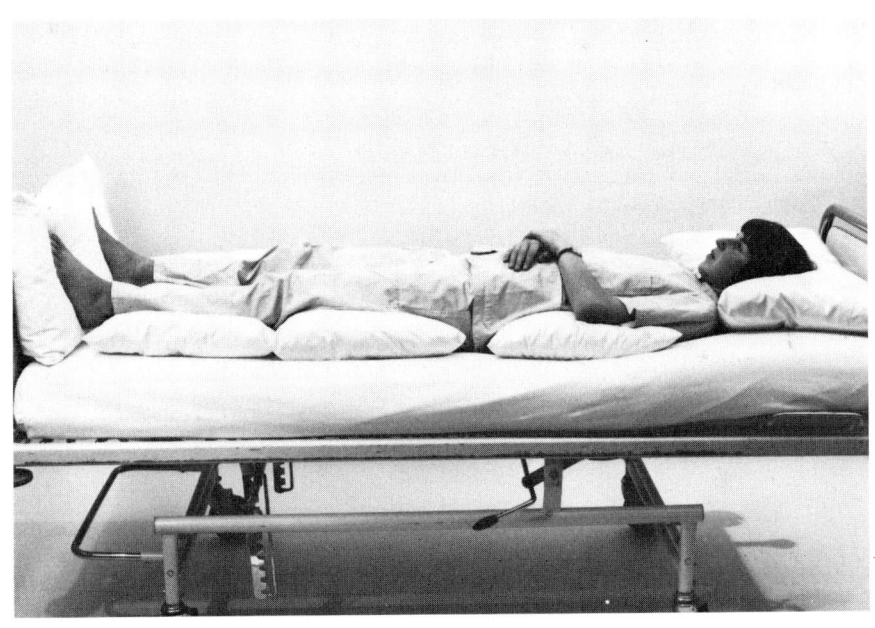

Abbildung 1:
Die 5-Kissen-Lagerung auf dem Rücken wird so durchgeführt, daß die gefährdeten Stellen freiliegen.

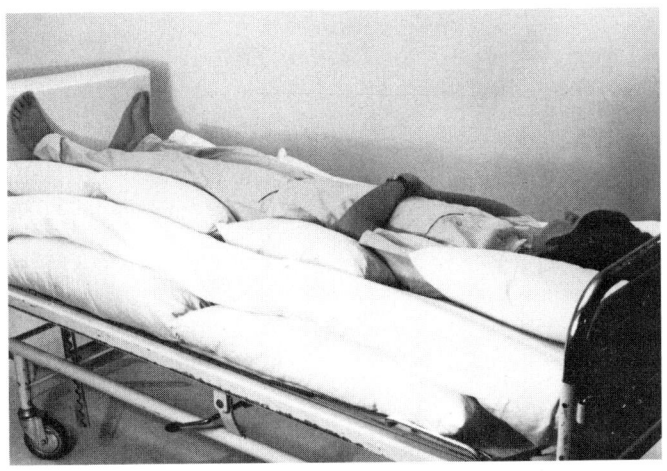

Abbildung 2:
Seitliche Lagerung (siehe auch Abbildung 3).

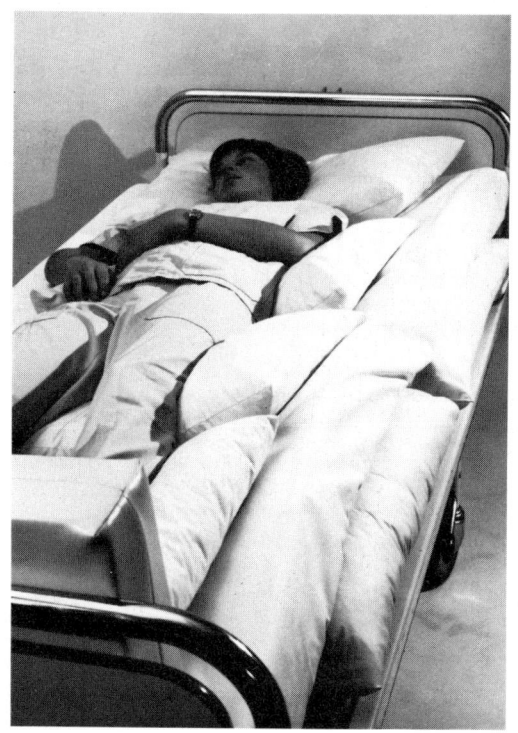

Abbildung 3:
Die seitliche Lagerung kann die 30-Grad-Position unterstützen sowohl auf der linken wie auf der rechten Körperseite.

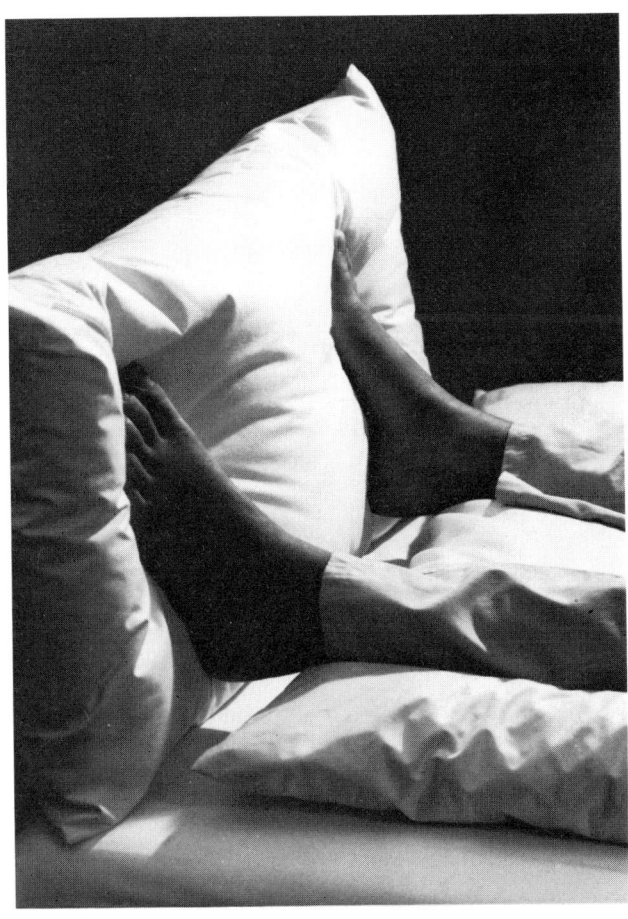

Abbildung 4:
Das Kissen am Bettende dient einer Spitzfußprophylaxe und ermöglicht dem Patienten durch gezielten Gegendruck seine Thromboseprophylaxe mitzugestalten und eine Dekubitusentstehung zu unterbinden.

Prophylaktische Maßnahmen kritisch beleuchtet

Von Klaus-Dieter Neander und Ralf Birkenfeld

Abstract

Die Entstehung eines Dekubitus soll mittels verschiedenster Prophylaxemaß-nahmen verhindert werden. Die Maßnahmen reichen von diversen Lagerungs-techniken und der Realisierung häufiger Lagerungswechsel, über den Einsatz spezieller Lagerungshilfsmittel (Antidekubitusmatratzen) bis zum Einsatz bestimmter Hautsalben. Vielen Maßnahmen fehlt in der deutschen Literatur der Nachweis der Effektivität.

In dem vorliegenden Beitrag wurde daher versucht, verschiedene Maßnahmen kritisch zu hinterfragen. Dazu wurde die vorwiegend englischsprachige Literatur der Pflegeforschungsergebnisse ausgewertet. Resultate eigener Untersuchungen zum Thema „Prophylaxe" wurden eingearbeitet.

Methoden der Dekubitusprophylaxe

In einer Umfrage unter 204 Kolleginnen und Kollegen wurde versucht herauszu-finden, welche verschiedenen Methoden zur Dekubitusprophylaxe in der Praxis durchgeführt werden.

Die Auswertung ergab folgende Informationen: (Abbildungen 1 und 2):

Danach bevorzugten immerhin rund 65 Prozent der Befragten die **Umlagerung** des Patienten in 30-Grad-Schräglagerung, wie sie von Seiler (1984) vor langer Zeit eingeführt wurde und sich in seiner Klinik sehr bewährt hat. Noch 40 Prozent wenden die altbekannte und umstrittene 90-Grad-Lagerung an. Nur wenige Kol-legen lagern ihre Patienten auch in Bauchlage.

Erstaunlicherweise wenden noch 62 Prozent der Kolleginnen und Kollegen die prophylaktische Maßnahme **„Eisen und Fönen"** an, obwohl diese Methode in letz-ter Zeit zumindest kritischer beurteilt wird, als noch vor etlichen Jahren (Schut, 1984; Taube, 1987; Sehmer, 1984). Immerhin wird diese Methode in einem gän-gigen Lehrbuch zur Krankenpflegeausbildung noch propagiert (Juchli, 1983) bzw. zur Dekubitustherapie empfohlen (King, 1983).

„Hyperämisierende" Mittel, also Salben, die die Durchblutung der Haut fördern sollen, werden von 74 Prozent der Pflegekräfte eingesetzt, wobei Franzbrannt-wein und Transpulmin® bei weitem am häufigsten benutzt werden (Abbil-dung 1). Die sicherlich nicht vollständige Aufstellung zeigt, mit welch vielfältigen Mitteln, die teilweise für die Humanmedizin gar nicht zugelassen sind (Meyer,

1988), in der Krankenpflege gearbeitet wird. Nicht zufällig werden unter dem Stichwort „hyperämisierende" Mittel auch Präparate aufgelistet, wie z.B. Melkfett, die nach wissenschaftlichen Erkenntnissen keinen hyperämisierenden Effekt auf die Haut haben. Die befragten Kollegen haben unter dieser Rubrik die Medikamente aufgezählt, was man dahingehend bewerten kann, daß den Pflegekräften offenbar der Wirkmechanismus im einzelnen nicht bekannt war.

Der „hyperämisierende" Effekt ist nur für wenige der genannten Medikamente nachgewiesen (Blazek, 1980). Ob man solche Salben allerdings auch bei Patienten benutzen sollte, die sklerotische Gefäße haben, bleibt weiterhin umstritten.

Einige Kollegen halten die **Massage der Haut** für eine effektive Prophylaxemaßnahme, obwohl sich diese Methode in Deutschland nicht so recht durchgesetzt hat. Aus verschiedenen Studien aus dem Ausland geht allerdings hervor, daß die „Massage" keinen positiven Effekt auf die Durchblutung der Haut hat (Ek, 1985) und im Gegenteil sogar nachteilig für die Durchblutung sein kann.

Die **Hohllagerung** ist auf den letzten Platz gekommen; ihr wird in der Praxis offenbar nur wenig Effektivität zugeschrieben. Alle Befragten benutzen weiterhin zur Dekubitusprophylaxe verschiedenste **Lagerungshilfsmittel** (Abbildung 2). Schaumstoffmatratzen werden am häufigsten benutzt, Gelkissen sind bei 35 Prozent der Kollegen im Einsatz. Erstaunlich häufig werden Wasserbetten (28 Prozent) eingesetzt. „Luftmatratzen" kennen rund ein Fünftel der befragten Pflegekräfte; von ebensovielen werden Felle zur Druckentlastung benutzt, wenngleich Felle eher eine Reduktion der Scherkräfte bewirken. Nur wenige Kollegen (vorwiegend aus dem Intensivpflegebereich) kennen die Spezialbetten (Clinitron o. ä.).

Die Befragung deckt sich nur teilweise mit der von Schröder (1987) durchgeführten Befragung. Worauf die unterschiedlichen Ergebnisse zurückzuführen sind, läßt sich nicht so ohne weiteres feststellen. Beide Untersuchungen waren bundesweit, die Größe der Krankenhäuser entsprechen sich auch. Insofern müssen die verschiedenen Resultate andere Ursachen haben, so z.B. die Tatsache, daß die hier vorgetragenen Daten von relativ viel intensivmedizinisch tätigen Kollegen erfragt wurden.

Die Industrie hat sich dieser Meinungsvielfalt bedient und fördert mit viel Engagement und Aufwand die Vielfalt auf dem „Dekubitusprophylaxemarkt". Der Meinungsvielfalt bezüglich „Methoden der Prophylaxe" steht die traurige Tatsache gegenüber, daß kaum fachlich fundierte Begründungen für oder gegen eine Methode existieren. Häufig sind Studien aus dem Ausland, die teilweise schon vor Jahrzehnten publiziert wurden, gar nicht bekannt. Und die deutsche Krankenpflege hat sich bisher leider sehr schwer damit getan, Pflegemaßnahmen „wissenschaftlich" zu erforschen. Im folgenden soll daher versucht werden, die wichtigsten Untersuchungen zur Dekubitusprophylaxe aus den Veröffentlichungen der Fachpresse darzustellen und eigene Untersuchungen zu dieser Problematik vorzustellen.

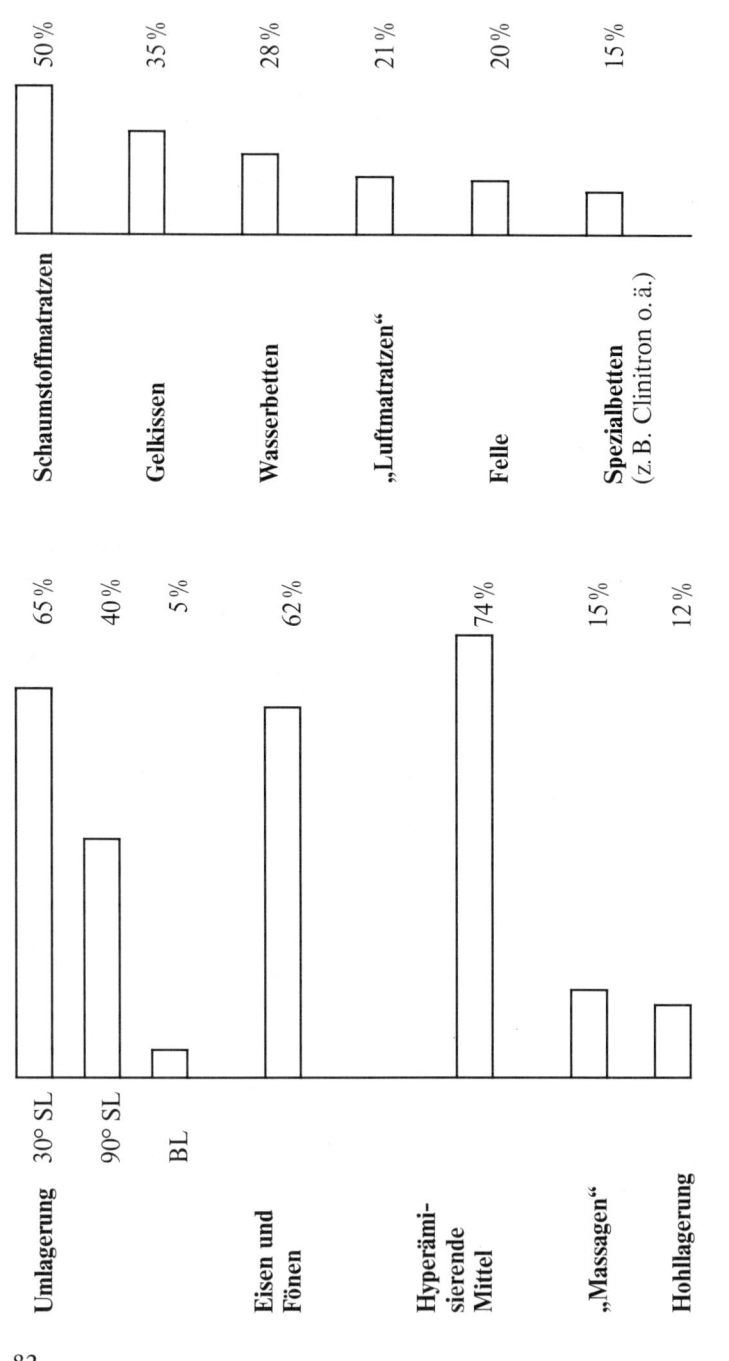

82

Abbildung 1: Anwendung der verschiedensten Methoden zur Dekubitusprophylaxe.

(n = 204) Mehrfachnennung möglich

Abbildung 2: Lagerungshilfsmittel zur Dekubitusprophylaxe („Druckentlastung").

(n = 204) Mehrfachnennung möglich

Zur Definition „Dekubitus"

Unter einem Dekubitus wird allgemein ein Druckgeschwür verstanden. Die deutsche Bezeichnung gibt sehr deutlich die pathophysiologische Ursache dieser Erkrankung wieder: Die anhaltende Druckbelastung der Haut führt zu einer Verminderung des arteriellen Zuflusses und des venösen Abflusses der Mikrozirkulation der Haut. Die durch den Auflagedruck bedingte Kompression der kleinen Arteriolen führt dazu, daß die Erythrozyten als Träger der Sauerstoffmoleküle die Gefäße nicht mehr passieren können, was zu einem Sauerstoffmangel und somit zu einer Nekrose des Gewebes führt.

Zum äußerlich einwirkenden Druck, den der liegende Körper auf die Matratze ausübt, kommt hinzu, daß sich schon relativ schnell in dem betroffenen Gefäßabschnitt ein Intimaödem entwickelt, welches den Gefäßquerschnitt zusätzlich einengt (Dinsdale, 1972).

Inwieweit der venöse Abfluß, der ebenfalls durch die Druckeinwirkung verhindert wird, schädigend wirkt, ist nicht sicher geklärt. Die Behinderung des venösen Abflusses bedingt eine Ansammlung der Stoffwechselendprodukte, saurer Metabolite u.ä. Substanzen, die zu einer ödematösen Anschwellung des entsprechenden Gewebebezirks führen, aber wohl reversibel sind (Halter-Steiger o. J.).

Die dekubitogene Wirkung der Lagerung ist abhängig vom Körpergewicht des Patienten, der Fallgeschwindigkeit, der Einsinktiefe in die Matratze und der Liegezeit (Seiler u.a., 1979).

Der Druck auf eine Hautfläche kann senkrecht ausgerichtet sein oder sich als Scherkraft auswirken. Die Scherkräfte bedingen eine Verschiebung der Gewebsschichten untereinander, wodurch ebenfalls Blutgefäße eingeengt werden.

Gelegentlich wird die Schädigung der Haut durch Bestrahlung (z.B. bei onkologischen Patienten) als Ursache für einen Dekubitus genannt (Kraus, 1988). Die Bestrahlung führt sicher auch zu einer Minderperfusion der Haut, hat aber eine pathophysiologisch andere Ursache als die Druckgeschwürentstehung und somit mit diesem auch nichts zu tun. Eine Prophylaxe des strahleninduzierten Geschwürs ist – wenn sie überhaupt möglich ist – mit anderen Mitteln zu probieren; Methoden zur Druckgeschwürprophylaxe helfen hier sicher nicht. Es wäre daher korrekter, ein strahleninduziertes Geschwür als „Strahlenulkus" zu bezeichnen (Eckert, 1977).

Weitere Ursachen, die ein Druckgeschwür zumindest begünstigen können, werden von Schwab (1985) wie folgt aufgezählt:

1. Immobilisierung (z.B. apoplektischer Insult)
2. Kachexie
3. Altershaut

4. Neurotrophe Störungen
   a) Sensibilitätsstörungen
   b) Ausfall der Gefäßaktivität
5. Durchblutungsstörungen
   a) Gefäßbedingt
   b) Anämiebedingt
6. Mangelhafte Hygiene
7. Mechanische Läsionen
8. Intoxikationen (z.B. Barbiturate).

Untersuchungen zur Dekubitusprophylaxe

– Umlagerung

Wie bereits erwähnt, wird den Faktoren **Druck** und **Zeit** eine erhebliche Bedeutung bei der Entstehung eines Druckgeschwüres beigemessen. Daraus leitet sich zwangsläufig die Forderung ab, den Patienten nur kurze Zeit auf derselben Stelle liegen zu lassen und ihn möglichst häufig zu drehen.

In verschiedenen Studien (Exton-Smith, 1961; Keane, 1967, 1979) wurde bereits vor längerer Zeit nachgewiesen, daß ein direkter Zusammenhang zwischen der Bewegungshäufigkeit des Patienten und der Wahrscheinlichkeit des Auftretens eines Dekubitus besteht. Die bekannteste Untersuchung von Exton-Smith ergab: Je weniger sich der Patient bewegte, desto höher war die Wahrscheinlichkeit, einen Dekubitus zu entwickeln. Stoffel (1985) weist allerdings zu Recht darauf hin, daß die Arbeit von Exton-Smith einige meßtechnische Unzulänglichkeiten enthält, die weitere Nachforschungen sinnvoll erscheinen lassen.

Stoffel untersuchte an Probanden und an Patienten die nächtliche Bewegungsfrequenz, in dem er den Sensor an der Crista sacralis mediana ossis sacrii fixierte und mit dieser Methodik die effektive Entlastung des sakralen Bereiches durch Bewegungen registrieren konnte. Im Ergebnis wurde deutlich, daß sich junge gesunde Probanden nachts im Schlaf durchschnittlich 3,9 mal pro Stunde bewegten, während die geriatrischen Patienten sich während der siebenstündigen Meßdauer im Sacralbereich überhaupt nicht bewegten, was einem hundertprozentigen Dekubitusrisiko entspricht (Abbildung 3).

Seiler (1982) bestätigte dies im wesentlichen und wies eindrücklich nach, daß nach der Einführung der regelmäßigen Lagerung des Patienten die Inzidenz der Dekubiti drastisch zurückging.

Gleichzeitig führte Seiler die 30-Grad-Schräglage ein und zeigte, daß die 90-Grad-Lage zur Verhinderung des Dekubitus ungeeignet ist, da der Trochanter des Patienten durch diese Lagerung extrem dekubitusgefährdet ist. Messungen der Sauerstoffversorgung der Haut in Rückenlage, 30-Grad- und 90-Grad-Lage, zeig-

Gruppe	Anzahl Bewegungen in 7 h nachts im Schlaf	Anzahl Patienten (n)	Anzahl Bewegungen Bereich	Mittelwert	Anzahl Patienten mit Dekubitalulzera
1	0 – 20	10	4 – 20	10	9
2	21 – 50	12	23 – 50	36	1
3	51 – 100	19	54 – 97	74	0
4	> 101	9	110-225	162	0
	TOTAL	50	4 – 225	68	10

Abbildung 3: Grad der Dekubitusgefährdung in Abhängigkeit von der Spontanbeweglichkeit der Patienten.

ten, daß die 30-Grad-Lage der klassischen 90-Grad-Lage vorzuziehen ist, weil der Abfall der Sauerstoffversorgung nur gering ist (Halter-Steiger o. J.). Eigene Untersuchungen zur Rücken-, 90-Grad- und 30-Grad-Lagerung bestätigten diese Aussagen, indem wir mittels Druckmessungen mit 512 Meßpunkten gleichzeitig beweisen konnten, daß die Druckbelastung in 90-Grad-Lagerung und Rückenlage wesentlich höher ist, als in der 30-Grad-Lage.

Daraus folgt für die pflegerische Praxis:

Die wirksamste Prophylaxe ist die zweistündliche Umlagerung des Patienten in Rücken-, 30-Grad-Seitenlage oder auch in Bauchlage.

Lagerungsintervalle können individuell gestaltet werden, wenn eine konsequente Hautüberwachung gewährleistet ist. So brauchen jüngere Patienten nach eigenen Erfahrungen u.U. weniger oft gelagert werden. Stoffel (1985) regt an, den von ihm benutzten und von Seiler entwickelten Motilitätssensor zur Überwachung einzusetzen: Wenn dieser registriert hat, daß sich der Patient zwei Stunden lang nicht bewegt hat, soll er ein Alarmzeichen geben, was das Pflegepersonal veranlassen soll, den Patienten umzulagern.

– Weichlagerung

Wenn ein Patient auf der Matratze liegt, ist der Druck dort besonders hoch, wo Knochenvorsprünge verlaufen und nur ein dünnes Gewebepolster vorhanden ist.

Die verschiedenen Druckbelastungen, die auf die Körperhaut einwirken, waren Gegenstand diverser Forschungsarbeiten Gillmann u.a. (1975) konnten bei im Wasser schwimmenden Menschen Werte von 20 mmHg nachweisen, während der Druck an der Großzehe eines Ballettänzers bis zu 2500 mmHg erreichen kann. Lindan (Gillmann, 1975) publizierte die Druckverhältnisse an verschieden schweren Patienten.

Gadomski (1978) stellte das dazu passende theoretische Berechnungsmodell vor: Je größer der Abstand zwischen dem Tuber ossis isschii und der Haut ist, desto größer wird der Druckbelastungswinkel und damit die Auflagefläche der Haut. Die Auflagefläche nimmt mit zunehmender Unterhautfettschicht etwa im Quadrat zu.

Zu ähnlichen Ergebnissen kam Seiler (Seiler u.a., 1982). Er stellte den Zusammenhang zwischen „harten", von Unterhautfettgewebe nur wenig abgepolsterten Stellen, und „weichen", durch dickeres Unterhautfettgewebe abgepolsterte Stellen, und dem perkutanen Sauerstoffdrucken her.

Diese theoretischen Überlegungen und Berechnungen führten nun in der Pflege dazu, eine Druckreduktion des Auflagedruckes zu propagieren.

Schon Billroth (1905) empfahl zur Prophylaxe des „Durchliegens" die sogenannte Hohllagerung.

Heute werden vor allem sogenannte Antidekubitusmatratzen benutzt, um einerseits eine „Weichlagerung", andererseits zusätzlich eine Lagerungsänderung durch bewegliche Matratzen (Wechseldruckluftmatratzen) zu erreichen.

Die von den Herstellern angebotene Vielzahl von Matratzentypen ist kaum zu überschauen, die Anschaffungs- und Betriebskosten sind teilweise recht erheblich.

Der Kauf der Matratzen und die Bevorzugung einzelner Typen durch das Pflegepersonal hängt von verschiedenen Faktoren ab. Das Gewicht der Matratze, die Handhabung durch eine Einzelperson, die Möglichkeit der fehlerhaften Bedienung, technische Störanfälligkeit, Lebensdauer der Matratzen, Möglichkeit der Reinigung und Desinfektion, Höhe der Anschaffungskosten u.ä. Aspekte sind bei der Beschaffung zu berücksichtigen.

Halter (Halter-Steiger, o.J.) hat die Bewertung von acht Matratzen nach diesen Kriterien vorgenommen und versucht herauszufinden, ob diese Matratzen den

einzelnen Anforderungen entsprechen. Besonders in der deutschen Krankenpflege scheint es allerdings üblich zu sein, die individuellen Erfahrungen mit einzelnen Matratzentypen oder bestimmten Prophylaxemethoden als alleinige
Richtschnur des pflegerischen Handelns zu nehmen (Grohmann, 1988; Savanov,
1988). Verschiedenste Firmen werben mit Empfehlungsschreiben von leitenden
Krankenschwestern, Pflegedienstleitungen usw. für ihre Produkte.

Persönliche Erfahrungen sind im Umgang mit bestimmten Problemen in der
Krankenpflege sicher notwendig und unersetzbar. Wenn Schwester X allerdings
von einem bestimmten Modell behauptet „auf dieser Matratze hat noch nie ein
Patient einen Dekubitus bekommen", so ist diese Aussage natürlich nicht über-
tragbar auf einen anderen Patienten unter anderen Bedingungen. Erstens kann
Schwester X nicht wissen, ob die von ihr genannten Patienten nicht auch ohne
Dekubitus geblieben wären, wenn sie auf einer anderen Unterlage gelegen hätten
und zweitens muß sicher gestellt sein, daß der positive Effekt tatsächlich der
Matratze zugeschrieben werden kann und nicht etwa der Tatsache, daß z.B. der
Patient zweistündlich gelagert wurde. Das Hauptkriterium für die Anschaffung
einer Matratze muß allerdings die Effektivität derselben sein. Diese Effektivität
ist aber im deutschsprachigen Raum bisher kaum getestet worden.

In eigenen Untersuchungen haben wir daher die Wirksamkeit von Antidekubitusmatratzen überprüft, indem wir die direkte Auflagedruckmessung und die
Messung des percutanen Sauerstoffdruckes durchführten.

– Die Auflagedruckmessung

Die Messung des Auflagedruckes erfolgte mit einem Druckaufnehmer der Firma
LADD (Berlin), wie er normalerweise zur intracraniellen Druckmessung verwendet wird. Der Druckaufnehmer besteht aus einem lichtoptisch gesteuerten Spiegel, der pneumatisch immer in einer bestimmten Position gehalten wird.

Wird der Spiegel durch einwirkende äußere Drucke aus dieser Position verdrängt,
wird mittels Luftzufuhr (pneumatisches Ventil) eine Stellungskorrektur des Spie-
gels zur Ausgangslage durchgeführt. Die für diese Stellungskorrektur erforderliche Luftmenge wird digital als Druck angegeben.

– Die percutane Sauerstoffmessung

Die Meßmethode der percutanen Sauerstoffdruckmessung ist eine in der Medizin verbreitete Methode zur Überwachung des Sauerstoffgehaltes in der Haut.
Sie findet Anwendung in der Intensivmedizin, Angiologie u.a. Disziplinen. Seiler
(1984) führte diese Meßmethode in die Dekubitusforschung ein und konnte den
Zusammenhang zwischen externem Druck und Verhalten des Sauerstoffs nachweisen.

Mittels einer heizbaren Elektrode wird der darunter liegende Hautbezirk aufgeheizt, was zu einer fast maximalen Dilatation der Hautgefäße führt. Damit wird ermöglicht, daß der in den Blutgefäßen befindliche Sauerstoff zur Elektrode hin diffundiert. Die Elektrode mißt über eine elektro-chemische Reaktion diesen Sauerstoffanteil.

Für unsere Untersuchungsreihen haben wir gesunde Probanden eingesetzt, die sich hinsichtlich Größe, Alter und Gewicht nicht wesentlich unterschieden. (Abbildung 4).

Alter	Gewicht in kg	Größe in cm	Körperoberfläche in m^2
23	82	191	2.1
21	73	185	2.04
23	75	180	1.96
27	65	178	1.85
23	76	193	2.10
30	86	181	2.08
23	78	178	1.98
30	60	176	1.78
25	71	180	1.92
26	62	176	1.88

Abbildung 4: Daten der zehn Probanden.

Die Elektroden wurden am Os sacrum an den Stellen plaziert, wo der Knochenvorsprung deutlich zu tasten war und somit an den Stellen gemessen wurde, wo erfahrungsgemäß am ehesten Dekubiti auftreten. Für die Untersuchung der Wechseldruckluftmatratzen haben wir zusätzlich noch Patienten unserer Intensivstation mit einbezogen.

Ergebnisse

– Antidekubitusmatratzen

Aus der Abbildung 5 wird deutlich, daß sowohl extrem niedrige Auflagedrücke erreicht werden (17.0 mmHg; Clinitron, O) als auch extrem hohe Auflagedrücke produziert werden können (76.0 mmHg, C). Die in unserer Klinik benutzte Normalmatratze, also die Matratze, die in jedem Bett liegt, ergab erstaunlich niedrige

Auflagedrücke. Deutliche Unterschiede waren zum Beispiel zwischen zwei verschiedenen Gelkissen festzustellen (D und E).

Relativ gleichmäßig schnitten die Schaumgummimatratzen ab (A, B, F, H und J). Hier fielen lediglich die Objekte G und I aus dem Rahmen. Die Antidekubitusmatratze, die wie eine Luftmatratze zum Campen aussieht (K), zeigte gute druckreduzierende Eigenschaften, die ebenfalls von einem Wasserbett (M) erreicht wurden. Es läßt sich aber zunächst feststellen, daß die Druckreduktion durch die Antidekubitusmatratzen längst nicht von allen Matratzen in dem gewünschten Umfang ermöglicht wird, wenn man davon ausgeht, daß die Druckreduktion möglichst weit unter die 30 mmHg-Grenze, was dem Kapillardruck entspricht, erfolgen sollte.

Die Abbildung 5 läßt darüber hinaus den Einfluß des Auflagedruckes auf die Sauerstoffversorgung der Haut erkennen. Im wesentlichen wird deutlich, daß ein hoher Auflagedruck zu einer hohen Reduktion des percutanen Sauerstoffdruckes führt.

– Wechseldruckmatratzen

Das technische Prinzip der Wechseldruckmatratzen ist in seiner theoretischen Begründung zunächst bestechend: Durch wechselnde Druckentlastung des Gewebes soll der bereits diskutierte pathophysiologische Mechanismus der Dekubitusentstehung durchbrochen werden, indem man versucht, den Zeitfaktor der Druckbelastung zu beeinflussen. Pumpaggregate füllen wechselweise bestimmte Kammern mit Luft und entlasten andere. Die Anordnung der Luftkammer ist je nach Hersteller unterschiedlich, ebenso ist der Wechselzyklus verschieden. In die Untersuchung wurde eine Wechseldruckluftmatratze mit einbezogen, die den Patienten in der Längsachse um etwa 30 Grad dreht. Sie ist in ihrer Konzeption bisher einmalig.

Die Studie erfolgte in zwei Teilen: Im ersten Abschnitt wurde an den zehn Probanden die percutane Sauerstoffmessung und der direkte Auflagedruck festgestellt. Dabei zeigte sich im Verhältnis von Sauerstoffdruck und Auflagedruck ein ähnliches Bild: War der Auflagedruck hoch, sank der Sauerstoffdruck und umgekehrt (Abbildung 6).

An verschiedenen Modellen von Wechseldruckmatratzen konnte gezeigt werden, daß mittels percutaner Sauerstoffdruckmessung die Effektivität der Wechseldruckmatratzen nachzuvollziehen war (Abbildung 7).

Es läßt sich folgendes erkennen:

– Maximale Druckbelastung führt zu maximalem Sauerstoffdruckabfall.
– In der Phase, in der die Matratzensegmente luftleer waren, konnten u.U. noch Auflagedrücke über dem Kapillardruck nachgewiesen werden, was wiederum

Hersteller	Auflagedruck in mmHg	Sauerstoffdruckabfall in Prozent
A Normalmatratze*)	26.0 (+/− 2.7)	27.5 (+/− 4.9)
B Kubivent	35.5 (+/− 4.6)	22.7 (+/− 4.5)
C Teufel	76.0 (+/− 15.9)	58.8 (+/− 17.6)
D Gelkissen S & M	28.0 (+/− 4.8)	21.5 (+/− 4.7)
E Gelkissen 3 M	44.5 (+/− 4.7)	59.0 (+/− 9.8)
F Convo Schaumstoff	30.5 (+/− 4.2)	30.5 (+/− 6.4)
G Lück, Artikel 35	23.0 (+/− 2.3)	24.0 (+/− 3.0)
H OBA-Airsoft	32.2 (+/− 3.4)	27.6 (+/− 4.9)
I Cliniplot (SSI)	24.5 (+/− 3.0)	20.0 (+/− 4.5)
J Lüling AD Matratze 26.0 (Modell 4800)	(+/− 1.5)	21.5 (+/− 5.0)
K sof care (Invatech)	23.0 (+/− 1.7)	15.5 (+/− 3.4)
L ADS 3-Kammer-Wasser-flotationssystem	29.5 (+/− 4.2)	20.5 (+/− 2.5)
M Dekubitus-therapieeinheit (Easyfloat)	22.5 (+/− 2.1)	24.5 (+/− 4.9)
N Semperit Wasser-matratze	31.5 (+/− 2.4)	30.5 (+/− 3.3)
O Clinitron Therapieeinheit	17.0 (+/− 2.1)	8.9 (+/− 2.2)
P Mediscus „LowAirLose" Bett	27.5 (+/− 3.4)	17.6 (+/− 9.5)

Abbildung 5: Daten zu den Antidekubitusmatratzen.

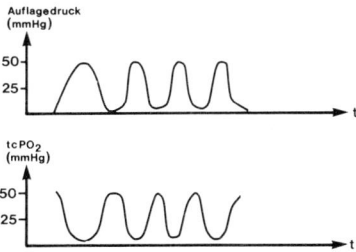

Abbildung 6: Schematische Darstellung des Auflagedruckes des percutanen Sauerstoffdruckes (tcPO$_2$ = percutaner Sauerstoffdruck).

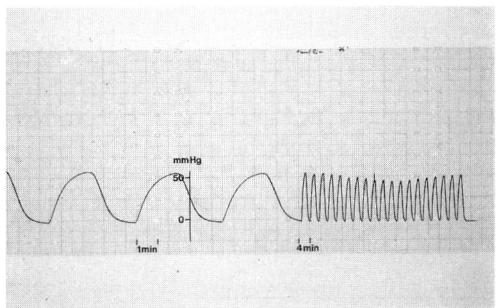

Abbildung 7: Der Wechsel des Sauerstoffdrucks in der Haut, hervorgerufen durch eine Wechseldruckmatratze.

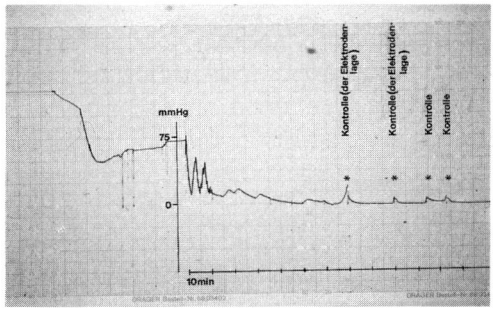

Abbildung 8: Deutlicher „Zusammenbruch" des Sauerstoffdrucks bei einem Patienten.

---

*) Seite 90, Definition „Normalmatratze"
  Einsinktiefe: 47 mm/250 g/cm^2
  Raumgewicht: 37 – 39 kg/m^2

dazu führte, daß eine Erholung des Gewebes nur bedingt möglich war.
– Von einer Druckentlastung kann nicht gesprochen werden.

Nachdem diese Aussagen anhand der Untersuchung an Probanden gemacht werden konnten, wurden im zweiten Teil der Überprüfung der Wechseldruckluftmatratzen, die Patienten der anaesthesiologischen Intensivstation einbezogen. Dabei wurde auf die Auflagedruckmessung verzichtet, weil die Messung des percutanen Sauerstoffdruckes allein ausreichende Information über die Sauerstoffversorgung der Haut geben kann.

Die Messung erfolgte über zwei Stunden, die Patienten boten zum Zeitpunkt der Untersuchung keine Hinweise auf einen beginnenden Dekubitus und wurden nach gleichen Kriterien in die Studie aufgenommen. Sie unterschieden sich hinsichtlich Alter, Grunderkrankung, Gewicht und ähnlichen wichtigen Parametern nicht. Die Befestigung der Elektrode wurde im gleichen Stil vorgenommen, wie es bereits oben ausführlich dargestellt wurde.

– Ergebnisse 2- bis 48-Stunden-Messung percutaner Sauerstoffdruck

– 14 der 21 Patienten erreichten ähnliche Resultate wie die gesunden Probanden.
– Bei sechs Patienten ließ sich nach etwa 10 bis 15 Minuten eine solche Kurve nicht mehr nachweisen; es zeigte sich ein „Zusammenbruch" der Sauerstoffversorgung des Gewebes (Abbildung 8).
– Von diesen sechs Patienten, die alle unterschiedlich lange auf einer Wechseldruckluftmatratze lagen, bekamen vier der Patienten einen Dekubitus. Dabei scheint die Zeit, die die Patienten auf der Matratze lagen, einen Einfluß zu haben: Patienten, die länger als 48 Stunden auf der Matratze lagen, bekamen ein Druckgeschwür. Zwei Patienten wurden weniger als 48 Stunden auf der Matratze gelagert, sie blieben ohne Dekubitus. Bei einem Patienten ließ sich der Zusammenbruch des Sauerstoffdruckes nicht nachweisen. Er lag aber auch nur 16 Stunden auf der Wechseldruckluftmatratze, bekam dennoch vier Tage später einen Dekubitus.

– Ergebnisse aus der Literatur

Ergebnisse aus der Literatur und Beurteilungen der einzelnen Antidekubitusmatratzen bestätigen die von uns gemachten Untersuchungen, wenngleich die percutane Sauerstoffdruckmessung in vergleichbaren Arbeiten bisher nicht eingesetzt wurde. Bei Vergleichen mit anderen Studien muß bedacht werden, daß die Meßsysteme insbesondere für die Druckmessung variieren und unterschiedliche Meßwerte ergeben können.

Eine Untersuchung aus Dänemark bei der Wechseldruckmatratzen in ähnlicher Weise allerdings nur an Probanden durchgeführt wurde, bestätigt diese Ergebnisse (Jakobsen, 1987). Die Darstellung meßtechnischer Probleme und eine spezielle Diskussion zur Methodik der dargestellten Untersuchungen sind bereits an anderer Stelle erfolgt (Neander u.a., 1988).

Bei der Bewertung dieser von uns durchgeführten Untersuchung müssen folgende Ergänzungen hinzugefügt werden: Es ist nicht genau bekannt, welcher Auflagedruck „dekubitogen" wirkt (Newson, 1981), d.h. welcher Sauerstoffdruckwert auf Dauer unterschritten werden muß, damit es zum Absterben des Gewebes kommt. Auch der genaue Zeitfaktor ist noch weitgehend unbestimmt.

Von Dowd (1983) wird als Beispiel für die Wundheilung nach Amputationen bei peripherer arterieller Verschlußkrankheit ein praeoperativer, unterer Grenzwert des transcutanen Sauerstoffdrucks von 40 mm Hg an der Amputationsstelle angegeben. Mani (Mani u. a., 1985) nimmt den gleichen Wert für die Heilung von Beinulcera an. Der geht von einem geringen Sauerstoffverbrauch der Haut aus. Zur Wundheilung werden allerdings erheblich höhere Sauerstoffdrücke erforderlich (Niinikoski, 1972 und Silver, 1974). Im Gegensatz zu Halter (Halter-Steiger, o. J.), die die Ergebnisse der beiden Untersuchungen zur Berechnungsgrundlage ihrer eigenen Arbeit gemacht hat, haben wir lediglich den prozentualen Abfall des Sauerstoffdrucks angegeben, da uns die Verwendung bestimmter unterer Grenzwerte beim derzeitigen Stand der Forschung nicht akzeptabel erschien.

Fehler beim Umgang mit Antidekubitusmatratzen

– Einfluß von Gummilaken und Fellen

Geht man davon aus, daß Antidekubitusmatratzen grundsätzlich druckreduzierend wirken sollen, muß auf eine in den Krankenhäusern oft anzutreffende (Un)-Sitte hingewiesen werden. Die dekubitusgefährdeten Patienten werden auf eine solche Antidekubitusmatratze gelegt und zwischen Patient und Matratze diverse Gummilaken, Felle, Zellstofflaken u.ä. „Schutztücher". Eigentlich müßte klar sein, daß mit solchen Maßnahmen der Effekt der Druckreduktion durch Antidekubitusmatratzen zumindest wieder fragwürdig, wenn nicht sogar hinfällig wird, da relativ harte Materialien benutzt werden.

Wir haben den Einfluß eines Gummilakens und eines Fells auf die druckreduzierenden Eigenschaften bei einigen Matratzen oder Spezialbetten, die bei unseren Untersuchungen gute Ergebnisse erzielt hatten, untersucht. Wie zu erwarten, führte die Fellauflage zu einer Erhöhung der Auflagedrücke, das Gummilaken überbot die Druckerhöhung des Felles deutlich. Bei beiden Auflagen wurden Auflagedrücke erzielt, die teilweise deutlich über dem Kapillardruck lagen.

- Falsche Bedienung

Leider ist in der Praxis immer wieder zu bemerken, daß Antidekubitusmatratzen falsch benutzt werden. Alle Hersteller geben genaue Anleitungen, die den Zweck haben, durch eine korrekte Bedienung ein für die spezielle Antidekubitusmatratze höchstmögliches Ergebnis zu erzielen. Weitere Fehler sind:

Oft wird bei Wechseldruckmatratzen übersehen, daß der Motor des Pumpaggregats nicht mehr funktioniert, Gelkissen werden falsch ins Bett gelegt, Wassermatratzen sind zu wenig oder zu stark mit Wasser gefüllt, dies gilt auch für die genannten Luftmatratzen. Ein Effekt der Antidekubitusmatratzen ist natürlich nur dann gewährleistet (die o.g. Einschränkungen der Untersuchungen sollten dabei berücksichtigt werden), wenn die Matratze auch vorschriftsmäßig benutzt wird.

Aus diesen Untersuchungsergebnissen folgt für die pflegerische Praxis:

Antidekubitusmatratzen (inclusive der Wechseldruckmatratzen) haben nur begrenzte druckreduzierende Eigenschaften. Sie sind daher ausschließlich nur dann zu benutzen, wenn eine Druckentlastung des Gewebes durch z.B. Umlagerung des Patienten aus medizinischen Gründen vom Arzt verboten wurde. Patienten, die gedreht oder mobilisiert werden können, benötigen keine Antidekubitusmatratze.

Ernährung

- Ernährungszustand und Dekubitusrisiko

Gelegentlich wird darauf hingewiesen, daß der Ernährungszustand des Patienten einen wichtigen Einfluß bei der Dekubitusentstehung hat. Während Pinchcofsky (Pinchcofsky-Durin, 1986) eine deutliche Korrelation zwischen Ernährungszustand und Dekubitusrisiko feststellen konnte und auch Berecek (1978) einen solchen Zusammenhang erwähnt, zeigt die Untersuchung von Williams (1972) ein solches Verhältnis nicht. Pinchcofsky konnte eine Abhängigkeit zwischen der Menge des Serum-Albumins, der Anzahl der Lymphozyten und dem Dekubitusrisiko nachweisen. Serum Albumin und Lymphozytenzahl waren bei den Patienten signifikant erniedrigt, die einen Dekubitus bekamen. Eindeutige Aussagen lassen sich also zu diesem Problem derzeit noch nicht machen. Um prophylaktisch auch in dieser Hinsicht arbeiten zu können, bedarf es sicher noch eingehender Studien.

Hautpflege

- Hautzustand und Dekubitusrisiko

Bei der Diskussion um die verschiedenen Faktoren, die das Dekubitusrisiko erhöhen, wird vielfach auch der Zustand der Haut erwähnt. Indes liegen auch hier wieder keine eindeutigen Ergebnisse vor, die objektive Daten liefern könnten. Außerdem sind Beurteilungen eines Hautzustandes oftmals subjektive Einstellungen, die eine einheitliche Bewertung des Dekubitusrisikos erschweren.

In der erweiterten Norton-Skala ist eine grobe Einteilung des Hautzustandes ebenso vorgenommen worden, wie in anderen Schätzskalen, die das Dekubitusrisiko einzuschätzen helfen sollen (Williams, 1972, Waterlow, 1987, Kugler, 1987). Die Schätzskalen sind nur dann sinnvoll einzusetzen, wenn das Pflegepersonal den Umgang damit „trainiert" hat. Es wird aber durch den Einsatz solcher Skalen sicher erreicht, daß das Pflegepersonal sich mit der Dekubitusprophylaxe intensiver beschäftigt.

PADS alarmiert das Pflege-Team

Von Claudia Bultmann-Müller

Abstract

Das vorgestellte System ist ein Mittel, um mit geringem Aufwand das Stationspersonal über die Pflegebedürftigkeit des einzelnen zu informieren. Angemessene Maßnahmen können dann in die regelmäßige Pflege einbezogen werden. Es dürfte einleuchten, daß die geplante, durchdachte Dekubitusprophylaxe mit PADS wesentlich effektiver und von der Zeit her weniger aufwendig ist, als die ungeplante Pflege mit entstehenden Drucknekrosen, die eine langwierige Therapie nach sich ziehen.

Schwerpunkt von PADS: Prophylaxe von Druckgeschwüren

Zum Thema Dekubitusprophylaxe gehört bei uns PADS – die Abkürzung für „Progressives Antidekubitussystem". Mit diesem System arbeiten wir in der geriatrischen Klinik seit mehr als fünf Jahren. Und seitdem konnten wir keine vom Pflegepersonal verschuldeten Dekubiti mehr feststellen. PADS ist ein Verfahren, das durch optische Signale Gefährdung, Beginn oder Vorhandensein eines Dekubitus anzeigt und entsprechende pflegerische Maßnahmen einleitet. Der Schwerpunkt von PADS liegt jedoch in der Prophylaxe von Druckgeschwüren in besonders gefährdeten Körperzonen wie Sakralbereich und Fersen. PADS-Signale sind allen Berufsgruppen im Krankenhaus zugänglich, weil sie deutlich sichtbar an der Versorgungsleiste angebracht werden.

Die optischen Signale tragen die Farben grün, gelb und orange – hierbei wird der sogenannte Ampeleffekt ausgenutzt. Die Pflegeintensität steigt von grün bis orange an. Dabei geben die Farbstufen auch jemandem, der den Patienten und seine Krankheitsgeschichte nicht kennt, sofort wichtige Informationen bezüglich einer Gefährdung.

Die farbigen Signale, mit denen wir arbeiten, bestehen aus Zeichenkarton und werden, mit einem Magneten versehen, über dem Bett des Patienten angebracht (Abbildungen 1–4).

Im Dienstzimmer jeder Station befindet sich ein Depot von Farbsignalen, angeheftet an zwei Metallschienen.

Die Einstufung des Patienten in das System entscheidet die für den Kranken zuständige Pflegekraft. Das heißt: Die Schwester oder der Pfleger informiert sich bei der Aufnahme über die körperliche Verfassung des Eingelieferten und schließt eine Inspektion des Körpers bei sichtbar gefährdeten Patienten in ihre Vermerke mit ein.

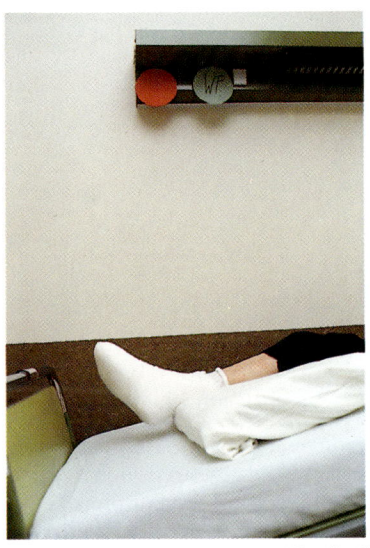
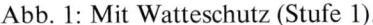
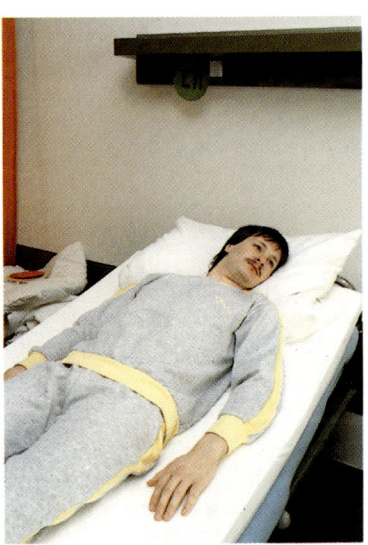

Abb. 1: Mit Watteschutz (Stufe 1).   Abb. 2: Mit Lochmatratze (Stufe 1).

PADS unterscheidet drei Pflegestufen. Je nach Einstufung werden die entsprechenden Kennzeichen im Patientenzimmer angebracht. In allen Stufen werden die Patienten durchgängig auf doppellagigen Schaumstoffmatratzen (fünf Zentimeter dick), die individuell der Größe des Kranken entsprechend in der Höhe des Sakralbereiches ausgeschnitten werden, gelagert. Ein spezieller Fersenschutz mit Watte zur Vermeidung von Drucknekrosen ist ebenfalls in jeder Pflegestufe möglich. Eine unbedingte Notwendigkeit ist jedoch die Druckentlastung. Die einzelnen Stufen beinhalten spezifische pflegerische Maßnahmen , die auf den Grad der Gefährdung abgestimmt sind.

In der **Pflegestufe eins** gibt es zwei Möglichkeiten.

1. Da wir in der Klinik viele angiologische Patienten mit Knöcheldrücken unter 50 Millimeter Hg haben und diese vor allem im Bereich der Fersen sehr gefährdet sind, erhalten solche Patienten einen Wattefuß und eine Unterlage zur Druckentlastung. Die Unterlage kann ein Schaumstoffstreifen oder ein gut gefülltes Kissen sein. Die tägliche Kontrolle der Fersen sowie die Erneuerung des Wattefußes ist erforderlich. Bei diesen Patienten wird das Signal <u>WF für Wattefuß</u> in der <u>Farbe grün</u> über dem Bett angebracht (Abbildung 1).

2. Möglichkeit Nummer zwei ist die Abkürzung <u>LM für Lochmatratze</u>, ebenfalls in <u>grüner Farbe</u>. In diese Kategorie fallen Patienten, die zunächst hinfällig erscheinen und viel liegen müssen. Sie sollten allerdings noch in der Lage sein, sich in die Position des ausgeschnittenen Loches zu bringen. Eine tägliche Inspektion des Sakralbereiches ist notwendig (Abbildung 2).

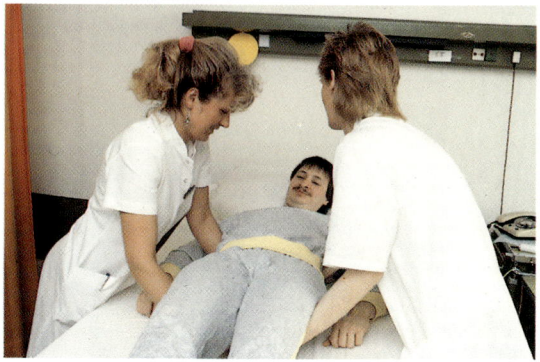 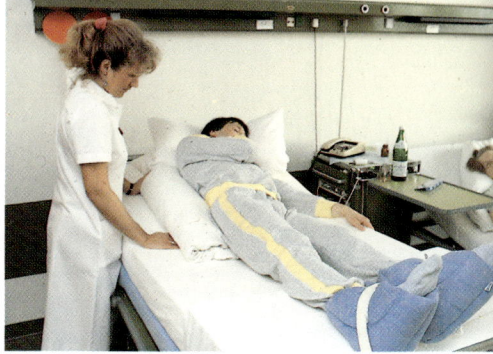

Abb. 3: Beim Zentrieren (Stufe 2).   Abb. 4: Beim Lagern (Stufe 3).

Pflegestufe zwei wird grundsätzlich mit gelb gekennzeichnet. Sie ist für Patienten gedacht, die sich nicht mehr selbst in die Position des ausgeschnittenen Loches drehen können. Die Patienten sind zwar stark hinfällig, dürfen allerdings keine sakralen Hautläsionen haben. Wattefüße zur Vorbeugung von Fersennekrosen und eine weiche Unterlage finden in dieser Stufe immer Anwendung. Ebenso selbstverständlich sollte die Kontrolle der gefährdeten Zonen sein. Die zuständige Pflegekraft überzeugt sich alle zwei Stunden, ob der Kranke noch die richtige Lage im Lochausschnitt hat. Zur lückenlosen Dokumentation wird diese Tätigkeit auf einem Protokollbogen, der am Bett des einzelnen verbleibt, vermerkt und mit Handzeichen versehen. Dokumentiert werden die Maßnahmen am Tag und in der Nacht (Abbildung 3).

Pflegestufe drei wird gekennzeichnet mit orange. Sie erfaßt Patienten, die schon eine starke Hautrötung, Präulcerationen oder manifeste Hautläsionen im Bereich der Sakralgegend aufweisen. Die dritte Pflegestufe ist die höchste und erfordert intensive pflegerische Maßnahmen. Je nach Allgemeinzustand und Krankheitsbild muß der Patient alle zwei Stunden umgelagert werden. Individuell ist eine 30-Grad-Schräglagerung im Wechsel links und rechts sowie die Rückenlage möglich. Der Lagewechsel wird auf dem Protokoll vermerkt und mit Handzeichen versehen. Die sorgfältige Pflege schließt auch das Anlegen von Wattefüßen ein, sofern der Betreffende keine erhöhte Temperatur hat. Gleichfalls notwendig ist die Entlastung der Fersen (Abbildung 4).

Unter dem Stichwort Bemerkungen wird auf dem Kontrollzettel in allen drei Stufen eine tägliche Kurzinformation über den Hautzustand des Patienten eingetragen. Unabhängig von den Pflegestufen grün bis orange existiert noch ein rotes Signal. Rot ist für Fälle vorgesehen, in denen bereits Dekubiti 3. bis 4. Grades vorhanden sind.

PADS ist also durchaus auch ein wirtschaftlicher Faktor im Gesundheitswesen. Die Wahrnehmungs- und Beobachtungsgabe der Kollegen hat sich nach Einführung des Systems merklich gesteigert.

Institutionelle Bedingungen bestimmen die Form der Prophylaxe – Thermographie kontrolliert die Effektivität

Von Ludger Risse

Abstract

Leichte Rötungen der Haut des Patienten sind für das Pflegepersonal immer ein Alarmzeichen. Den Pflegenden ist auch sofort klar: Für die Prophylaxe von Dekubiti ist es dann meist zu spät. Jetzt hilft nur noch Therapie. Immer wieder müssen Schwestern und Pfleger erleben, daß Sie den Kampf gegen die leidigen Druckgeschwüre verlieren – und dies trotz sorgfältiger Kontrollen im Vorfeld.

Doch wie soll das Pflegepersonal Schädigungen erkennen, wenn noch keine sichtbaren Symptome vorhanden sind? Plattenthermographie – eine neuartige Methode zur Früherkennung von Mangeldurchblutung an verschiedenen Körperstellen – scheint erfolgversprechend. Gängige vorbeugende und pflegende Maßnahmen können so einer Effektivitätskontrolle unterworfen werden; Durchblutungsstörungen, die das Entstehen von Druckgeschwüren beschleunigen, könnten künftig früher erkannt und behoben werden.

Der erste Teil dieses Kapitels befaßt sich mit den institutionellen Bedingungen in bezug auf ganzheitliches Pflegeverständnis bei der Dekubitusprophylaxe sowie möglichen Wechselwirkungen zwischen einzelnen Gefährdungen.

Der zweite Teil behandelt die Effektivitätskontrolle mittels Thermographie und der dritte Teil die Wechselwirkungen beim Einsatz des Hilfsmittels Wassermatratze.

Auswirkungen institutioneller Bedingungen auf den Anspruch der ganzheitlichen Pflege

Wenn wir über ganzheitliche Pflege sprechen, darf der Begriff nicht nur das physische, psychische und soziale Wohlbefinden beinhalten. Ganzheitliche Pflege erfordert eine ebenso ganzheitliche Betrachtung derer, die diesen außerordentlich hohen Qualitätsanspruch erfüllen sollen.

In diesem Zusammenhang spielt das Interaktionsmodell der Pflege von Inhester und hierbei der Punkt: „Institutionelle Bedingungen" eine wichtige Rolle.

Die Abbildung 1a soll verdeutlichen, welche Größen im Alltag uns und damit die Pflegequalität ganz erheblich beeinflussen.

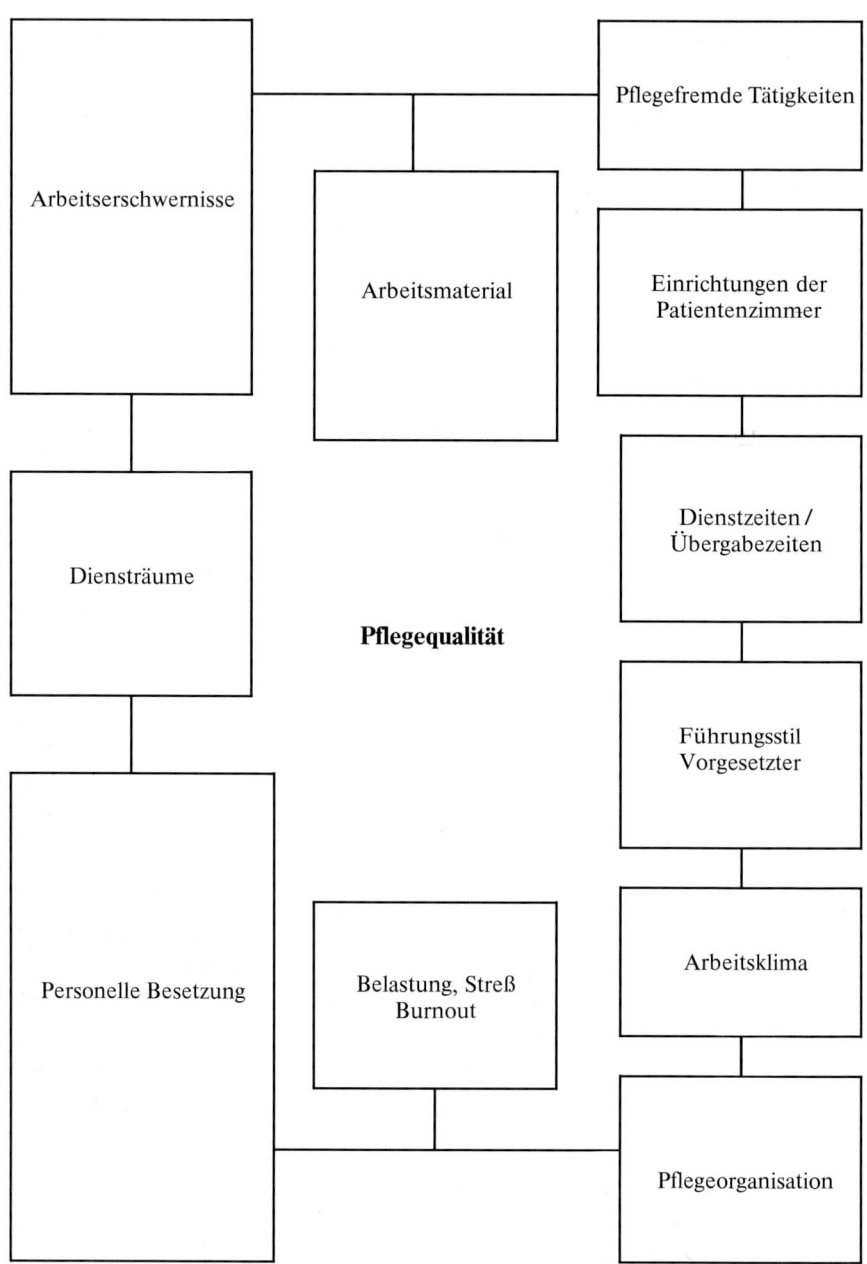

Abbildung 1a: Institutionelle Bedingungen und ihre Auswirkungen auf die Pflege.

Die aufgezeigten Faktoren der Abbildung 1 a haben jeweils direkte und indirekte Einflüsse auf die Pflegequalität. Arbeitserschwernisse und pflegefremde Tätigkeiten führen zum Beispiel primär durch Zeitverlust zur Verschlechterung der Pflegequalität. Sekundär kommt es dadurch aber auch zu einer höheren Belastung und zu Streß beim Pflegepersonal, das versucht, den Zeitverlust durch einen gesteigerten Einsatz wieder auszugleichen. Belastung, Streß, Burnout wiederum beeinflussen direkt das Arbeitsklima und bei Vorgesetzten den Führungsstil.

Auswirkungen institutioneller Bedingungen am Beispiel der Dekubitusprophylaxe

Anhand eines Fallbeispieles möchte ich darstellen, welche Vielfalt von Einflüssen sich allein auf das Problem Dekubitusgefahr und damit massiv auf die Pflege auswirken. Es ist ein Fallbeispiel aus der gemeinsamen Studie von Christel Bienstein, Otto Inhester und mir (Bienstein, Inhester, Risse, 1988). Es ist aber auch ein Fallbeispiel, wie es sicherlich für Tausende unserer Patienten in Deutschlands Krankenhäusern zutrifft (Abbildung 1 b).

Im Gespräch mit Kollegen über das Thema Dekubitalgeschwüre hört man vielfach zwei Argumente, die das Entstehen von Dekubiti entschuldigen:

Wir haben keine ausreichenden Pflegematerialien, oder uns fehlt die Zeit zum Umlagern.

Sicherlich sind beide Argumente richtig, aber sie erfassen das Problem nicht vollständig. Reichen zum Beispiel die Übergabezeiten nicht aus, eine Dekubitusprophylaxe mit allen Mitarbeitern zu besprechen, kommt es zwangsläufig zu unterschiedlichen Handlungsweisen. Eine funktionelle Pflegeorganisation führt dazu, daß sich zum Beispiel niemand für das Umlagern verantwortlich fühlt und jeder sich auf den anderen verläßt.

Eine autoritäre Stationsleitung hindert die Kreativität der Mitarbeiter. Gerade aber diese und Ideenreichtum sind gefordert, wenn wenig Zeit und Material zur Verfügung stehen. Wir wissen, daß die Pflegequalität wesentlich von der Qualifikation und der Motivation der Pflegenden abhängt. Besonders die Motivation wird durch das pflegerische Umfeld beeinflußt. Und die Motivation ist oft die einzige Kompensationsmöglichkeit für Probleme im Umfeld.

Liliane Juchli hat den Satz geprägt: „Ich pflege als der, der ich bin." (Juchli, 1983). Ich möchte ergänzen: „als der, der ich sein darf und mit den Möglichkeiten, die ich habe."

Indikation zum Einbau einer Wassermatratze

Lassen Sie uns das Fallbeispiel noch etwas weiter verfolgen. In der beschriebenen Situation wurde die Entscheidung getroffen, die Patientin auf einer Wassermatratze zu lagern.

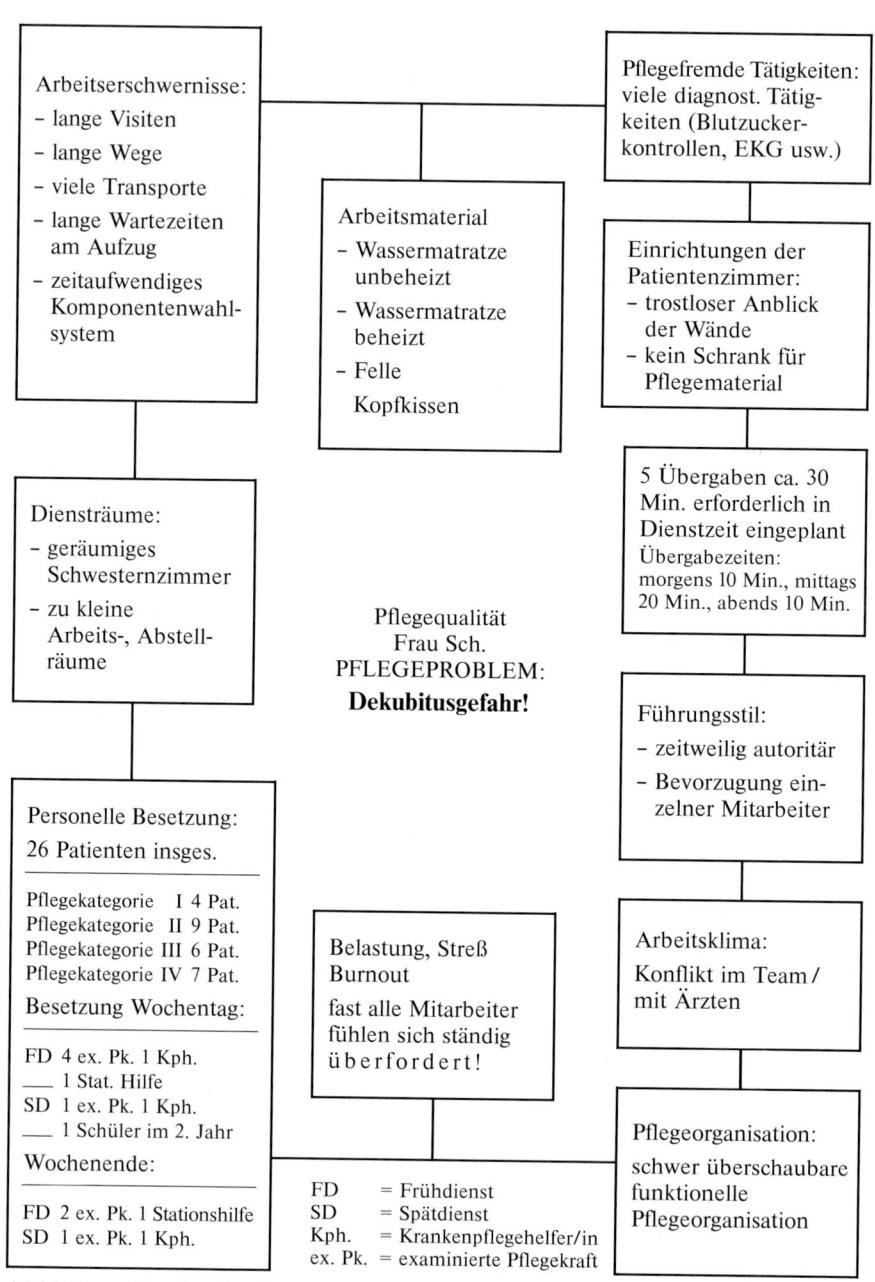

Arbeitserschwernisse:
- lange Visiten
- lange Wege
- viele Transporte
- lange Wartezeiten am Aufzug
- zeitaufwendiges Komponentenwahlsystem

Pflegefremde Tätigkeiten: viele diagnost. Tätigkeiten (Blutzuckerkontrollen, EKG usw.)

Arbeitsmaterial
- Wassermatratze unbeheizt
- Wassermatratze beheizt
- Felle
  Kopfkissen

Einrichtungen der Patientenzimmer:
- trostloser Anblick der Wände
- kein Schrank für Pflegematerial

Diensträume:
- geräumiges Schwesternzimmer
- zu kleine Arbeits-, Abstellräume

5 Übergaben ca. 30 Min. erforderlich in Dienstzeit eingeplant
Übergabezeiten: morgens 10 Min., mittags 20 Min., abends 10 Min.

Pflegequalität
Frau Sch.
PFLEGEPROBLEM:
Dekubitusgefahr!

Führungsstil:
- zeitweilig autoritär
- Bevorzugung einzelner Mitarbeiter

Personelle Besetzung:
26 Patienten insges.

Pflegekategorie   I 4 Pat.
Pflegekategorie II 9 Pat.
Pflegekategorie III 6 Pat.
Pflegekategorie IV 7 Pat.

Besetzung Wochentag:

FD 4 ex. Pk. 1 Kph.
___ 1 Stat. Hilfe
SD 1 ex. Pk. 1 Kph.
___ 1 Schüler im 2. Jahr

Wochenende:

FD 2 ex. Pk. 1 Stationshilfe
SD 1 ex. Pk. 1 Kph.

Belastung, Streß
Burnout
fast alle Mitarbeiter fühlen sich ständig überfordert!

Arbeitsklima:
Konflikt im Team / mit Ärzten

Pflegeorganisation:
schwer überschaubare funktionelle Pflegeorganisation

FD   = Frühdienst
SD   = Spätdienst
Kph.   = Krankenpflegehelfer/in
ex. Pk. = examinierte Pflegekraft

Abbildung 1 b: Institutionelle Bedingungen und ihre Auswirkungen auf die Pflege am Beispiel eines einzelnen dekubitusgefährdeten Patienten.

Dies geschah aus folgender Indikation: Fr. Sch. ist aus verschiedenen Gründen (13 Punkte erweiterte Norton-Skala) stark dekubitusgefährdet. Aufgrund der beschriebenen institutionellen Bedingungen kann ein 2stündlicher Lagerungswechsel nicht garantiert werden. Es wird daher ein Hilfsmittel benötigt, welches auch bei längeren Intervallen die Entstehung von Dekubitalulzera verhindert, wobei die Wassermatratze allein dies noch nicht gewährleistet.

Effektivitätskontrolle mittels Plattenthermographie

Im Rahmen unserer Studie hatte ich die Möglichkeit, die Plattenthermographie zur Effektivitätskontrolle der Druckentlastung einzusetzen. Das Prinzip der Plattenthermographie besteht darin, daß flüssigkristallhaltige Platten auf die jeweilige Körperstelle aufgelegt werden. Flüssigkristalle haben die Eigenschaft, sich je nach Temperatur sehr unterschiedlich anzufärben. So kann man sehr deutlich Temperaturunterschiede in den jeweiligen Bereichen erkennen und daraus entsprechende Rückschlüsse ziehen. Es sind zum Beispiel schon kleinste Mammatumore thermographisch erkannt worden, noch bevor sie sich mittels Mammographie darstellen ließen.

Die folgenden Bilder zeigen, wie sich das Verfahren, bezogen auf die Dekubitusprophylaxe, darstellt.

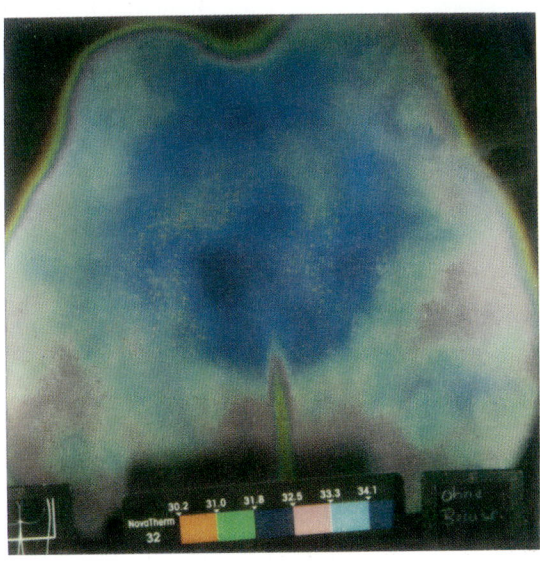

Wirkung von mentholhaltiger Salbe – thermographisch dargestellt (Abbildungen 2–6).

Abbildung 2:
Gesäß ohne Belastung.

103

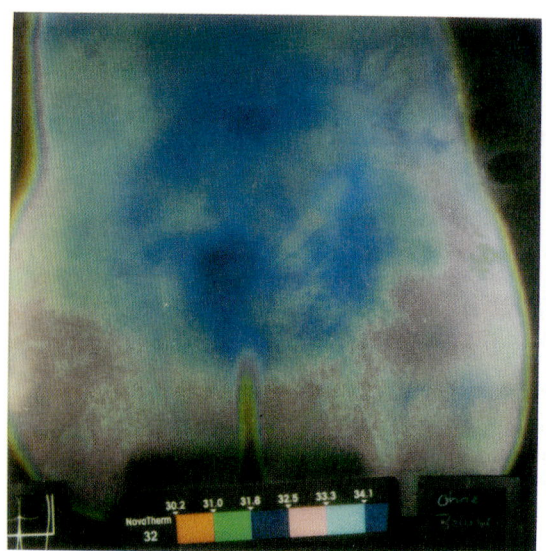

Abbildung 3:
Gesäß 40 Sekunden nach Auftragen von
mentholhaltiger Salbe.

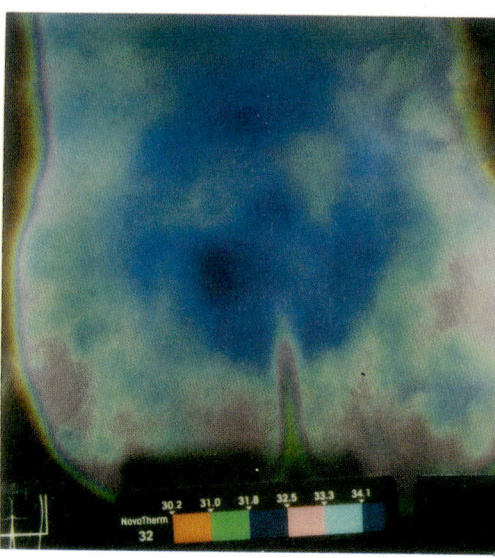

Abbildung 4:
Gesäß 3,5 Minuten nach Auftragen von
mentholhaltiger Salbe.

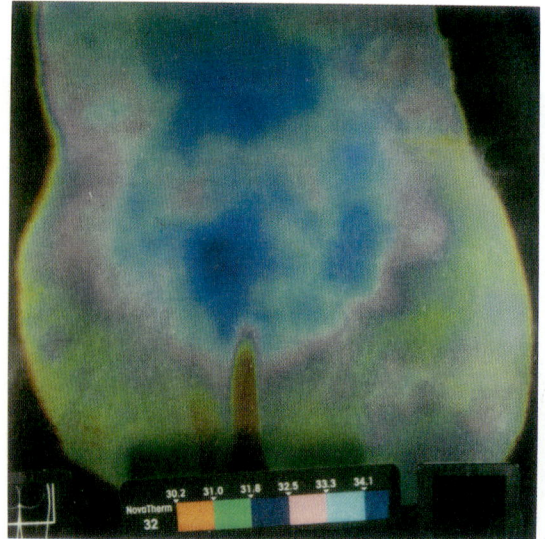

Abbildung 5:
5 Minuten nach Auftragen von mentholhaltiger Salbe.

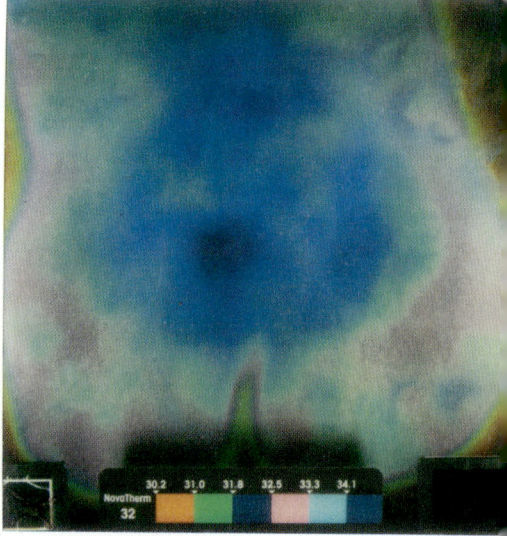

Abbildung 6:
20 Minuten nach Auftragen von mentholhaltiger Salbe.

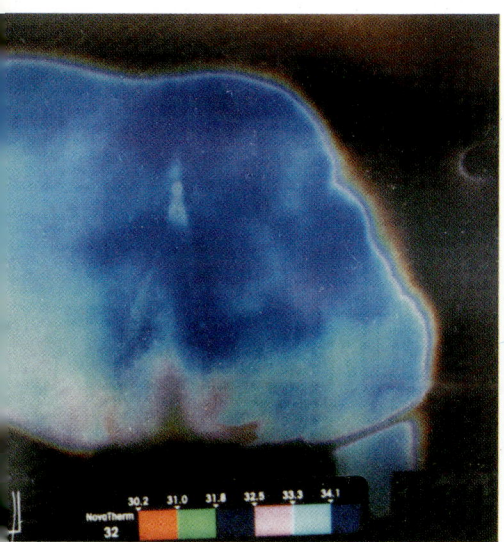

Abbildung 7:
Frau, 75 Jahre, Aufnahme des Gesäßes
nach Rückenlage auf Normalmatratze.

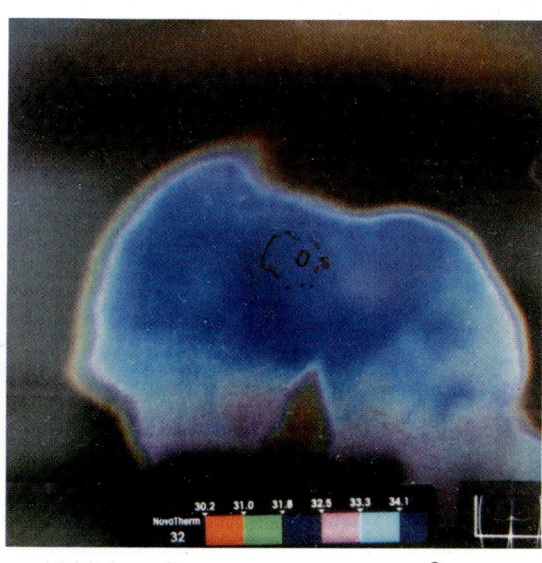

Abbildung 8:   o s = Os sacrum
24 Stunden nach Rückenlage auf Wassermatratze, linke Seite leicht auf Kissen gelagert.

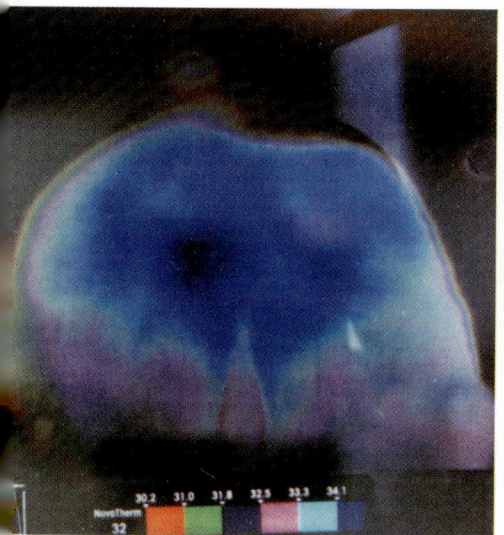

Abbildung 9:
48 Stunden nach Rückenlage auf Wassermatratze.

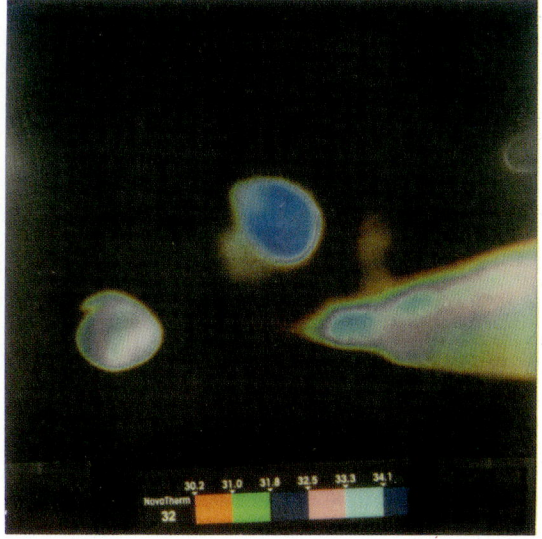

Abbildung 10:
Rechte und linke Ferse der Patientin nach
Rückenlage auf Wassermatratze nach 24
Stunden.

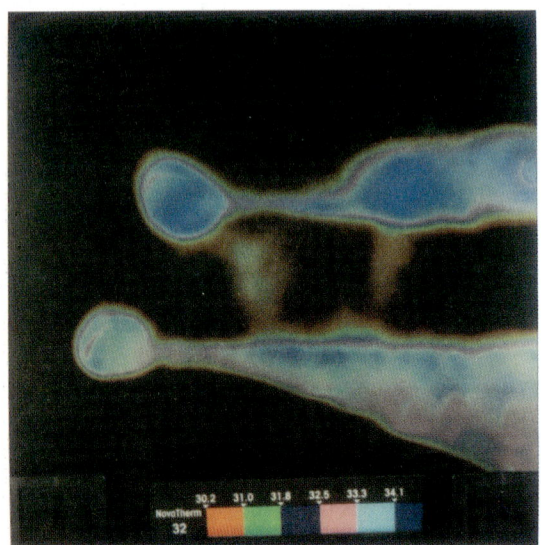 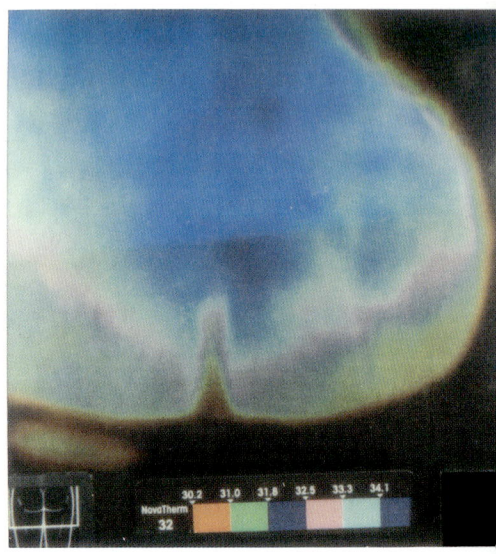

Abbildung 11:
Fersen nach 48 Stunden. Weiterhin starke
Temperaturunterschiede und leichte Rötung.

Abbildung 12:
Frau, jung, gesund, Sakralbereich.

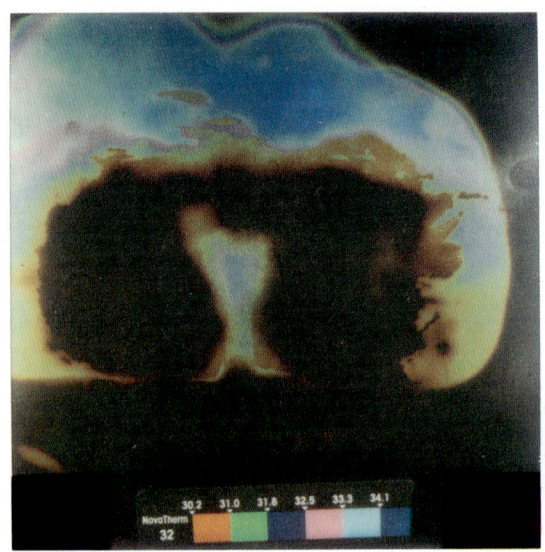 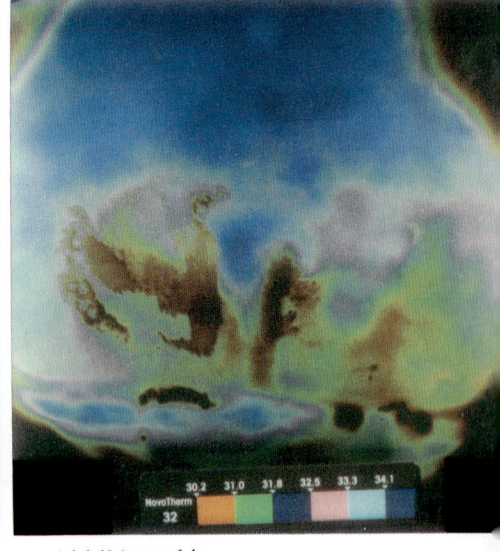

Abbildung 13:
Sakralbereich nach 30 Sekunden Eisen.

Abbildung 14:
Sakralbereich nach 30 Sekunden Fönen.

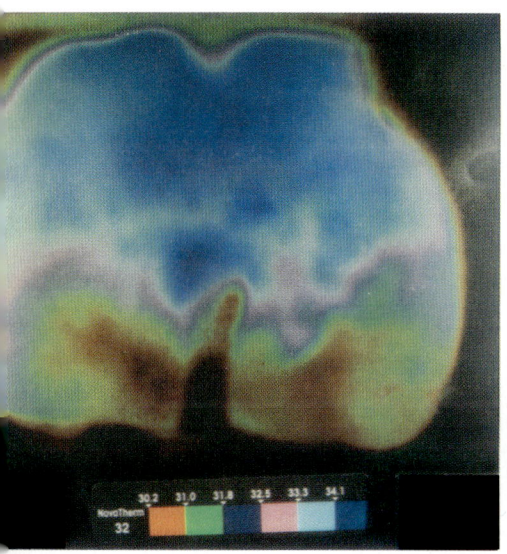 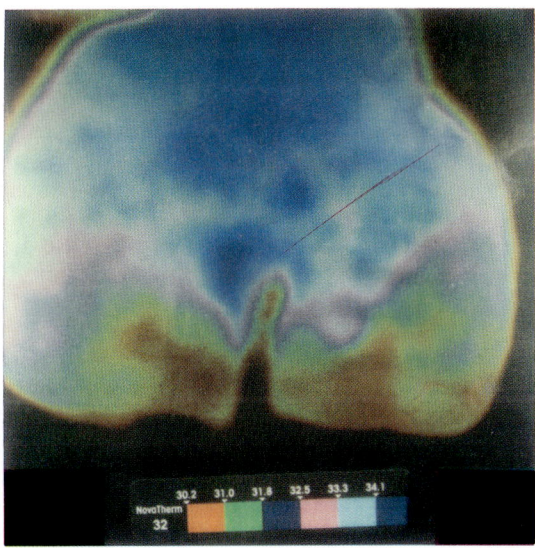

Abbildung 15:
Sakralbereich 2 Minuten nach Beendigung des Fönens.

Abbildung 16:
Sakralbereich 5 Minuten nach Beendigung des Fönens.

Es muß jedoch hinzugefügt werden, daß dieses Verfahren, bezogen auf die Dekubitusprophylaxe, noch nicht bei einer genügenden Anzahl von Patienten angewandt wurde, um Aussagen zu treffen, welche wissenschaftlichen Ansprüchen genügen würden. Dennoch ist es wohl das erste Verfahren, welches geeignet erscheint, im pflegerischen Alltag eine Effektivitätskontrolle zur Dekubitusprophylaxe durchzuführen. Die Thermographie ist einfach zu praktizieren und für den Patienten in keiner Weise belastend. Gut durchblutete Stellen erscheinen dunkelblau, unterversorgte Zonen sind heller gefärbt. Mit der Thermographie läßt sich offenbar eine Dekubitusgefährdung noch vor dem Auftreten klassischer Symptome – wie Hautrötung – erkennen.

So stellten wir aufgrund der thermographischen Aufnahme bei einer 75jährigen Patientin fest: Zwischen den Gesäßhälften bestanden leichte Temperaturunterschiede. Auffällig war vor allem eine hellblaue, fast dreieckige Stelle am Os sacrum (Abbildung 7).

Es lag also eine deutlich schlechtere Durchblutung vor. An der Haut der Patientin war jedoch zu diesem Zeitpunkt keinerlei Auffälligkeit an dieser Stelle zu erkennen.

Im Vergleich dazu fertigten wir eine Aufnahme vom nachfolgenden Tag an. Die Thermographie wurde ca. 24 Stunden nach Einbau der Wassermatratze aufgenommen (Abbildung 8).

Unmittelbar vor der Thermographie lag die Patientin einige Stunden in leichter Schräglage rechts. Die druckbelastete Seite stellt sich etwas kühler dar. Der helle Fleck am Os sacrum war nicht mehr zu erkennen, die Färbung war wieder ins Dunkelblaue übergegangen. Zwei Tage nach Einbau der Wassermatratze lag die Patientin unmittelbar vor der Aufnahme einige Stunden in flacher Rückenlage. Zu erkennen war jetzt eine sehr symmetrische Temperaturverteilung – gleichbedeutend mit einer gleichmäßigen Durchblutung im gesamten Bereich (Abb. 9).

Wir haben somit einen Nachweis, daß die Anwendung der Wassermatratze – bei gleichem Pflegeverhalten – am Gesäß zu normalen Durchblutungsverhältnissen führt.

An den Fersen der Patientin fanden sich allerdings weiterhin starke Temperaturunterschiede (ca. 1,5 Grad Celsius am 18.5. und 0,5 Grad Celsius am 19.5.). An den Fersen lag offensichtlich eine Schädigung vor, die auch durch Wassermatratze nicht mehr kompensiert werden konnte. Optisch war eine leichte Rötung zu erkennen (Abbildungen 10, 11 und 19).

„Eisen und Fönen" thermographisch dargestellt

Das immer noch weit verbreitete „Eisen und Fönen" läßt sich anhand der Thermographie wohl endgültig aus der Pflege verbannen.

Bei diesem Versuch handelte es sich um eine gesunde Probandin. Anhand der Thermographien war sehr deutlich erkennbar, daß selbst fünf Minuten nach dem Fönen noch immer eine erheblich schlechtere Durchblutung vorlag als vor Versuchsbeginn. Offensichtlich war an dieser Körperstelle durch Kälte und Wärmereiz keine Hyperämie zu erreichen. Die schlechtere Durchblutung war die Folge (Abbildungen 12 bis 16).

Aspekte des Einsatzes von Wassermatratzen

Schafft der Einbau einer Wassermatratze (oder eines gleichwirkenden Hilfsmittels) neue Pflegeprobleme?

Diese Frage muß eindeutig mit ja beantwortet werden!

Allerdings gibt es auch positive Aspekte einer solchen Maßnahme, die primär nichts mit der Dekubitusprophylaxe zu tun haben.

Betrachten wir positive und negative Auswirkungen anhand unseres Fallbeispiels:
Frau S. ist, seit sie auf der Wassermatratze liegt, wesentlich ruhiger und ausgeglichener. Sie gibt zu verstehen, daß sie weniger Schmerzen hat (die Patientin leidet an einer globalen Aphasie). Frau S. hat zum ersten Mal seit ihrer Einlieferung vor 15 Tagen nachts fest geschlafen.

Beobachtungen bei anderen Patienten bestätigen ähnliche Auswirkungen, insbesondere bei Patienten, die an Knochen- oder Muskelschmerzen leiden. Interessant ist, daß die Patientin an den nachfolgenden Tagen wesentlich aktiver an der Umwelt teilnimmt. Natürlich muß bei den positiven Auswirkungen auch die bessere Druckverteilung beachtet werden.

Neben diesen positiven Effekten hatte die Matratze aber auch negative Folgen:

Auf der normalen Matratze war die Patientin in der Lage, ihr Gesäß vollständig anzuheben und zu entlasten. Dieses ist durch die Wassermatratze nicht mehr möglich.

Selbst wenn die Beine nicht unterlagert sind, befinden sich Knie- und Hüftgelenke ständig in leichter Beugestellung. Eine völlige Streckung des Hüftgelenks ist nur in der Seitenlage möglich, was die große Gefahr einer Beugekontraktur mit sich bringt. Eine Wassermatratze kann nur dann voll wirken, wenn der Patient flach liegt. Frau S. bekommt aufgrund ihrer Schluckstörungen Sondenkost. Ein Schluck- und Eßtraining, welches dringend erforderlich wäre, kann so nur sehr schwer durchgeführt werden. Eine ständig flache Lage bedeutet aber auch, daß Frau S. nie ihren Blick im Zimmer umherschweifen lassen kann. Sie kann nie sehen, wer zur Tür hereinkommt oder im Zimmer umhergeht. Die Patientin dreht sich immer sehr schnell aus der Seitenlage nach rechts zurück. Die Frage nach dem Grund könnte man eventuell mit dem trostlosen Anblick der Zimmerdecke und ihrer Wand linksseitig erklären (Abbildungen 17 und 18).

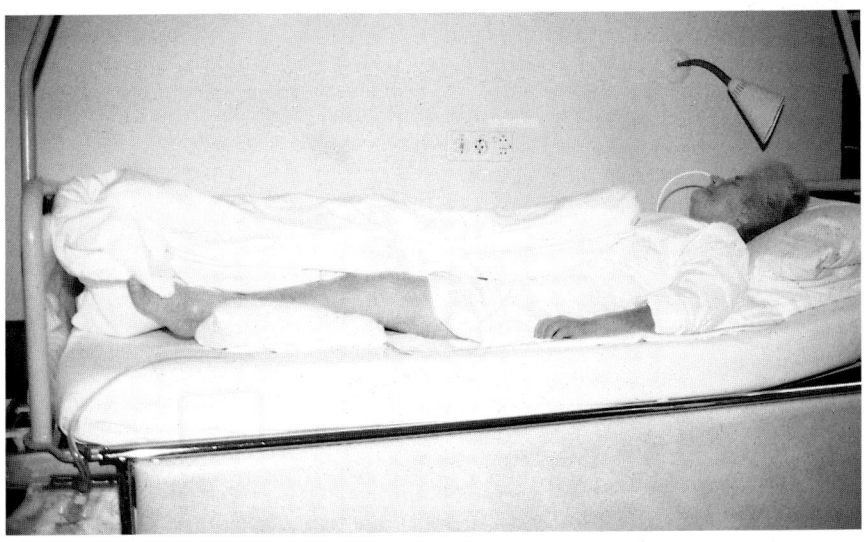

Abbildung 17:
75jährige Patientin in Rückenlage auf der Normalmatratze.

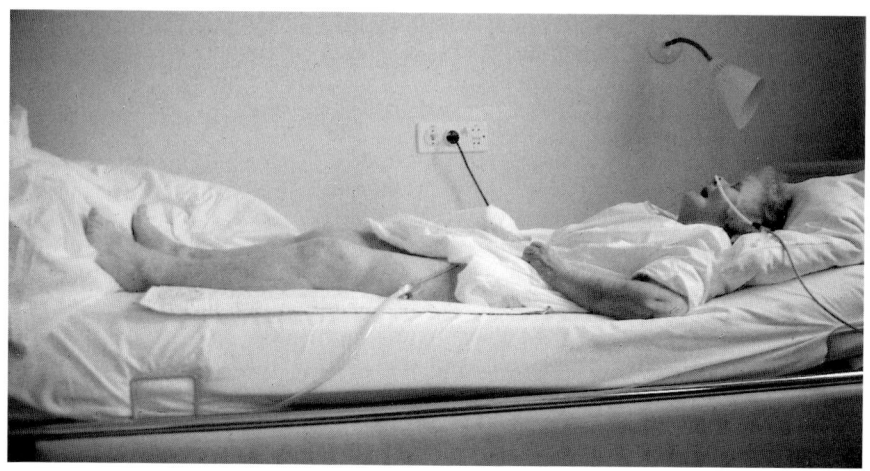

Abbildung 18:
Die gleiche Patientin in Rückenlage auf der Wassermatratze. Deutlich zu erkennen ist, daß die Patientin so tief in die Wassermatratze einsinkt, daß Hüft- und Kniegelenke sich in ständiger Beugehaltung befinden, obwohl die Beine nicht unterlagert sind. Eine völlige Streckung ist nur in Seitenlage möglich. Es besteht Kontrakturgefahr!

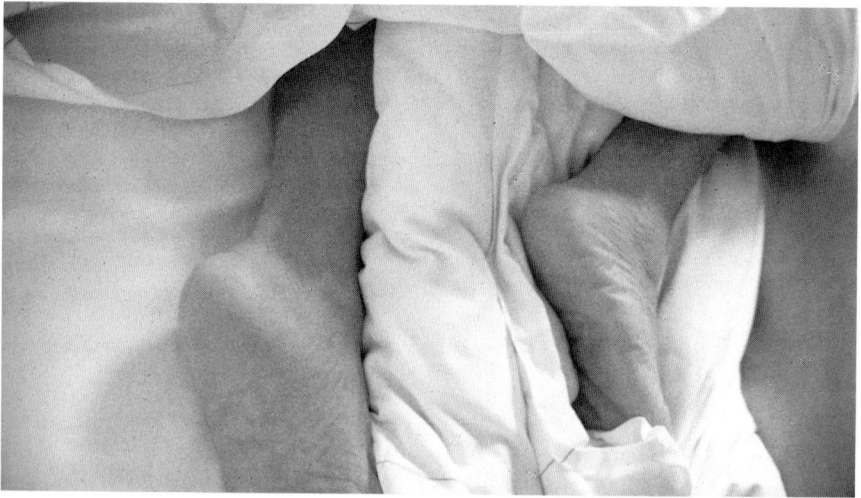

Abbildung 19:
Im Vergleich zu den Thermographieabbildungen 10 und 11 hier die Fersen der Patientin. Es ist an der rechten Ferse (obenliegend) eine leichte Rötung zu erkennen. Die am gleichen Tag durchgeführte Thermographie zeigte aber schon einen Temperaturunterschied von ca. 1,5° Celsius.

110

Weiterhin muß man unbedingt bedenken, daß sich die Patienten auf Superweich- oder Wassermatratzen weniger bewegen (mit all den daraus resultierenden Folgen).

Der Grund liegt darin, daß kaum noch ein Gefühl dafür besteht, wo der Körper aufliegt und somit eine wesentliche Stimulation zur Bewegung entfällt. (Vergleich: Längeres Sitzen auf hartem Stuhl führt zu häufigen Entlastungsbewegungen).

Zudem sind Bewegungen auf einem nachgiebigen weichen Material schwerer durchzuführen, bzw. erfordern einen anderen Bewegungsablauf.

Schlußfolgerungen für die Pflege

Aus diesem Beispiel sind einige Schlußfolgerungen für die Pflege zu ziehen:

- Der Einsatz von Lagerungshilfsmitteln muß für jeden Patienten individuell und unter Beachtung von möglichen positiven und negativen Nebenwirkungen entschieden werden.

- Das Lagerungsintervall sollte dadurch nicht verlängert werden.

- Es muß eine frühzeitige Effektivitätskontrolle durchgeführt werden.

- Es darf nicht erst die Rötung abgewartet werden.

- Die Thermographie bietet hierzu eine gute Möglichkeit.

Wie arbeiten wir uns durch den Hilfsmittelberg?

Von Gerhard Schröder

Abstract

Beginnt man sich nach dem geeigneten Dekubitusprophylaxe-Hilfsmittel umzuschauen – nach dem Motto: das billigste darf das beste sein – so sieht man sich vor einem Berg von Hilfsmitteln. Bei dieser Fülle an Produkten wundert man sich, daß es überhaupt noch Druckgeschwüre gibt. Im folgenden wird versucht, praktische Tips für die Auswahl von Hilfsmitteln zu erarbeiten.

Pflegepersonal mit Leistungsdruck allein gelassen

Da ein Druckgeschwür häufig als ein „pflegerischer Kunstfehler" gesehen wird, lastet auf uns Krankenpflegepersonen der Leistungsdruck, dieses Druckgeschwür verhindern zu müssen. (BGH, 1986)

Leider läßt man uns aber auch hiermit zunächst allein, so daß nicht nur der Patient Druck erleidet, sondern ebenso das Personal.

Frühere Methoden der Dekubitusprophylaxe

An jeder Ecke hört man eine andere wohlgemeinte Empfehlung, mit der „die besten Erfahrungen" gemacht wurden. Auch in der für uns schon als „Historie" zu bezeichnenden Vergangenheit wurden gerade im Bereich Druckgeschwür die z.T. abenteuerlichsten „Geheimrezepte" zur Lösung des Problems angeboten. Und wenn schon nicht direkt zur Lösung des Problems, so konnte man doch zumindest sagen, man hätte mit der durchgeführten Maßnahme „etwas getan". Manchmal geht sogar aus der Empfehlung hervor, daß diese wahrscheinlich nicht viel helfen könne.

Hierzu ein Beispiel aus dem „Handbuch der Krankenwartung" (Gedike, 1854; Faksimile-Druck Antiqua-Verlag, 1979).

„Um das Durchliegen zu verhüten, pflegt man auch wohl, um das Bett des Kranken kühl zu erhalten, ein Gefäß mit kaltem Wasser unter dasselbe zu setzen, was wenigstens nicht schadet, wenn es auch nicht viel helfen sollte."

Ursprung dieser Methode war die damalige Kenntnis, daß bei Fieberkranken ein höheres Risiko zur Entstehung eines Druckgeschwüres besteht und deshalb das Bett gekühlt werden sollte.

112

Schon immer wurden verschiedene Materialien, Medikamente und Produkte zur Dekubitusprophylaxe angewandt. Früher wurden bereits Hohllagerungen mittels Sitzkränzen, das sind Ringe mit Pferdehaaren gefüllt, später mit Luftringen aus Gummi, praktiziert.

In einem aus dem Jahre 1914 erschienenen Buch (Eberle, 1914) wird eine für heutige Verhältnisse kaum vorstellbare Art der Weichlagerung vorgeschlagen:

> „Kranke, die sich häufig verunreinigen und leicht durchliegen, lagert man auf Torfmooslagern. Dies sind Bettkästen, die statt der Matratzen mit einer fußhohen Schicht Torfmoos gefüllt sind, durch die alle Feuchtigkeit sofort aufgesogen wird. Selbstverständlich muß das durchfeuchtete Moos stets entfernt und durch trockenes ersetzt werden."

Dekubitusprophylaxe heute – Ergebnisse einer Umfrage

Bevor ich zu den verschiedenen Materialien übergehe, möchte ich einen Einblick in die Dekubitusprophylaxe in der Bundesrepublik Deutschland geben.

In einer eigenen Untersuchung (Schröder, 1985) befragte ich schriftlich 200 Stationen aus dem gesamten Bundesgebiet über die Dekubitusprophylaxe.

Von den 200 verschickten Bögen erhielt ich 160 zurück, die dann ausgewertet wurden. Die Größe der befragten Krankenhäuser schwankt zwischen 150 und 1500 Betten.

Die Fachdisziplinen waren folgendermaßen verteilt:

Innere Medizin	(n = 56)	35 %
Chirurgie	(n = 49)	31 %
Kinderstationen	(n = 7)	4 %
Säuglingsstationen	(n = 3)	2 %
Intensivstationen	(n = 13)	8 %
Sonstige (HNO, Gyn.,...)	(n = 32)	20 %

Frage:
„Wieviele Patienten mit Druckgeschwüren haben Sie zur Zeit auf Ihrer Station?"

Antwort:
- 49 Prozent der befragten Stationen verzeichneten keinen Dekubitus
- 46 Prozent hatten einen oder mehrere Patienten mit Druckgeschwüren (insgesamt 133 Druckgeschwüre) auf der Station.

Also fast die Hälfte der befragten Stationen hatten Patienten mit Druckgeschwüren.
– 5 Prozent der befragten Stationen beantworteten diese Frage nicht.

Die Verteilung der Druckgeschwüre, umgelegt auf die Fachdisziplinen, ist hierbei sehr interessant (Abbildung 1).

	kein Dekubitus	Dekubitus
Innere Medizin	37 %	63 %
Chirurgie	37 %	63 %
Kinderstationen	100 %	–
Säuglinge	100 %	–
Intensivstationen	46 %	54 %
Sonstige	75 %	25 %

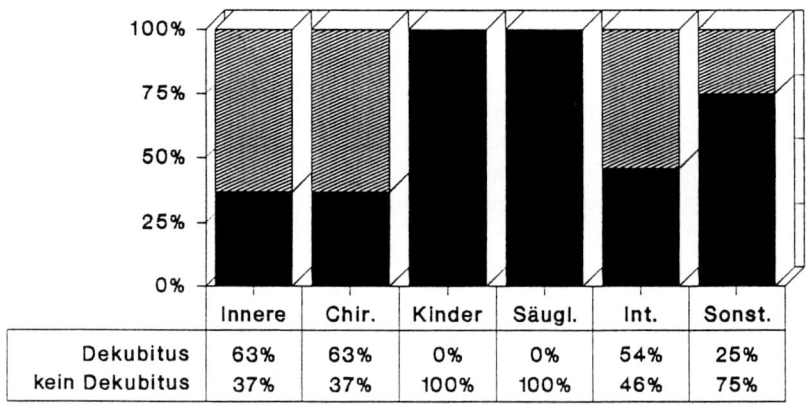

G. Schröder, 1985

Abbildung 1: Dekubitushäufigkeit nach Fachdisziplinen.

Von den genannten Druckgeschwüren waren:

    46 % mit Hautdefekt / Nekrosen
    43 % mit Hautrötung
nur 11 % mit Blasenbildung

Blasenbildung tritt also eher selten oder nur im Übergang auf.

114

Die Patienten, die ein Druckgeschwür hatten, litten unter folgenden Erkrankungen:

20 %	Bösartige Geschwülste
19 %	Diabetes mellitus
15 %	Apoplexie
12 %	Knochenbrüche (Oberschenkel)
9 %	Durchblutungsstörungen
8 %	Herzinsuffizienz
7 %	Kachexie
5 %	Paresen
3 %	Inkontinenz
2 %	Sonstiges (z.B. Schock)

Frage:
„Mit welchen Hilfsmitteln führen Sie die Dekubitusprophylaxe durch?"

Antwort:

61 %	Eisen
59 %	Fönen
48 %	Umlagerung
46 %	Pflegemittel
38 %	Felle
34 %	Lagerung/en
30 %	Mercurochrome
22 %	Wechseldruckluftmatratze
19 %	Schaumstoff
18 %	Alkoholeinreibungen
16 %	Wasserkissen
11 %	Mobilisation
11 %	Grundpflege (Waschungen)
11 %	Massage der gefährdeten Bezirke
11 %	Luftringe
10 %	Rotlicht
7 %	Gelkissen
7 %	Transpulminsalbe (zur Hyperämisierung)
4 %	Melkerfett

Hier wurde ein Polypragmatismus deutlich.

Zwei weitere Ergebnisse meiner Umfrage sind in diesem Zusammenhang interessant.

Frage:
„Worauf führen Sie die Ursache zurück, wenn auf Ihrer Station ein Dekubitus auftritt?"

Antwort:

56 % der Pflegekräfte: die Erkrankung des Patienten
34 % „Pflegefehler"
6 % Patienten hatten bereits Dekubitus
4 % Zeit- / und/oder Personalmangel

Ob wirklich Zeit-/ oder Personalmangel ein Grund des Auftretens eines Druckgeschwüres ist, wollte ich natürlich wissen. Ich durchforstete deshalb die eingesandten Bögen, die Angaben über Stationsgröße (Bettenzahl) und besetzte Planstellen enthielten.

Zunächst gruppierte ich die Stationen nach den DKG-Anhaltszahlen von 1974 in „ausreichend besetzt" und „nicht ausreichend besetzt".

Bei den ausreichend besetzten Stationen traten zu 43 Prozent Druckgeschwüre auf, während es bei den nicht ausreichend besetzten Stationen 70 Prozent waren. Ein deutlicher Hinweis also auf die Beziehung zwischen Personalbesetzung und dem Auftreten der Druckgeschwüre. Auf diesen Punkt komme ich später nochmals zurück (Abbildung 2).

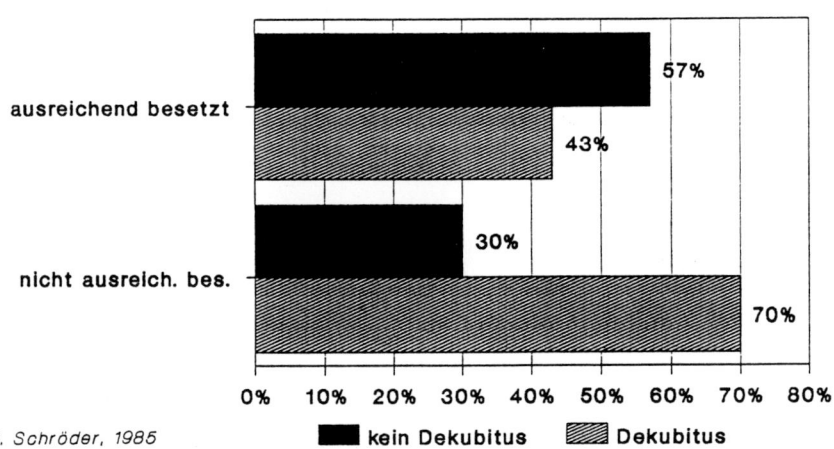

Abbildung 2: Verteilung der Druckgeschwüre – nach Personalbesetzung.

116

Vorhandene Hilfsmittel – Lagerungshilfsmittel

Um den Überblick über die vorhandenen Hilfsmittel zu erleichtern, werden sie von mir zunächst zwei Gruppen zugeordnet: Lagerungshilfsmittel und sonstige Hilfsmittel. Ich konzentriere meine Ausführungen auf die Lagerungshilfsmittel, da diese in der Dringlichkeit für das Pflegepersonal an oberster Stelle stehen. Denn mit einer ausgewogenen Ernährung kann die Ursache des Druckgeschwüres, nämlich der Druck, nicht behoben werden.

Die Lagerungshilfsmittel wiederum können grundsätzlich in Weich- und Hohllagerungshilfsmittel unterteilt werden (Abbildung 3).

Zu den Weichlagerungshilfsmitteln zählen:

- Wassermaterialien (Wassermatratze, Wasserbett)
- Felle
- Schaumstoffprodukte
- spezielle Materialien (Gelkissen).

Hohllagerungshilfsmittel sind:

- Ringe (z.B. Luftringe)
- Spezielle Matratzen (Lamellendrehbett).

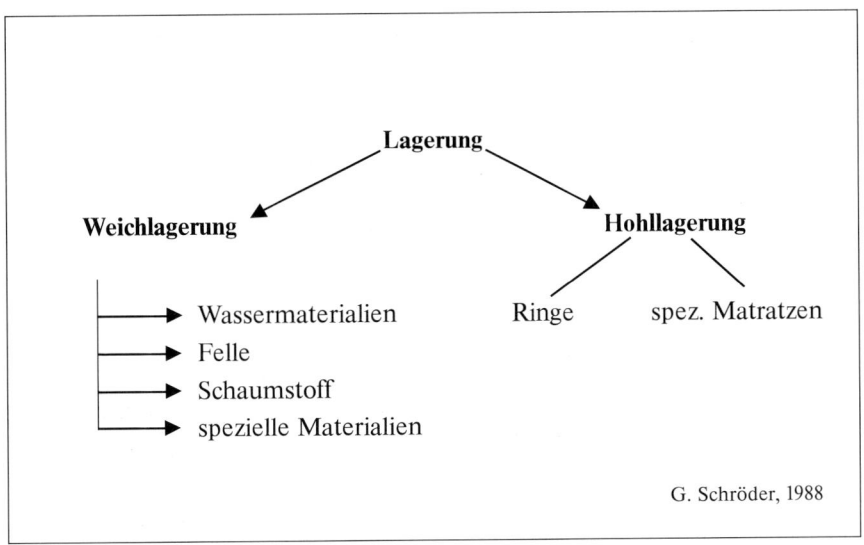

Abbildung 3: Prophylaxemittel – Übersicht.

Hohllagerung

Das Prinzip der Hohllagerung besteht darin, daß der gefährdete Bereich (z.B. das Kreuzbein) absolut druckentlastet, hier hohlgelagert wird, so daß er keine Berührung mit der Matratze hat.

Auch heute werden noch Hohllagerungen des Os Sacrum mit luftgefüllten Sitzkränzen aus Gummi, sog. Luftringen, durchgeführt (siehe Umfrageergebnis). Andere Anwendungsgebiete sind das Freilagern der Fersen oder der Ellenbogen mit Ringen.

– Nachteile einer ringförmigen Hohllagerung

Bei einer ringförmigen Hohllagerung treten allerdings einige wesentliche Nachteile auf, weshalb sich eine Anwendung in der Praxis verbietet.

Der Druck wird lediglich auf die aufliegenden Flächen übertragen und zwar massiv. Vorher war der Druck auf eine breitere Fläche verteilt, weshalb der Druck insgesamt geringer war. Jetzt wird zwar das zunächst gefährdete Gebiet entlastet, jedoch das auf dem Sitzkranz liegende Hautareal enorm komprimiert. Dieser Druck führt zu einer zirkulären Abbindung. (Als Beispiel für eine zirkuläre Abbindung sei an die Markierung eines roten Kranzes um das Gesäß erinnert, der entsteht, wenn ein Patient auf dem Steckbecken gesessen hat). Durch diese zirkuläre Abbindung kann nicht nur die aufliegende Haut geschädigt werden, sondern auch die freiliegende Haut, da diese nicht mehr ausreichend durchblutet wird. Solche Schädigungen wurden bei Kindern bereits nach wenigen Stunden Hohllagerung auf einem Luftring beschrieben.

Ein weiterer Nachteil durch den Sitzkranz ist eine verstärkte Immobilität des Patienten.

– Eine andere Möglichkeit der Hohllagerung sind automatische Umlagerungsmatratzen, die den Patienten nach einer vorgegebenen Zeit örtlich anders belasten. Hier steht belasten im wahrsten Sinne des Wortes!

Spence (Spence u.a. 1967) konnte nachweisen, daß trotz Anwendung von Wechseldruckluftmatratzen regelmäßig ein Druckgeschwür entstand. Houle (1969) fand bei Druckmessungen von Wechseldrucksitzkissen bei Rollstuhlfahrern heraus, daß der Druck um das Doppelte über dem arteriellen Kapillardruck lag.

– Eine auf dem Wechseldruckluftprinzip basierende Matratze ist das Lamellendrehbett nach Dr. Völkner. Dies ist eine Wechseldruckluftmatratze, die zur Hälfte belüftet wird, wodurch der darauf liegende Körper jeweils um ca. 30 Grad gedreht wird. In der Mitte des Körpers liegt die Druckbelastung bei Null, dafür verteilt sich der Druck auf die seitlichen Partien des Patienten.

Daß dieses System den Druck am Kreuzbein nimmt, bleibt unumstritten, aber bei immobilen Patienten ist die Druckbelastung des Kreuzbeins nicht das einzige Problem. Hier muß gefragt werden:

Kann eine automatische Umlagerung die qualifizierte Pflegeperson ersetzen?

Weichlagerung

– Wasserkissen und Wasserbett

Bei den Wassermaterialien zur Weichlagerung muß generell unterschieden werden zwischen dem altbekannten Wasserkissen und einem Wasserbett.

Gadomski (1978) hat bereits vor zehn Jahren physikalisch dargestellt, daß ein Wasserkissen zur Dekubitusprophylaxe ungeeignet erscheint. Das liegt daran, daß im Wasser ein vollkommener Druckausgleich geschieht: Der gesamte Druck, der auf dem Wasserkissen lastet, wird auch ständig auf die dem Wasserkissen aufliegende Haut übertragen. Wenn der Patient also versucht, den Druck durch minimale Gewichtsverlagerung zu verteilen, so bleibt der Druck dennoch gleich hoch. Das Wasserkissen muß deshalb als ungeeignetes Weichlagerungshilfsmittel gelten.

Die Wirkung des Wasserbettes ist günstiger einzustufen, da hierbei der gesamte Körper in das Wasser eintaucht und deshalb der Druck minimal wird. Eine korrekte Füllung ist Voraussetzung. Man sollte jedoch nicht vergessen (Inhester 1988), daß der Patient im Wasserbett durch die extrem weiche Lagerung ruhiggestellt wird. So konnte in der Praxis beobachtet werden, daß restmobile Patienten bei einer extremen Weichlagerung an Mobilität einbüßten.

– Gelkissen

Das Gelkissen zeigt nach Untersuchungen von Spence (Spence u.a. 1987) gleiche physikalische Eigenschaften wie die des menschlichen Fettgewebes. Bei kachektischen Patienten, die besonders dekubitusgefährdet sind, wird also ein „künstliches Fettpolster" angelegt. Der Druck wird dadurch gemindert. Trotzdem erfolgt durch Spontanbewegungen eine Entlastung der gefährdeten Bezirke, im Gegensatz zum Wasserkissen. Leider sind die Gelkissen sehr teuer.

– Felle

Felle werden ebenfalls häufig zur prophylaktischen Weichlagerung verwendet.

Unter den Fellen darf man das echte Lammfell, nicht mit einem aus synthetischen Fasern hergestellten Kunstfell verwechseln. Kunstfelle finden aber in den Kliniken den Vorzug, da sie waschmaschinenfest sind.

Echtes Lammfell

Das echte Lammfell wird von ausgesuchten Morenoschafen gewonnen und unterliegt einer strengen Qualitätskontrolle durch das <u>Internationale Woll-Sekretariat</u>. Das Leder wird nach einem Spezialverfahren chromgegerbt, um es auch bei relativ hohen Temperaturen waschen zu können (die allerdings 30 Grad Celsius nicht überschreiten sollen). Eine Desinfektion der Felle ist möglich.

Die Wirkung des echten Fells ist auf die chemischen, physikalischen und damit in Zusammenhang stehenden physiologischen Eigenschaften der Wollfaser zurückzuführen.

Die Effektivität der Felle wird darauf begründet, daß Wolle sowie auch Leder natürliche Eiweißsubstanzen sind, die sich ähnlich verhalten wie die Proteine der menschlichen Haut.

Die Wollfaser besitzt einen komplizierten, mehrschichtigen spiraligen Aufbau, der eine Elastizität von mindestens 33 Prozent bedingt, besonders unter feuchten Bedingungen (Schwitzen der Haut). Ein weiterer wichtiger Faktor ist das Feuchtigkeitsverhalten der Wolle: Sie kann bis zu 33 Prozent ihres Eigengewichtes an Feuchtigkeit aufnehmen, diese im Faserinnern binden und dann, je nach Luftfeuchtigkeit, langsam wieder abgeben. Des weiteren sorgt das Wollvlies für ein Luftpolster, was eine gute Isolation bedingt und dadurch die Körpertemperatur konstant hält.

Dadurch ergeben sich folgende positiv zu bewertende Wirkungen:

1. Druckverteilung durch das Wollvlies
2. Geringe Reibung (das Schaffell knittert nicht)
3. Gute Luftzirkulation, dadurch bleibt die Haut trocken
4. Der Patient liegt auf dem Fell fest, dadurch werden Scherkräfte weitgehend vermieden.

Diese positiven Eigenschaften des Schaffells treten natürlich dann in Erscheinung, wenn die Haut des Patienten direkt und nicht der Schlafanzug oder das Nachthemd auf dem Schaffell liegt.

Zur Hygiene der Schaffelle wurde ein Gutachten erstellt. Nach Herstellerangabe sollen die Felle einem Reinigungsprozeß von maximal 30 Grad Celsius mit einem speziellen Reinigungsmittel unterzogen werden. Dieser Reinigungsprozeß reicht aus hygienischen Gründen nicht aus. Bei zusätzlicher Anwendung eines Desinfektionsmittels mit einer Einwirkzeit unter einer Stunde war kein Bakterienwachstum mehr nachweisbar.

Felle werden als Bettunterlage, als Ellenbogen- oder Fersenschoner sowie als Rollstuhlauflage angeboten. Die Anwendung in der Pädiatrie ist weiter verbreitet als die Anwendung in der Erwachsenenpflege. Auch hier sollte man genau abwägen, für welche Patienten man das Fell wählen soll. Meines Erachtens eignet sich das Fell, trotz der hygienisch einwandfreien Reinigung, nicht für stuhl- und/oder urininkontinente Patienten.

Welches Material ist das beste?

Die Beantwortung der Frage: „Welches Material ist das beste?" könnte man auf drei Wegen angehen, die jedoch nicht immer zum gewünschten Resultat führen.

1. Fachzeitschriften

Wollen Sie in den aktuellsten Fachzeitschriften das Material zur Dekubitusprophylaxe entdecken, so werden Sie auch hier mit einer Flut von Empfehlungen überschüttet. Dabei sind diese Empfehlungen oft vollkommen widersprüchlich: In der Zeitschrift A wird das Produkt X als das einzig denkbare dargestellt. In der Zeitschrift B wird dasselbe Produkt als schädlich und unbrauchbar abgewiesen.

2. Produktinformationen der Firmen

Wenn Sie die verschiedenen Erfahrungsberichte und Produktinformationen der Firmen lesen, werden Sie Ihr Ziel, nämlich das optimale Produkt zur Dekubitusprophylaxe zu finden, nicht erreichen. Denn alle Erfahrungsberichte geben natürlich nur Positives über ihr jeweiliges Produkt weiter.
Als ein Kriterium zur Bewertung der Lagerungsmaterialien wird häufig der Druck angegeben, den der Patient auf diesem Lagerungsprodukt erreicht. Prinzip: Je niedriger, desto besser. Daß dieser Wert jedoch nicht viel weiter hilft, zeigt die Tatsache, daß der Druckfaktor zum Verschluß einer Kapillare individuell zwischen 1 mmHg und 60 mmHg schwanken kann.

3. Forschungsberichte

Über Forschungsberichte an die optimale Methode zur Dekubitusprophylaxe zu kommen, scheitert schnell, da es bisher keine umfassende Untersuchung gibt, die ein optimales Hilfsmittel herausstellt.
Hier gilt zum Teil das bereits zu den Fachzeitschriften Gesagte. Meist widerspricht ein Forschungsbericht dem anderen.

Auswahl der Materialien

Eines sei nochmals betont: Es gibt nicht das Hilfsmittel zur Dekubitusprophylaxe. Bevor Sie allerdings ein Material anwenden, sollten Sie folgende Fragen beantworten können (Abbildung 4):

1. Wie wirkt das Material? (Wirkprinzip)

2. Welche anderen Wirkungen (Nebenwirkungen) sind zu beobachten (z.B. Schwitzen der Haut, Mobilitätseinschränkung)?

3. Wie fühlt sich der Patient auf dem Material?

4. Wird die Pflege durch das Material erleichtert oder erschwert (nicht nur die Dekubitusprophylaxe; z.B. die Mobilisation, Lagerung des Patienten)?

5. Ist die Handhabung des Materials leicht oder umständlich?

6. Gibt es Faktoren, die die Anwendung des Materials einschränken (z.B. bei Inkontinenz, Kontrakturen)?

7. Ist das Material pflegeleicht (Reinigung,"Inspektion")?

8. Können vom Material Gefährdungen für den Patienten ausgehen?

9. Was kostet das Hilfsmittel? Meine Empfehlung: Ein Preisvergleich bei verschiedenen Herstellern lohnt sich.

Alle Empfehlungsschreiben der Firmen haben eines gemeinsam: Es wird hervorgehoben, daß das Pflegepersonal mit diesem Hilfsmittel konsequent und mit Ehrgeiz arbeitete. Ich möchte hier herausstellen, daß man durch die Hilfsmittel keineswegs Personal einspart, wie dies in manchen Herstellerprospekten propagiert wird. Dazu ein Zitat aus einem Propekt:

„Ein Umlagern ist nicht mehr nötig, und der Pflegeaufwand wird entscheidend vermindert."

Ein Hilfsmittel kann die mitdenkenden, planenden Schwestern oder Pfleger niemals ersetzen. Aber wir dürfen uns auch nicht irgendwann durch den Hilfsmittelberg ersetzen lassen. Dafür zu sorgen ist unsere von Fachwissen gestützte Aufgabe. Wie schon Agnes Karll forderte:

„Wer soll uns denn unseren Beruf aufbauen, wenn wir es nicht selber tun?" (Karll, in KRANKENPFLEGE 38, 7/8, 1984, Seite 224).

1. Wie wirkt das Material? (Wirkprinzip)

2. Welche anderen Wirkungen (Nebenwirkungen) sind zu beobachten (z. B. Schwitzen der Haut, Mobilitätseinschränkung)?

3. Wie fühlt sich der Patient auf dem Material?

4. Wird die Pflege durch das Material erleichtert oder erschwert (nicht nur die Dekubitusprophylaxe; z. B. Mobilisation, Lagerung „Oberkörperhochlagerung zum Essen")?

5. Ist die Handhabung des Materials leicht oder umständlich?

6. Gibt es Faktoren, die die Anwendung des Materials einschränken (z. B. Inkontinenz)?

7. Ist das Material pflegeleicht (Reinigung, „Inspektion")?

8. Können vom Material Gefährdungen für den Patienten ausgehen?

G. Schröder, 1988

Abbildung 4: Kriterien zur Auswahl von Antidekubitusmaterialien.

Vier Merksätze zur Beachtung

Zum Abschluß möchte ich vier beachtenswerte Punkte aus dem Hilfsmittelberg herausstellen:

1. Guten Schutz vor Dekubitus bietet die zeitweilige **Bauchlage** des Patienten, die sicherlich nicht bei allen Patienten angewandt werden kann. Aber mit hilfreichen Erklärungen wird diese Lage sicherlich von vielen Patienten zwischendurch als angenehm empfunden.

2. Als oberste Regel sei zu merken: **Je mehr Körperoberfläche aufliegt, desto besser ist die Druckverteilung.**
Bei sitzenden Patienten (z.B. Rollstuhlfahrer) sollten die Oberschenkel aufliegen.

3. Die **Restmobilität** des Patienten muß gefördert werden.

4. Die verschiedenen Hilfsmittel sind gedanklich in die Pflege miteinzubeziehen und je nach Patient zu kombinieren. Bei diesen Gedankengängen sollte eines nicht passieren: vor lauter Technik das Individuum Patient und seine Mobilität vergessen.

Grundformen der Lagerung

Von Christel Bienstein und Gerhard Schröder

Abstract

Innerhalb des Beitrags werden verschiedene Grundformen der Lagerung von Patienten vorgestellt, die bei der Anwendung bei einem Patienten jeweils um spezifisch erforderliche Aspekte erweitert werden müssen. Die Problempunkte der jeweiligen Lagerung werden in kurzer Form erläutert. Alle Lagerungen werden mit einfachsten Materialien durchgeführt.

Das Bett

Um eine dekubitusprophylaktische Lagerung durchführen zu können, bedarf es eines menschengerechten Bettes. Schon ein unphysiologisches Bett erhöht um ein Mehrfaches die Dekubitusgefährdung. In einer umfassenden Untersuchung (Pflegefachseminar 1989/90 Bildungszentrum Essen des DBfK) konnte nachgewiesen werden, daß die gängigen Kranken- und Altenpflegebetten eine Dekubitusentwicklung durch ihren unphysiologischen Aufbau forcieren.

Die Betten weisen eine Liegeflächenauflage auf, die sich nicht an den physiologischen Maßen des Menschen orientiert (Abbildungen 1 und 2).

Der Mensch hat seine größte Beugemöglichkeit im Hüftgelenk, d.h. der Brustkorb und das Becken können sich nicht beugen, wenn nicht gleichzeitig die Hüfte mitgebeugt wird. Bei den vorhandenen Betten gliedert sich die Liegefläche jedoch in einen kleineren Oberkörper- und einen größeren Unterkörperteil.

Abbildung 1: Liegeflächenaufteilung an den vorhandenen Betten.

Abbildung 3: Eine an den menschlichen Körpermaßen orientierte Liegefläche müßte eine Verteilung von 50 Prozent zu 50 Prozent vornehmen.

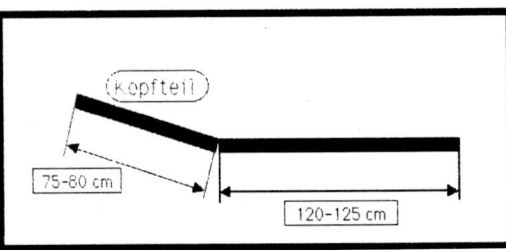

Abbildung 1: Liegefläche **unphysiologisch**

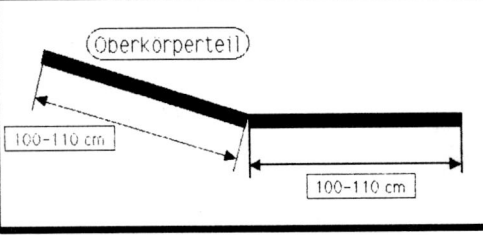

Abbildung 3: Liegefläche **physiologisch**

Körpermessungen

weiblich   männlich

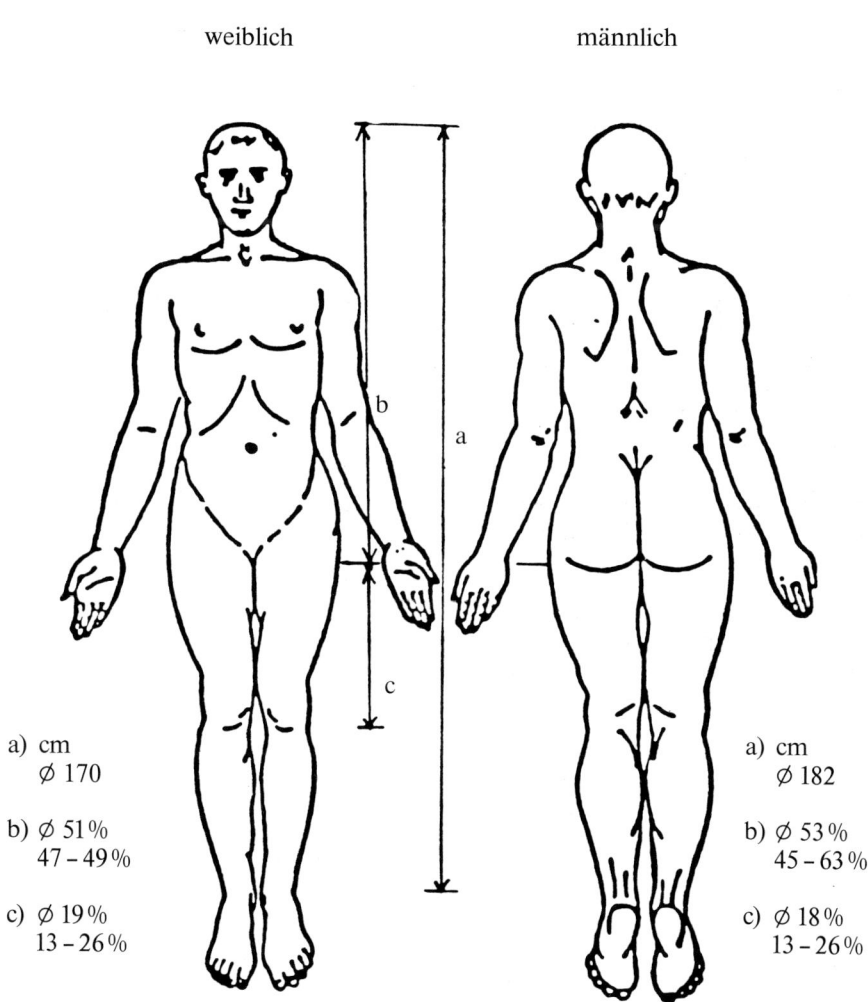

a) cm
  Ø 170

b) Ø 51%
  47 – 49%

c) Ø 19%
  13 – 26%

a) cm
  Ø 182

b) Ø 53%
  45 – 63%

c) Ø 18%
  13 – 26%

Abbildung 2: Mensch mit biometrischen Maßen.

Diese vorhandene unphysiologische Teilung führt zu folgenden Problemen:

1. Erhöhung der Scherkräfte bei erhöhtem Oberkörper

2. Einschränkung der Bewegungsfähigkeit und Verkleinerung der Bewegungsräume (Zwischenräume, wie zum Beispiel Taille)

3. Atemvolumenverluste

4. Aus dem unphysiologischen Liegen resultierende Probleme wie:
   - Erschwerung der Nahrungsaufnahme
   - Zunahme von Rückenschmerzen
   - Impulsgebung der Streckmuskel, führt zur Erhöhung des Gesamtspannungstonus
   - Thrombosegefährdung usw.

Abbildung 4 macht deutlich, wie die Aktivität eines Menschen unterbunden oder gefährdet werden kann.

Es wird hier auch gleichzeitig deutlich, daß der Patient auf Abbildung 4 die Beugung des Oberkörperteils nicht in der Hüfte erfährt, sondern in der Beckenkammhöhe. Dies führt dazu, daß der Patient einen stärkeren Impuls erhält, zum Fußende herunterzurutschen, und die Scherkräfte treten massiv auf (die Rückenhaut bleibt am Bett „haften", und das Innere des Körpers verschiebt sich der Schwerkraft folgend, nach unten).

Durch die geringe Adaption des Körpers an die Unterlage (da man sich nicht dort knicken kann, wo es nicht geht), besonders unterhalb der Schulterblätter bis zum Sakralbereich, wird das Körpergewicht auf eine kleinere Hautoberfläche verteilt (Abbildung 4). Das bedeutet einen massiven Druckanstieg auf das Gefäßsystem und dadurch Reduktion der Durchblutung gerade an den hochgradig gefährdeten Körperstellen:

- Schulterblätter

- Sakralbereich.

126

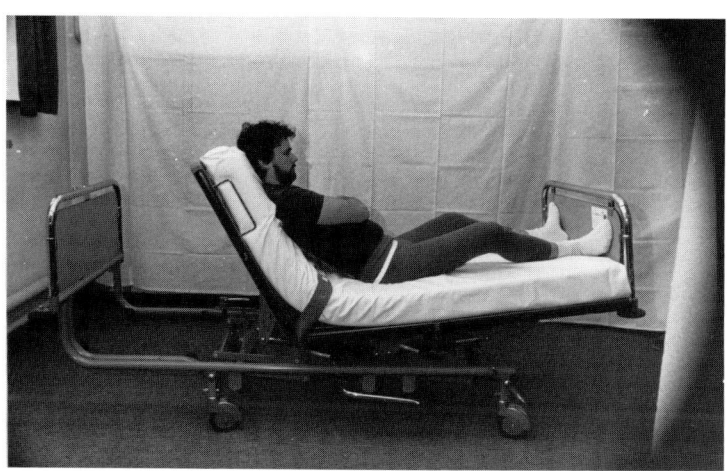

Abbildung 4

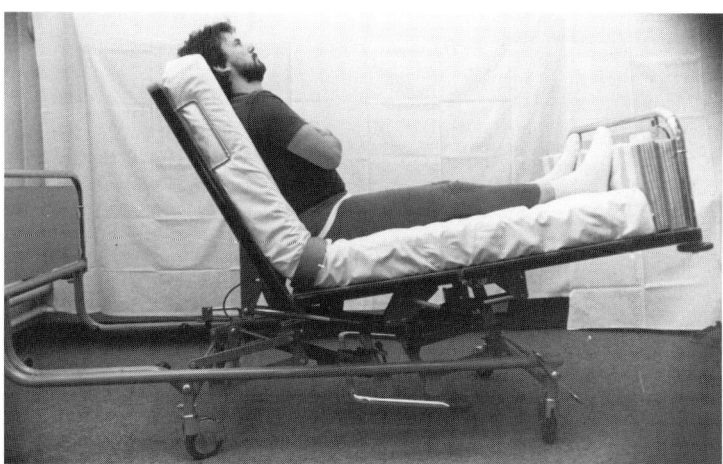

Abbildung 5

Abbildung 5 hingegen läßt deutlich werden, daß der gesamte Rücken physiologisch unterstützt wird und die Abknickung in der Hüfte korrekt ist.

Dadurch erreichen wir mit dem Patienten eine größere Selbständigkeit, Fähigkeiten werden unterstützt, der Patient kann aktiver an allem teilnehmen, sein Spannungstonus wird physiologisch unterstützt, und er hat keine so rasche „Runterrutschtendenz".

Gewichtsverteilungstabellen
(Abbildungen 6 a, 6 b, 6 c).

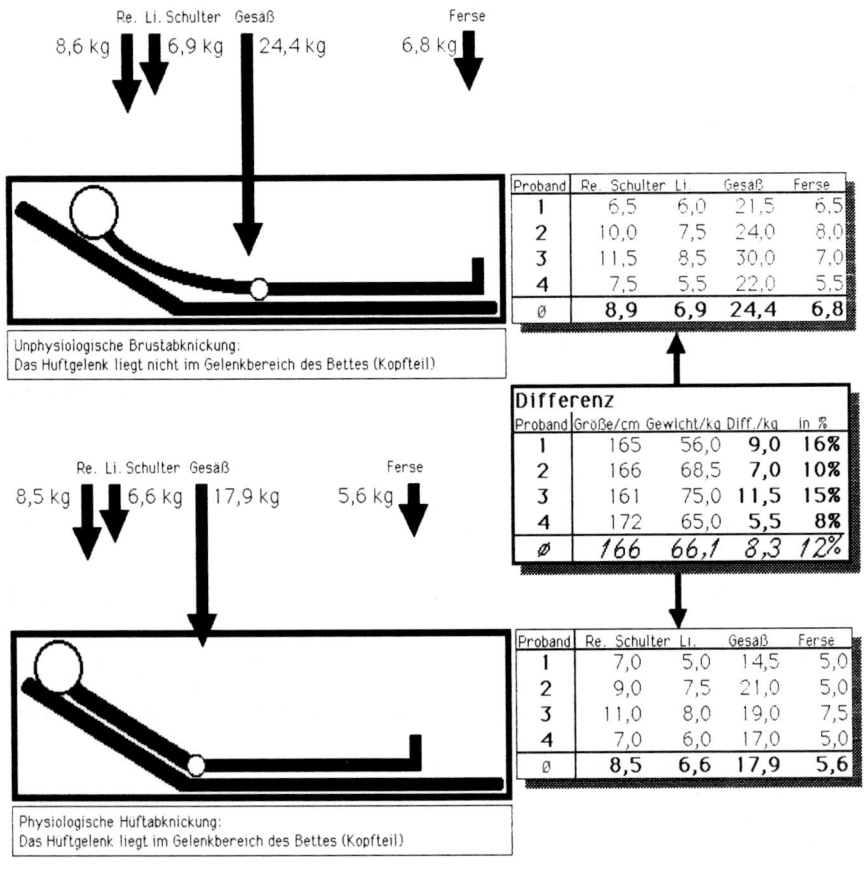

Re. Li. Schulter Gesäß

8,6 kg   6,9 kg   24,4 kg   6,8 kg

Ferse

Proband	Re.	Schulter	Li.	Gesäß	Ferse
1	6,5		6,0	21,5	6,5
2	10,0		7,5	24,0	8,0
3	11,5		8,5	30,0	7,0
4	7,5		5,5	22,0	5,5
∅	**8,9**		**6,9**	**24,4**	**6,8**

Unphysiologische Brustabknickung:
Das Huftgelenk liegt nicht im Gelenkbereich des Bettes (Kopfteil)

Differenz

Proband	Größe/cm	Gewicht/kg	Diff./kg	in %
1	165	56,0	**9,0**	**16%**
2	166	68,5	**7,0**	**10%**
3	161	75,0	**11,5**	**15%**
4	172	65,0	**5,5**	**8%**
∅	*166*	*66,1*	*8,3*	*12%*

Re. Li. Schulter Gesäß

8,5 kg   6,6 kg   17,9 kg   5,6 kg

Ferse

Proband	Re.	Schulter	Li.	Gesäß	Ferse
1	7,0		5,0	14,5	5,0
2	9,0		7,5	21,0	5,0
3	11,0		8,0	19,0	7,5
4	7,0		6,0	17,0	5,0
∅	**8,5**		**6,6**	**17,9**	**5,6**

Physiologische Hüftabknickung:
Das Hüftgelenk liegt im Gelenkbereich des Bettes (Kopfteil)

Abbildung 6 a

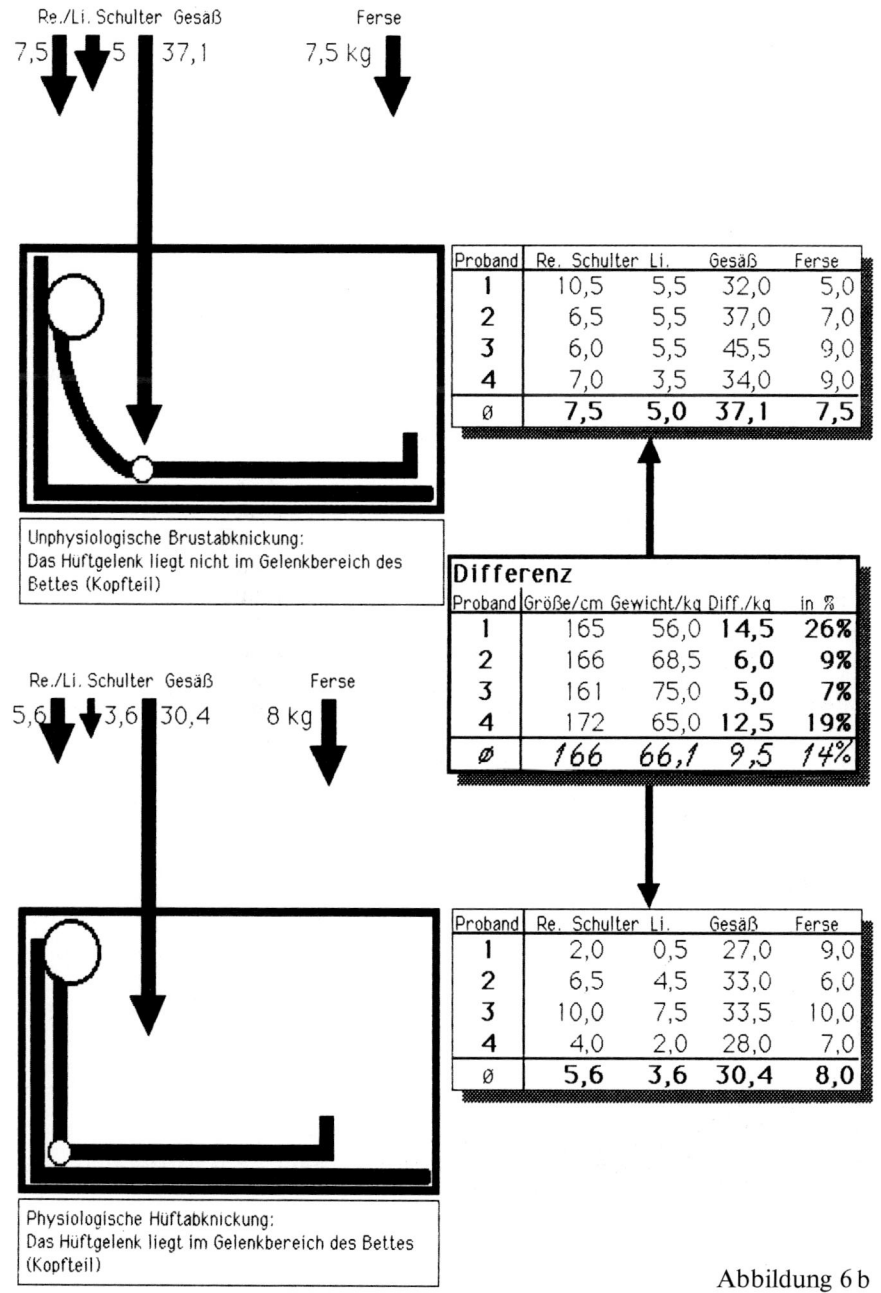

Re./Li. Schulter Gesäß — 7,5 | 5 | 37,1 — Ferse 7,5 kg

Proband	Re. Schulter Li.		Gesäß	Ferse
1	10,5	5,5	32,0	5,0
2	6,5	5,5	37,0	7,0
3	6,0	5,5	45,5	9,0
4	7,0	3,5	34,0	9,0
ø	7,5	5,0	37,1	7,5

Unphysiologische Brustabknickung:
Das Hüftgelenk liegt nicht im Gelenkbereich des Bettes (Kopfteil)

Differenz

Proband	Größe/cm	Gewicht/kg	Diff./kg	in %
1	165	56,0	14,5	26%
2	166	68,5	6,0	9%
3	161	75,0	5,0	7%
4	172	65,0	12,5	19%
ø	166	66,1	9,5	14%

Re./Li. Schulter Gesäß — 5,6 | 3,6 | 30,4 — Ferse 8 kg

Proband	Re. Schulter Li.		Gesäß	Ferse
1	2,0	0,5	27,0	9,0
2	6,5	4,5	33,0	6,0
3	10,0	7,5	33,5	10,0
4	4,0	2,0	28,0	7,0
ø	5,6	3,6	30,4	8,0

Physiologische Hüftabknickung:
Das Hüftgelenk liegt im Gelenkbereich des Bettes (Kopfteil)

Abbildung 6 b

129

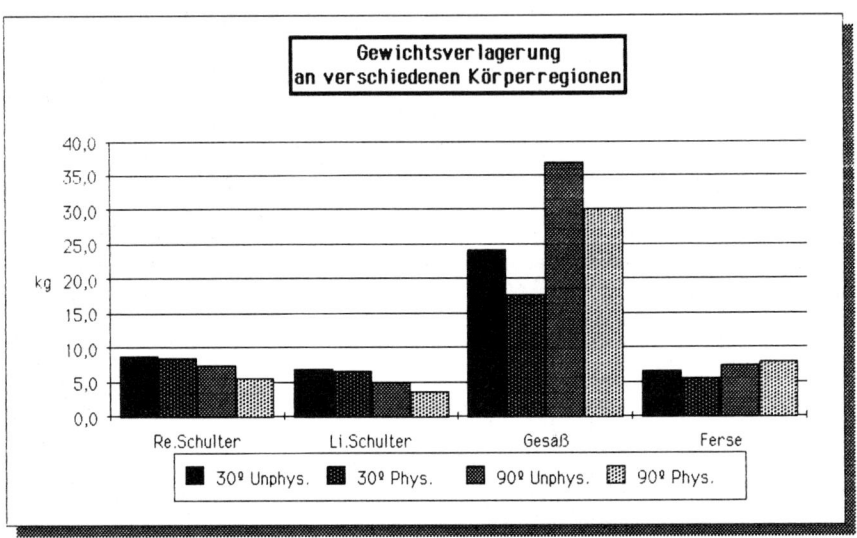

Abbildung 6 c

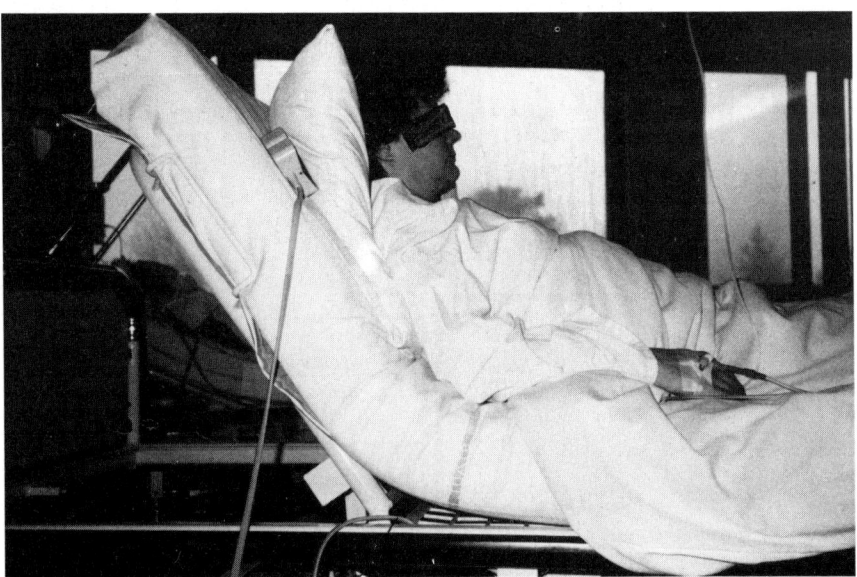

Abbildung 7 a:
Intensivpatientin mit unphysiologischer Abknickung postoperativ nach großer
abdomineller Operation. Die Abknickung läuft durch die LWS.

Abbildung 7 b:
Pneumologischer Patient mit schwerer Atembeeinträchtigung. Der Patient lagert sich selber so, daß die Abknickung in der Hüfte erfolgt. Nur so ist es ihm möglich, seine Lungenrestfunktion voll zu nutzen. Dabei überragt er das Kopfende jedoch um 20 Zentimeter.

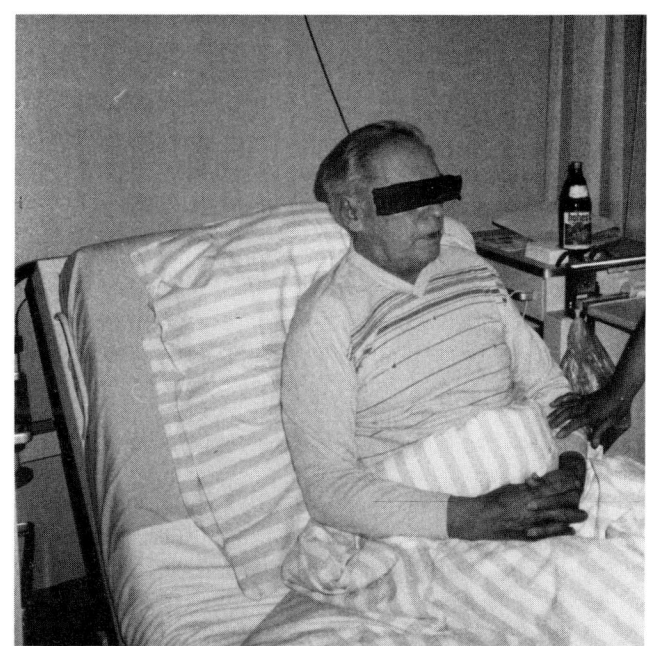

Abbildung 8:
Gerade bei großen Patienten (hier 1,96 m) wird deutlich, wie gefährdend sich die nicht hüftgerechte Abknickung auswirkt. Die Abknickung will bereits im BWS-Bereich ansetzen. Es ist eine deutliche Thoraxverkleinerung erkennbar.

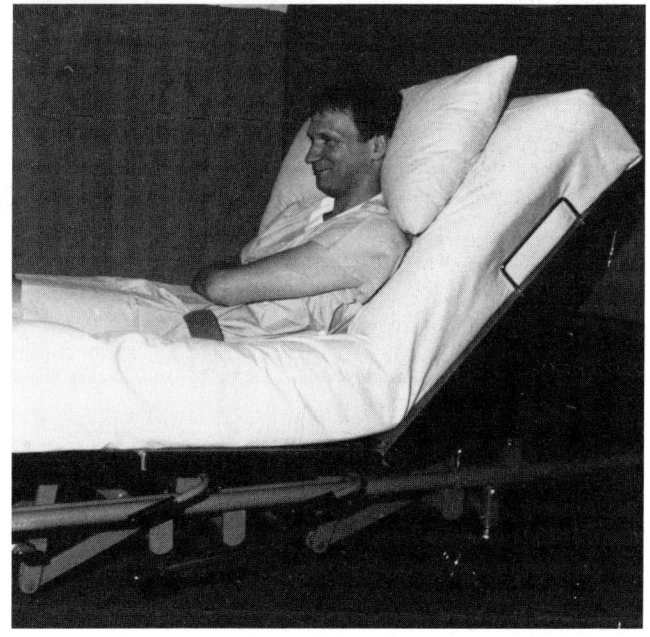

131

Bisher wurden bei großen Patienten Bettverlängerungen am Fußende ange-bracht. Jedoch verschlechtert diese Maßnahme noch mehr die Atmung und erhöht die auftretenden Scherkräfte.

Prinzip muß es deshalb sein, die physiologische Körperknickung zu unterstützen und eine Bettverlängerung primär am Kopfende und nicht am Fußende anzu-bringen.

Da wir bisher jedoch noch mit unseren alten unphysiologischen Betten umgehen müssen, könnte für dieses Problem zum Beispiel die Lösung aus den Abbildun-gen 9 a und 9 b vorgeschlagen werden.

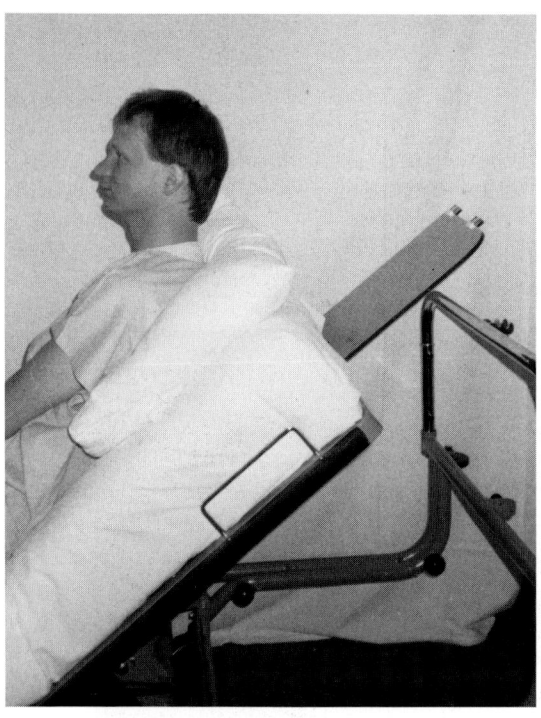 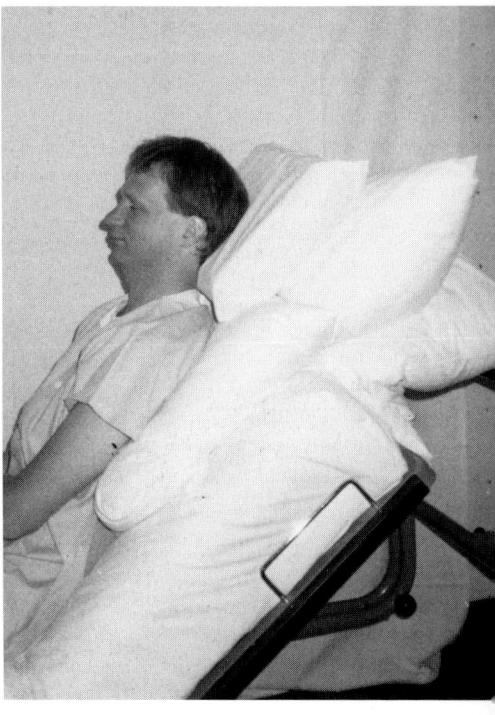

Abbildung 9 a:
Kopfendebrett herausgenommen und längs unter die Matratze gescho-ben ...

Abbildung 9 b:
... und der Freiraum wird nun mit Kissen ausgepolstert.

Wir erwarten aber, daß die Industrie sehr rasch auf die neuen Untersuchungser-gebnisse reagieren wird und eine Oberkörperteilverlängerung anbietet, die auch an die jetzt vorhandenen Betten angebracht werden kann.

Lagerung mittels Weichlagerungsmatratze

Auf den Abbildungen 10 a und 10 b wird deutlich, daß der Patient in die Matratze einsinkt. Der positive Aspekt wird im Beitrag von <u>Dr. Seiler</u> (Seite 57) beschrieben. Darüber hinaus ist aber auch zu erkennen, daß der Patient von der Matratze umschlossen wird. Er liegt sicher und fixiert. Diese Fähigkeit der Matratze kann besonders bei Patienten von Bedeutung sein, die möglichst ruhig liegen sollen und gleichzeitig druckentlastend gelagert werden müssen (zum Beispiel Patienten mit Knochenmetastasen oder nach großen Hüftoperationen).

Dabei muß jedoch bedacht werden, daß die hohe Adaption der Matratze, das dichte Umschließen des Körpers, zu einer Reduktion der Eigenbeweglichkeit führt. <u>Darum sollte diese Matratze möglichst nicht bei Patienten verwandt werden, die Bewegung wieder erlernen sollen oder wo jede Eigenbewegung erhalten bleiben soll.</u>

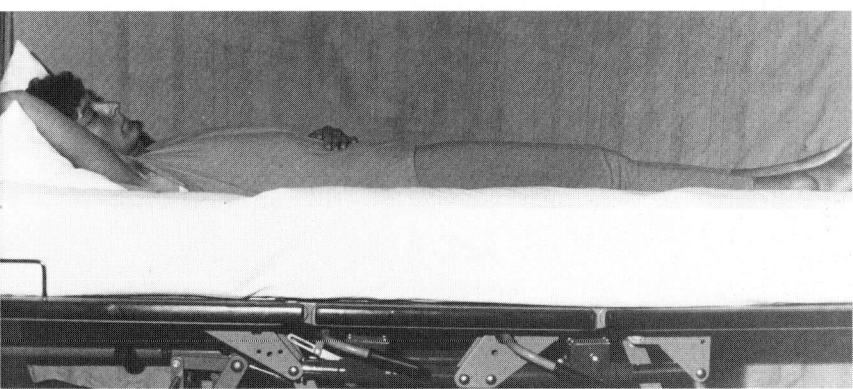

Abbildung 10 a (oben)   Abbildung 10 b

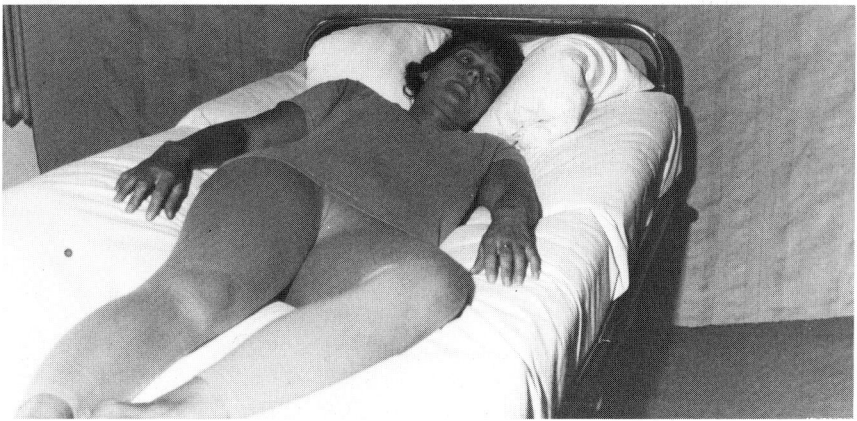

133

Lagerung mittels Schiefer Ebene

Eine der erfolgreichsten und am wenigsten arbeitsintensiven Lagerungsmöglichkeiten ist die „Schiefe Ebene".

Es wird <u>unter</u> die Matratze ein Material eingebracht, welches ca. zwanzig Zentimeter hoch ist und hierdurch eine Kippung der Matratze um 15 bis 20 Grad erreicht. Der Patient braucht dabei nicht umgelagert zu werden, sondern sein Gewicht verlagert sich innerhalb seines Körpers mehr auf den tieferliegenden Körperteil (zum Beispiel die gesamte linke oder rechte Körperhälfte). Dadurch erfolgt eine bessere Durchblutung der entlasteten Körperhälfte (Abbildung 11).

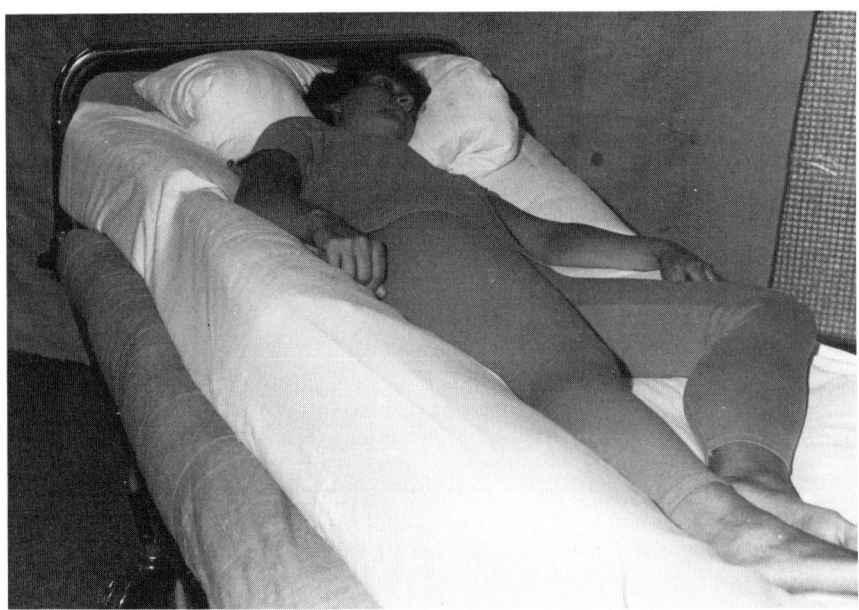

Abbildung 11

Zum Unterschieben unter die Matratze können Sie alle Materialien verwenden, die sich nicht viel zusammendrücken lassen, zum Beispiel:

– gerollte Bettdecke
– Schaumstoffkissen
– Hirsekissen
– Schaumstoffkeile
– gerollter Bademantel.

Wichtig ist hierbei, daß die Matratze an der gesamten Längsseite unterstützt wird.

134

Vorteile dieser Lagerung:

- kann von einer Pflegeperson ausgeführt werden
- sehr schonend, da Patient nicht bewegt werden muß
- besonders nachts muß Patient nicht geweckt werden
- Kissen können nicht herausfallen oder hinausgeworfen werden
- die „Schiefe Ebene" kann auch in aufgerichteter Position durchgeführt werden, d.h., ein Patient mit Atemnot, der einer korrekten Oberkörperhochlagerung bedarf, kann gleichzeitig auch noch seitlich druckentlastet werden. Dies ist von hoher Bedeutung, da gerade diese Patienten besonders sakraldekubitusgefährdet sind.

Der zeitliche Rhythmus der Schiefen Ebene ist genau wie bei allen anderen Lagerungswechseln: Mindestens **alle zwei** Stunden muß ein **Wechsel der Matratzenseite** erfolgen. Bei sakraldekubitusgefährdeten Patienten oder bei Patienten, die bereits einen Dekubitus aufweisen, muß zwischenzeitlich die Rückenlagerung völlig unterbleiben.

Ebenso wie bei der 30-Grad-Lagerung ist bei der Schiefen Ebene der Druck am Os Sakrum und am Trochanter major physiologisch, so daß eine Durchblutung stattfindet.

Komplikationen

Um Komplikationen zu vermeiden, empfiehlt es sich, an der tieferliegenden Körperseite ein Bettgitter anzubringen, damit der Patient ein Sicherheitsgefühl erhält.

Bei Weichlagerungsmatratzen muß das untergelegte Material sehr stabil sein und möglichst die gesamte Liegefläche abdecken. Dies geht mit Hartschaumstoffkeilen, die unter die Matratze geschoben werden. Wird ein zu schmales Material untergeschoben, so knickt die Weichlagerungsmatratze direkt am Materialende ein, und der Effekt kann nicht voll zur Geltung kommen.

Es können auch anstelle der Schaumstoffkeile entsprechende Holzkeile verwandt werden. Da diese Materialien sehr sperrig sind, muß zuvor die Deponierungsmöglichkeit geklärt werden.

30-Grad-Lagerung

Die 30-Grad-Lagerung von Dr. Seiler wird in seinem Beitrag schon sehr ausführlich beschrieben. Der Vollständigkeit halber wird hier noch darauf hingewiesen. Das Prinzip der Lagerung ist die Druckentlastung der gefährdeten Gebiete mittels 30-Grad-Körperdrehung durch Kissen oder andere Hilfsmittel auf der Matratze. Natürlich muß auch diese Lagerung dem Patienten angepaßt werden, zum Beispiel wird bei Notwendigkeit ein Kissen zur Unterstützung der Füße gegeben.

135-Grad-Lagerung

Die 135-Grad-Lagerung wird bisher wenig durchgeführt, ist aber eine sehr bequeme und patientenfreundliche Lagerung. Besondere Bedeutung gewinnt sie bei Vorliegen von Dekubitalwunden im Rückenbereich (Abbildung 12).

Durch das Kissen, welches unter den Oberkörper gebracht wird, liegt der Beckenkamm im vorderen Körperanteil nicht schwer auf.

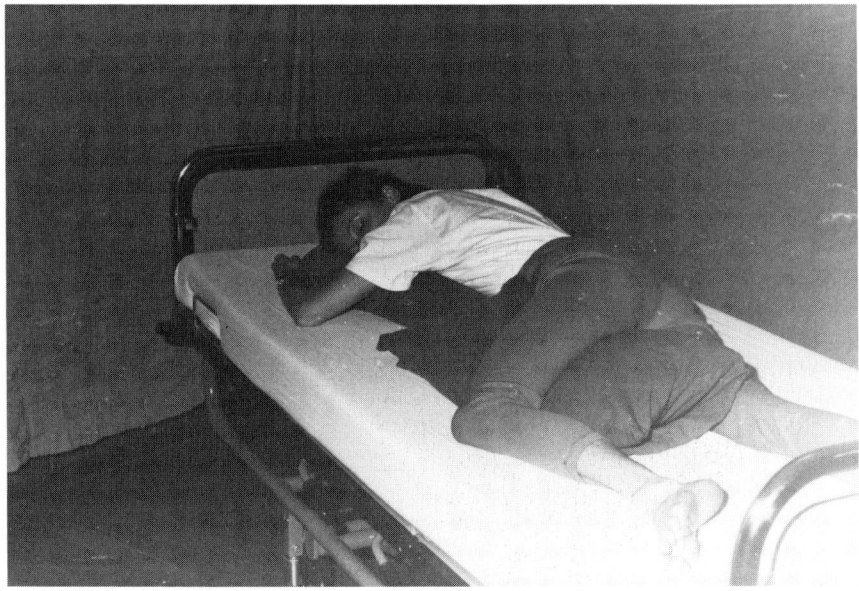

Abbildung 12

136

Besonders bewährt hat es sich bei desorientierten und somnolenten Patienten, dem Patienten ein Kissen von zu Hause zu geben, welches möglichst nach einem von ihm geliebten Menschen riecht. Wie auf den Bildern ersichtlich, nimmt der Patient das Kissen in den Arm und sein Kopf ist gleichzeitig unterstützt.

Die **Fünf-Kissen-Methode** stellt eine Form der Hohllagerung dar und wird auf Seite 75 behandelt.

V-Lagerung

Die V-Lagerung wird besonders bei Patienten angewandt, die dekubitalgefährdet sind oder bereits Dekubitalwunden an den Dornfortsätzen der Wirbelsäule haben. Von besonderer Bedeutung ist diese Lagerung jedoch auch bei liegenden Periduralkathetern oder Drainagen im Rückenbereich, damit Druckstellen vermieden werden.

Das Prinzip beruht auf der Hohllagerung. Benötigt werden zwei alte (nicht prall gefüllte) Federkissen. Diese werden zu sogenannten „Schiffchen" geformt, indem ein Teil des Kissens in den anderen Teil gestülpt wird. Jedes Kissen darf möglichst nur 20 mal 80 Zentimeter breit sein. Beide werden so gelegt, daß sie sich überkreuzen (Abbildung 13 a).

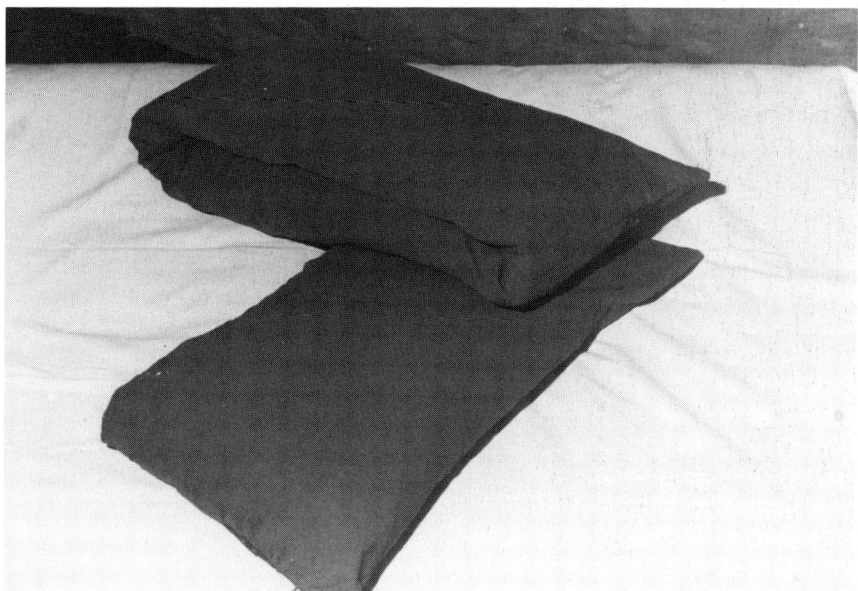

Abbildung 13 a

Diese Kissen werden V-förmig hinter den Patienten gebracht, so daß der Patient ab dem dritten Halswirbelkörper auf die Kissen zu liegen kommt und Hals und Kopf frei liegen (Abbildung 13 b).

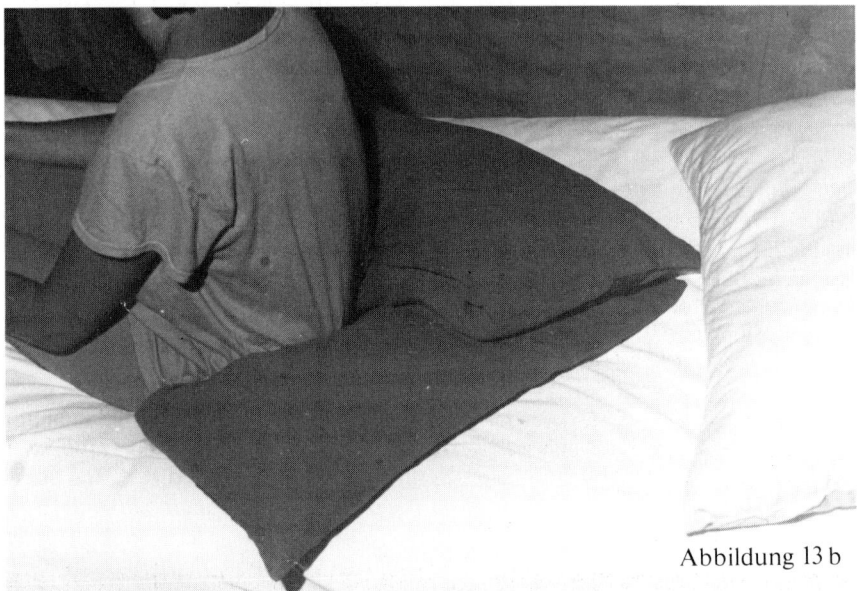

Abbildung 13 b

Der Patient legt sich zurück und bekommt eine eigene Kopfunterstützung (Abbildung 13 c).

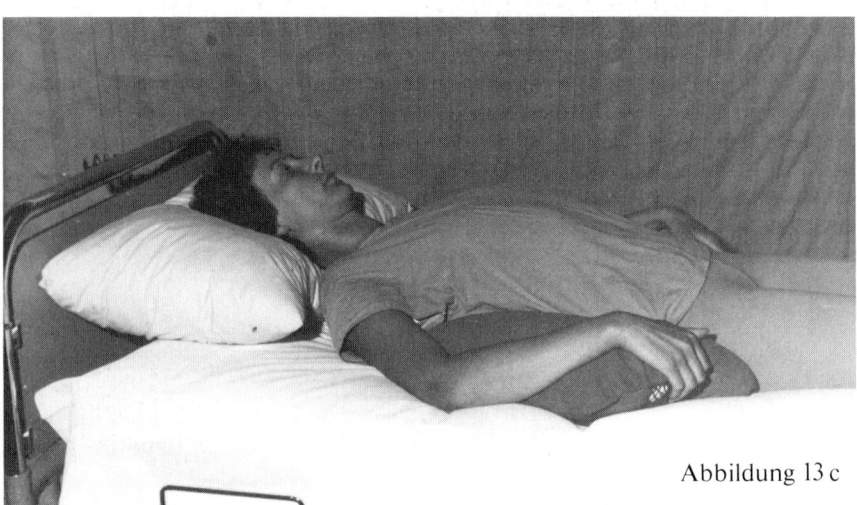

Abbildung 13 c

Seine Arme können sehr gut auf die Enden der Kissen gelagert werden. Nun liegt die Wirbelsäule frei. Der Oberkörper ist gut überdehnt.

Die V-Lagerung ist gleichzeitig eine sehr gute atemfördernde Lagerung. Die Lagerung kann sowohl im Liegen als auch im Sitzen durchgeführt werden. Sie bietet dem Patienten eine hohe Stabilität.

T-Lagerung (nach L. Risse)

Die T-Lagerung basiert ebenfalls auf dem Prinzip der Hohllagerung. Sie findet primär dann Anwendung, wenn eine Druckgefährdung oder Dekubitalwunde an den Schulterblattspitzen oder dem unteren Rippenrand auf dem Rücken vorliegt.

Zwei Kissen werden wie bei der V-Lagerung zu Schiffchen geformt. Nun werden sie jedoch so gelegt, daß sie sich wie ein „T" überkreuzen (Abbildung 14 a).

Der Patient wird so zurückgelegt, daß er mit der Wirbelsäule auf einem Kissen liegt und die Schulterblattspitzen oder/und der Rippenrand freiliegen (Abbildungen 14 b und 14 c).

Der Kopf wird separat unterstützt.

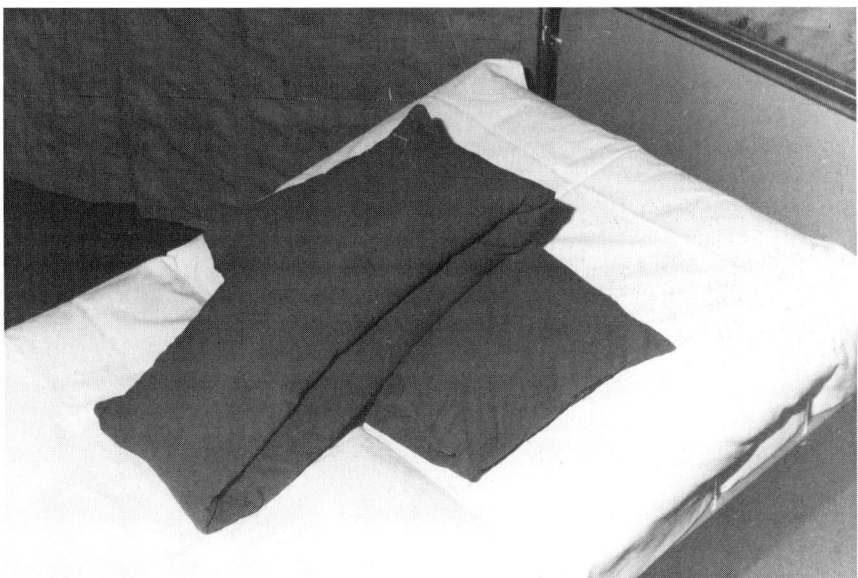

Abbildung 14 a

Diese Lagerung kann sowohl im Liegen als auch im Sitzen durchgeführt werden. Neben dem dekubitusspezifischen Aspekt dient die Lagerung besonders der Atemförderung.

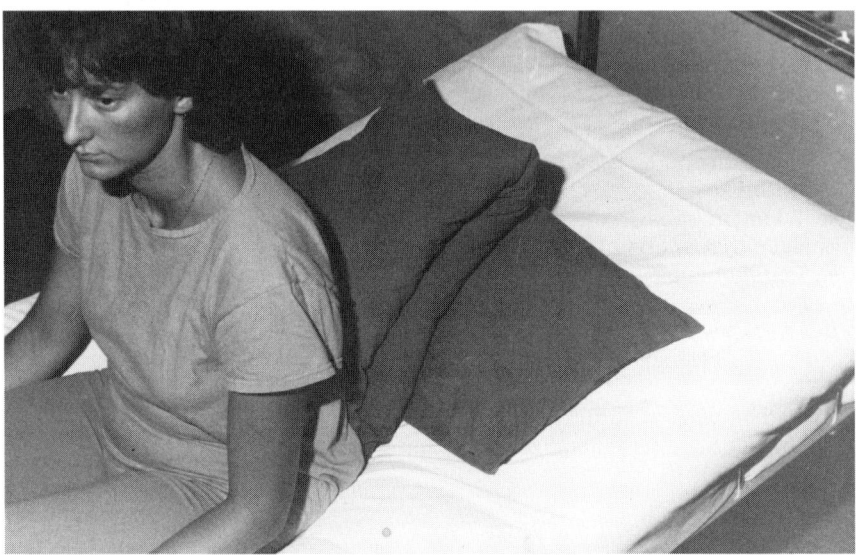

Abbildung 14 b

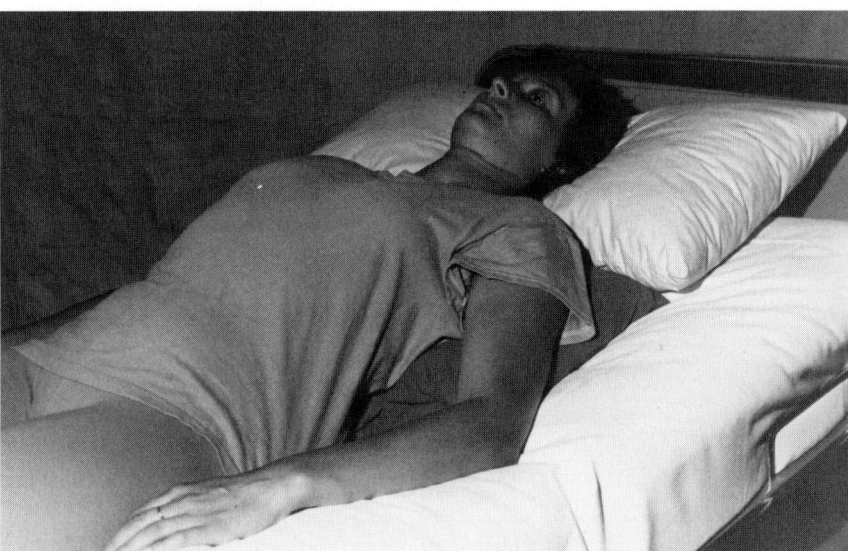

Abbildung 14 c

Zusammenfassung

Dieser Beitrag sollte deutlich machen, daß die dekubitusprophylaktische und -therapeutische Lagerung mittels einfachstem Material durchgeführt werden kann. Es bedarf nur einer genauen Patientenanalyse und einer wissenden Kreativität.

Uns erscheinen die hier vorgeschlagenen Lagerungsformen besonders für die Pflegenden im Nachtdienst und auch in der Gemeinde von Bedeutung. Weiterhin haben wir uns bemüht, mit wenig Material zu arbeiten, damit der Patient nicht in Kissen „erstickt" oder in seiner Aktivität beeinträchtigt wird.

Fotos: Ansgar Schürenberg, Christel Bienstein

Grafiken: © by Peter Kalhöfer.

Kann ein Dekubitus bereits im Operationssaal entstehen?

Von Klaus-Dieter Neander und Ralf Birkenfeld

Abstract

Es wurde der Frage nachgegangen, inwieweit die Lagerung der Patienten auf Operationstischen eine mögliche Dekubitusgefährdung darstellt. Dabei zeigte sich, daß die Auflagedrücke an den bekannten besonders gefährdeten Stellen hoch sind und somit davon ausgegangen werden kann, daß bei längeren operativen Eingriffen ein erhebliches Dekubitusrisiko besteht. Weiterhin konnte gezeigt werden, daß die im Handel befindlichen Antidekubitusauflagen für Operationstische die Auflagedrücke deutlich zu reduzieren vermögen.

Untersuchung: Druckbelastung auf normalen OP-Tischen

Die Entstehung eines Dekubitus ist Gegenstand verschiedenster Untersuchungen und Veröffentlichungen, wobei die Problematik insbesondere bei bettlägerigen Patienten diskutiert und verschiedene Prophylaxemaßnahmen und -hilfsmittel untersucht wurden.

Kaum Beachtung findet dabei die Fragestellung, ob bereits intraoperativ, bedingt durch harte Operationstische und lange OP-Zeiten, ein Dekubitus entstehen kann, der sich dann erst auf Station bemerkbar macht. Die Operationstische sind relativ hart, was dazu führt, daß der narkotisierte Patient durch das Eigengewicht und durch den Operateur bedingte zusätzliche externe Druckbelastung relativ hohen Auflagedrücken ausgesetzt ist. Dies muß dazu führen, daß der klassische Entstehungsmechanismus eines Dekubitus voll zum Tragen kommt: Abquetschung des Kapillarsystems durch hohen Auflagedruck – Gewebshypoxie – Nekrose. Da die so entstandene Nekrose erst nach Stunden bis Tagen nach der Operation auftritt, wird die Ursache des Dekubitus nicht intraoperativ gesucht, sondern der mangelnden Pflege und Prophylaxe durch das Pflegepersonal auf den Stationen angelastet.

Diese Überlegungen führten dazu, eine Untersuchung durchzuführen, die Auskunft über die Druckbelastung auf den normalen Operationstischen geben und die Wirksamkeit einiger spezieller Antidekubitusmatratzen für Operationstische prüfen sollte.

Die Fragestellung dieser Untersuchung lautete also:

– Wie hoch sind die Auflagedrücke bei normalen Operationstischen?
– Welchen Effekt haben verschiedene OA (Operationstischauflagen), die zur Dekubitusprophylaxe angeboten werden?

Versuchsaufbau

– Die Meßeinrichtung

Das Meßsystem für Druckverteilung auf weichen Unterlagen wurde vom Institut für Bewegungswissenschaften der Universität in Münster entwickelt und besteht aus Sensoren, die zu einer flexiblen Sensormatte zusammengefaßt sind. Mit einem Computer und der dazu gehörigen Soft-Ware konnten Druckprofile der auf den zu testenden Matratzen liegenden Probanden erstellt werden.

Das Meßsystem erlaubte die gleichzeitige Aufzeichnung von 512 Druckmeßpunkten in Form eines 70stufigen Farb- und Zeichencodes.

– Operationstisch/ Antidekubitusmatratzen

Auf einem normalen Operationstisch, der vollkommen waagerecht ausgerichtet war, wurden folgende Auflagen untersucht:

1. Fa. Invatech: Sof-care OP-Tischauflage
2. Fa. S & M: Primamed Antidekubitus Ganzkörper-Unterlage
3. Fa. Lück: Rhombo-fill OP-Tischpolster

– Durchführung

Die zwanzig männlichen und weiblichen Probanden legten sich jeweils für vier Einzelmessungen pro Operationstisch und Antidekubitusmatratze möglichst entspannt und ruhig in Rückenlage auf die Meßmatte, nachdem der Operationstisch waagerecht ausgerichtet und die zu testende Antidekubitusmatratze jeweils nach Angaben der Hersteller vorbereitet und plaziert war.

Ergebnisse

Die Abbildungen 1 – 4 zeigen exemplarisch die Ergebnisse eines Probanden. Die Farbkodierungen können in folgender Weise grob interpretiert werden: (Abbildung 1) Zu der Untergrundfarbe eines Feldes, die eine bestimmte Druckgröße repräsentiert, wird die im Feld stehende Ziffer addiert.

Beispiel: Untergrundfarbe: rot (entspricht 20mmHg)
Ziffer im Feld: 7
Druck: 20 + 7 mmHg

Dabei ist das Gesamtbild des Druckprofiles zu berücksichtigen. Einzelne Felder, die von ihrer Umgebungsmessung auffallend stark abweichen, sollten nicht überbewertet werden.

144

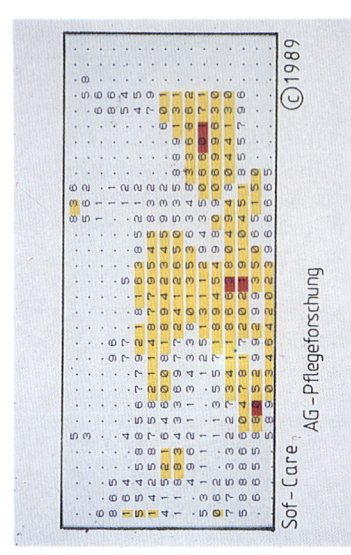

Abbildung 1

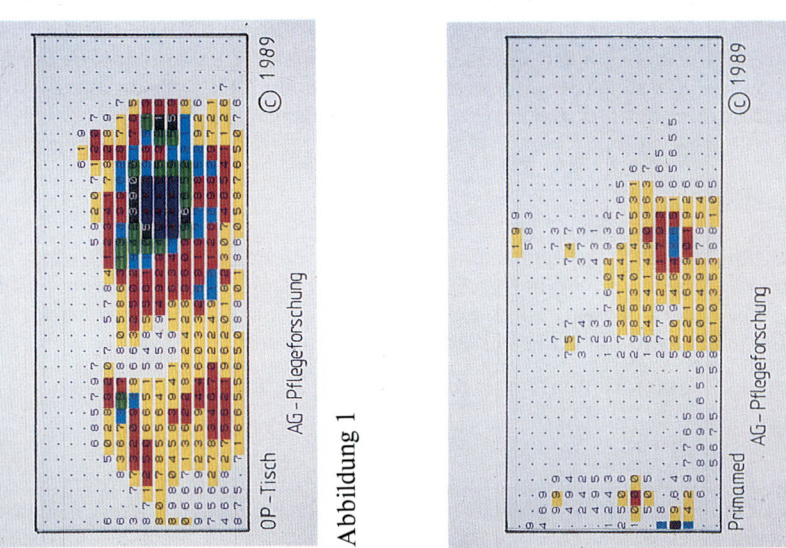

Abbildung 2

Abbildung 3

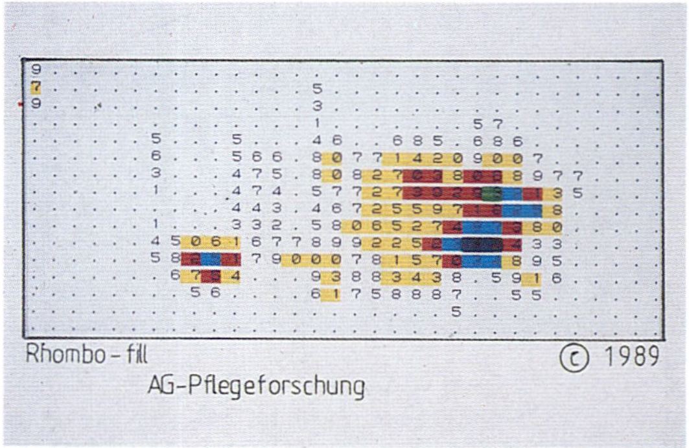

Abbildung 4

– Operationstisch

Die Operationstische zeigen eine sehr dichte, hohe Druckbelastung über den gesamten Bereich der Meßmatte. Auflagedrücke bis in den violetten Farbbereich (d.h. bis 70 mmHg), sind oftmals großflächig anzutreffen (Abbildung 1).

– Antidekubitusmatratzen

Die Sof-Care Matratze (Fa. Invatech) wird wie eine Luftmatratze gefüllt und gewährleistet über die Profilgestaltung der Matratzenoberfläche eine Druckverteilung. Im wesentlichen sind hier Drücke im Bereich bis 20 mmHg über der gesamten Meßmatte erzielt worden (Abbildung 2).

Das Gelkissen Primamed (Schülke & Mayr) (Abbildung 3) und die OP-Tischauflage Rhombo-Fill (Fa. Lück) (Abbildung 4) zeigten ähnlich gute Eigenschaften. Gelegentlich werden hier Druckbereiche bis zu 30 mmHg angetroffen.

Die Anschaffung solcher Systeme erscheint demnach grundsätzlich empfehlenswert. Da die Meßergebnisse für die drei geprüften OP-Tisch-Auflagen fast gleich waren, müssen weitere Kriterien vor der Kaufentscheidung berücksichtigt werden: Die Haltbarkeit solcher OP-Tisch-Auflagen muß sorgsam überprüft werden, die Möglichkeit der Desinfektion muß gegeben sein und der dafür erforderliche Aufwand und die entstehenden Kosten müssen miteinander verglichen werden. Es muß geklärt werden, ob mikroklimatische Bedingungen (z.B. Temperaturentwicklung zwischen Patientenhaut und OP-Unterlage) die Bevorzugung eines Systems sinnvoll erscheinen lassen, und nicht zuletzt müssen die Kosten der einzelnen Systeme bei der Anschaffung geklärt werden. Gerade die Tatsache, daß die getesteten Systeme in ihren Drücken ähnlich zu beurteilen sind, legt nahe, weitere Kriterien für eine genaue Marktanalyse heranzuziehen.

Welchen Effekt hat „Eisen und Fönen" zur Dekubitusprophylaxe?

Teil 1: Hygienische Aspekte des „Eisen und Fönen"

Von Klaus-Dieter Neander, Ralf Birkenfeld

Teil 2: Wirksamkeit der Methode „Eisen und Fönen"

Von Klaus-Dieter Neander, Ralf Birkenfeld, Hans-Jürgen Flohr, Vera Geldmacher

Abstract

Der Beitrag stellt die Ergebnisse von Untersuchungen über die hygienischen Auswirkungen sowie die Wirksamkeit des „Eisen und Fönen" vor. Die Untersuchung des Grades der Hyperämisierung der Haut nach alleiniger Druckentlastung bzw. nach Druckentlastung mit „Eisen und Fönen"zeigt deutlich, daß die Methode „Eisen und Fönen" die Hyperämie negativ beeinflußt, daß die alleinige Druckentlastung zu einer deutlich ausgeprägteren Hyperämie führt. Innerhalb des Beitrags wird dieses anhand von Untersuchungen belegt.

Eigene Untersuchungen mit wissenschaftlichen Methoden

Eine der immer noch gängigen Prophylaxemaßnahmen zur Verhinderung eines Dekubitus hat sich im Sprachgebrauch als „Eisen und Fönen" etabliert.

In den verschiedensten Lehrbüchern und Veröffentlichungen wird diese Methode allerdings kontrovers diskutiert, ohne jedoch entsprechende Belege für oder gegen die Wirksamkeit dieser Prophylaxemaßnahme anzuführen.

Unsere Arbeitsgruppe hat daher versucht, mit wissenschaftlichen Methoden dieses Problem anzugehen.*) An dieser Stelle soll lediglich kurz auf unsere Untersuchungen eingegangen werden, um in diesem Buch den neuesten Wissensstand zum Thema „Eisen und Fönen" vorstellen zu können. Aus Zeitgründen ist es uns leider nicht möglich, die Untersuchungen detailliert vorzustellen; wir bitten den geneigten Leser, die entsprechende Fachliteratur zu beachten.

Warum wird die Methode „Eisen und Fönen" benutzt?

Von Befürwortern der Methode „Eisen und Fönen" wird betont, daß die Hautdurchblutung positiv beeinflußt werden kann. Der Kältereiz auf der Haut würde eine Dilatation der Hautgefäße auslösen, was zu einer erheblichen Durchblutungssteigerung führen würde, die durch das anschließende Fönen noch gesteigert werden könne. In der Diskussion wird dabei immer wieder betont, daß mit dieser thermischen Wechselbehandlung das Kneipp'sche Prinzip zur Anwendung komme, das ja auch eine kreislaufrelevante Wirkung habe.

Diese Maßnahme wird von 62 Prozent des Pflegepersonals zur Dekubitusprophylaxe eingesetzt. Juchli (Juchli 1983) beschreibt diese Methode ausführlich, andere Lehrbücher empfehlen sie ebenfalls zu therapeutischen Zwecken. Unumstritten ist das Eisen und Fönen freilich nicht, wie neuere Publikationen belegen (Bieringer, 1987, Weh, 1988).

Andere Befürworter argumentieren mit der Tatsache, daß mit dem Kältereiz sog. Schmerzmediatoren gehemmt würden, die durch eine Wunde freigesetzt werden.Somit könne zusätzlich sogar der Dekubitusschmerz „behandelt" werden.

Teil 1:
Hygienische Aspekte des „Eisen und Fönen"

Wir haben uns mit diesem Problem zunächst aus der Sicht der Hygiene beschäftigt und sind dabei der Frage nachgegangen, ob durch die Maßnahme „Eisen und Fönen" eine Veränderung der Keimzahl auf der so behandelten Haut nachzuweisen ist (Birkenfeld u.a., 1989). Wir gingen von der These aus, daß durch die kreisenden Bewegungen beim Eisen, die eine mechanische Verteilung der Keime grundsätzlich ermöglichen und durch „Wirbeleffekte" beim Fönen, die Haut mehr Keime aufweist, als vorher. Dabei ging es uns um den grundsätzlichen Nachweis der Veränderung der Keimzahl. Denn wenn eine Keimvermehrung stattfindet, ist die Möglichkeit einer Infektion der Haut grundsätzlich vorhanden.

An 31 Patienten wurde daher folgendes Experiment durchgeführt:

Es wurde Eis in einen sterilen Einmalhandschuh gefüllt; mit diesem wurde die Haut am Os sacrum drei Minuten in kreisenden Bewegungen „geeist" und anschließend die Hautstelle mit dem Fön, ebenfalls drei Minuten, gefönt. Vom sterilen Handschuh, von der Haut vor und nach dem Eisen, vom Handschuh nach dem Eisen und von der Haut nach dem Fönen wurden Abstriche genommen und von der Abteilung für Klinikhygiene ausgewertet.

Die Ergebnisse sprechen für sich: Wie erwartet, war bei 58 Prozent der Patienten eine Keimvermehrung nachweisbar. Addiert man die Gesamtkeimzahl an den Handschuhen nach dem „Eisen" zu der Gesamtzahl auf der Haut nach Abschluß des „Eisen und Fönen" hinzu, erhöht sich die Anzahl der Patienten, bei denen eine Keimzahlerhöhung an der behandelten Stelle nachweisbar war, auf 64 Prozent.

Bei fünf Patienten konnte nach Abschluß der Pflegemethode keine Keimzahlvermehrung festgestellt werden. Bei sechs Patienten war bereits zu Beginn der Untersuchung die Keimbesiedlung auf der Haut so stark, daß diese ebenfalls aus der Untersuchung herausfallen (insgesamt 11 Patienten, 36 Prozent).

Die Untersuchung macht deutlich, daß die Methode des „Eisen und Fönen" aus hygienischer Sicht eine potentielle Gefährdung des Patienten darstellt. Bei eventuell bestehenden Mikroverletzungen der Haut, die mit dem bloßen Auge nicht zu erkennen sind, kann die Keimverschleppung zur Infektion der Haut führen, da vor der Behandlung nicht bekannt ist, ob die Keime, die man mittels „Eisen und Fönen" verteilt, pathogen sind oder nicht. Ob die Infektion klinische Bedeutung hat, d.h., ob der Patient alle Anzeichen einer Infektion bekommt, die dann entsprechend therapiert werden muß, hängt neben der Pathogenität der Keime auch von der Abwehrlage des Patienten und ähnlichen Kriterien ab.

Es bleibt also festzustellen: Die Methode „Eisen und Fönen" birgt die Gefahr in sich, eine Infektion der behandelten Hautareale zu provozieren, weil durch mechanische Verteilung (Eisen) und durch Wirbeleffekte (Fönen) die Keimzahl auf der Haut teilweise drastisch erhöht wird. Aus diesem Grunde ist die Prophylaxemaßnahme „Eisen und Fönen" grundsätzlich abzulehnen.

Teil 2:
Wirksamkeit der Methode „Eisen und Fönen"

In einer zweiten Untersuchung, unterstützt von der Agnes Karll Stiftung für Pflegeforschung des Deutschen Berufsverbandes für Krankenpflege, haben wir uns mit der folgenden Fragestellung auseinandergesetzt.

1. Welchen Einfluß hat die Druckbelastung auf die Haut und wie verhält sich die Durchblutung nach Druckentlastung?

2. Welchen Einfluß hat die Methode des „Eisen und Fönen" auf die Haut nach einer bestimmten Druckbelastung?

3. Unterscheiden sich die beiden Verhaltensweisen der Durchblutung deutlich voneinander?

Durchführung der Untersuchung:

– Methode

Hervorragende Dienste leistet die Laser-Doppler-Flowmetrie zur Messung der Hautdurchblutung. Die Methode steht seit einigen Jahren zur Verfügung, sie wurde bei diversen experimentellen Bedingungen bereits mit Erfolg eingesetzt und hat folgende Vorteile:

Berührungsfreie, kontinuierliche und quantifizierende Messung bei relativ hoher Empfindlichkeit.

Um unter experimentellen Bedingungen arbeiten zu können, mußte die Druckapplikation auf die Haut genau definierbar sein. Dazu wurde ein spezieller Druckstempel mit integrierter Druckmessung entwickelt, so daß der Druck auf der Haut des Trochanters sehr exakt dosiert werden konnte.
Definierte Kälte- und Wärmereize wurden mit einem von uns entwickelten Spezialgerät durchgeführt, das im wesentlichen aus zwei Peltier-Elementen und einem Thermostat bestand. Die Peltier-Elemente sind innerhalb weniger Sekunden über das Thermostat zu temperieren, d.h. es ließ sich eine Temperatur von 0 bis 60 Grad Celsius schnell und genau einstellen.

– Durchführung

Den Probanden wurde der oben beschriebene Druckstempel auf die Haut des Trochanters aufgesetzt und für eine Stunde lang ein Druck von 100 mmHg ausgeübt. Dabei wurde kontinuierlich die Hautdurchblutung gemessen. Anschließend wurde der Druck auf Null reduziert und auch hier gleichzeitig die Hautdurchblutung mittels Laser-Doppler-Flowmetrie gemessen.
In einer zweiten Meßserie wurde wie in der ersten Meßserie vorgegangen, allerdings nach der Druckentlastung sofort ein „Kältereiz" von + 10 Grad Celsius für drei Minuten und anschließend ein Wärmereiz von + 40 Grad Celsius appliziert. Das oben beschriebene Gerät, mit welchem die Temperaturen appliziert werden konnten, wurde dabei ohne Druck auf die Haut gebracht. Die Wahl der gewählten Temperaturen ergab sich aus hier nicht näher zu diskutierenden Vorversuchen und Überlegungen.

Druckentlastung allein.
Druckentlastung mit „Eisen und Fönen".

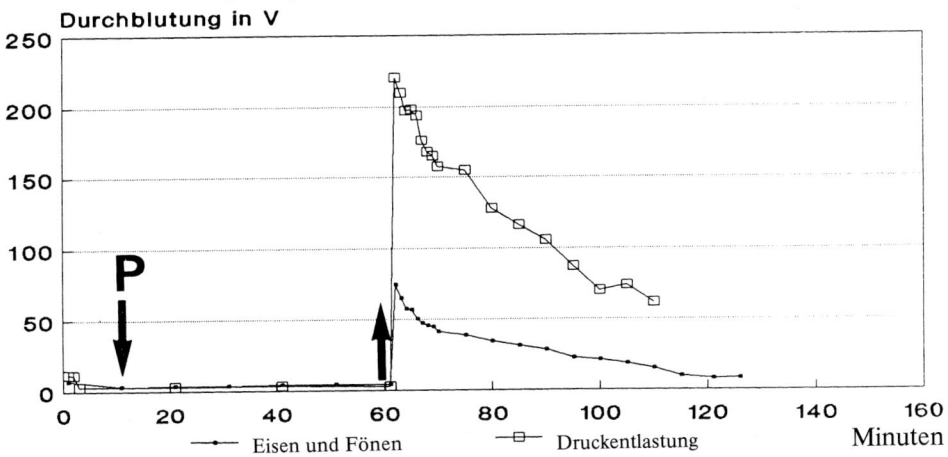

149

– Ergebnisse

An Hand der Abbildung soll exemplarisch gezeigt werden, zu welchen Ergebnissen diese Untersuchung gekommen ist. Die Kurve, die durch alleinige Druckentlastung erzielt wurde, zeigt eine sehr ausgeprägte Zunahme der Durchblutung im Sinne einer Hyperämie. Diese Hyperämiephase war bei den Probanden verschieden stark ausgeprägt, aber immer deutlich nachweisbar. Die Hyperämiephase klang dann nach einigen Minuten wieder ab.

Die Kurve, die durch Druckentlastung in Kombination mit „Eisen und Fönen" entstand, zeigt hingegen eine deutlich geringere Durchblutung der Haut; das Nachlassen der Hyperämie scheint auch schneller zu gehen.

Es erscheint uns daher gerechtfertigt, die Methode des „Eisen und Fönen"abzulehnen, da neben anderen Nachteilen, die an anderer Stelle bereits diskutiert wurden, ein weiterer Nachteil besteht:
Die Durchblutung wird durch die Methode des „Eisen und Fönen" nicht verbessert, sondern im Vergleich zur alleinigen Druckentlastung sogar verschlechtert.

*) Mit Unterstützung der Agnes-Karll-Stiftung für Pflegeforschung.

TEIL III

aus: Dekubitus – Prophylaxe Therapie
Bienstein, Chr., Schröder, G., et. al.

Fünf Prinzipien zur Dekubitustherapie

Von Walter O. Seiler

Abstract

Wir haben unsere Therapie der Dekubitalulzera standardisiert. Unser Behandlungsplan beruht auf fünf Therapieprinzipien oder Zielen, die sich nach den hauptsächlichen Ursachen einer verzögerten Dekubitusheilung richten, und der hier vorgestellt wird. Da eine Heilung ohne ausreichende Sauerstoffversorgung, d. h. Blutversorgung, nicht stattfindet, sind Maßnahmen zur Verbesserung der Blutversorgung und damit zur Verbesserung der Sauerstoffversorgung des Dekubitalulkus von entscheidender Bedeutung. Eine optimale lokale Blutzirkulation wird nur durch ständige Druckentlastung der zuführenden Gefäße garantiert.

Mittels superweichen Matratzen und der Technik des Umlagerns in 30-Grad-Schräglage kann die Sauerstoffversorgung an kritischen Hautstellen verbessert werden. Sauberes, rotes Granulationsgewebe erreicht man erst nach Entfernen nekrotischen Gewebes und nach Sanierung der lokalen Infektion. Der Wundverband schützt das neugebildete Granulationsgewebe vor Reinfektion, Austrocknung und Retraumatisierung, besonders während des Verbandwechsels, und offeriert dem Granulationsgewebe ein feuchtes, ernährendes Milieu. Die Beseitigung von Risikofaktoren wie Bewußtlosigkeit oder Fieber sowie die Verbesserung des Allgemeinzustandes schaffen die notwendigen Voraussetzungen für eine gute Heilungstendenz. Zusätzliche Maßnahme bleibt höchstens noch eine operative Intervention bei ausgedehnten Dekubitalulzera.

Erfolgreiche Eliminierung der Polypragmasie in bezug auf die Dekubitustherapie in unserer Klinik

Unzählige Theorien und Empfehlungen befassen sich mit der Dekubitusbehandlung, doch dienen diese widersprüchlichen Berichte oft mehr der Verwirrung als der Klärung. In der Dekubitustherapie gilt es daher, die enorme Polypragmasie zu eliminieren.

Dies haben wir an unserer Klinik ab 1977 erfolgreich praktiziert. Zu diesem Schritt ermutigte uns auch die Feststellung von Zederfeldt (1980) über die verzögerte Wundheilung:

„Man kann mit Sicherheit feststellen, daß es bis heute noch keine Substanzen oder Methoden gibt, welche die Wundheilung beschleunigen oder die Qualität des Heilungsprozesses über das normale Maß hinaus verbessern, mit einer Ausnahme vielleicht, der erhöhten Sauerstoffzuführung zu den Epithelzellen.

152

Eine Wundersalbe, welche in der Lage wäre, die Wundheilung zu stimulieren gibt es nicht, da in einem normal heilenden Ulkus die Fibroblasten und Epithelzellen nicht über das normale Maß hinaus stimuliert werden können."

Diese Befunde rechtfertigen es, die Polypragmasie abzuschaffen und an ihrer Stelle einfache und rationale, auf der Pathophysiologie der Wundheilung basierende Methoden, einzuführen.

Nach Zederfeldt (1980) geht es also darum, jene Faktoren, welche die Wundheilung verzögern, zu identifizieren und zu beseitigen.

Solche Faktoren sind:

1. Gewebehypoxie

2. Nekrotische Beläge auf dem Ulkus

3. Lokalinfektion

4. Ungeeignete lokale Behandlungsmaßnahmen

5. Systemisch wirkende Krankheiten oder Zustände, welche die Mobilität des Patienten und die Wundheilung verschlechtern.

Fünf Therapieprinzipien

1. Wiederherstellung einer genügend großen, lokalen Gewebesauerstoffspannung durch Wiederherstellung der Blutversorgung mittels vollständiger Druckentlastung

2. Entfernen der Nekrose durch chirurgisches oder enzymatisches Debridement. Einsatz wundreinigender Behandlungsmethoden

3. Sanierung der lokalen Infektion möglichst ohne Einsatz von Lokaldesinfektionsmitteln

4. Wahl von Wundverbänden, die physiologische Bedingungen für Granulationsbildung schaffen

5. Behandeln oder eliminieren der Dekubitus-Risiko-Faktoren: zum Beispiel verbessern des Allgemeinzustandes des Patienten, hyperkalorische Ernährung und Mobilisation.

– Therapieprinzip: Lokale Druckentlastung

Zur Wundheilung wird eine gewisse lokale Gewebesauerstoffkonzentration benötigt. Nur durch Druckentlastung gefährdeter Hautareale läßt sich die Sauer-stoffversorgung an diesen Stellen augenblicklich normalisieren. Ohne Druckentlastung ist daher eine Wundheilung nicht möglich. Alle anderen Maßnahmen sind bei fehlender gleichzeitiger Druckentlastung sinnlos. Weist ein Dekubitalulkus eine schlechte Heilungstendenz auf, so liegt eine ungenügende Druckentlastung vor. Bei nichtheilenden Dekubitalulzera werden immer wieder andere Ursachen aufgeführt wie etwa übermäßiges Schwitzen, Urin- und Stuhlinkontinenz, vernachlässigte Hygiene usw. Dadurch wird vom eigentlichen Ziel der Druckentlastung, welche zur Normalisierung der Hautdurchblutung führt, abgelenkt.

Die Normalisierung der Durchblutung wird weder durch Massieren Ek (1985), noch mittels Applikation von Lokaltherapeutika oder der Anwendung von elektromagnetischer Strahlung jeglicher Wellenlänge Torrance (1981) oder durch lokale oder systemische Applikation von Vasodilatoren Dettli, (1973); Fagrell, (1973) erreicht.

Therapeutische Lagerung

Genügt bei der Prophylaxe die superweiche Lagerung bei ca. 80 Prozent der dekubitusgefährdeten Patienten, so gilt dies nicht für die Dekubitustherapie. Mit der Therapie kommt die therapeutische Lagerung zur Anwendung. Therapeutische Lagerung bedeutet: Lagern des Patienten auf einer superweichen Matratze und gleichzeitiges Umlagern. Der Patient darf nicht mehr auf seinem Dekubitalulkus liegen, auch nicht während weniger Minuten zur Einnahme der Mahlzeit. Letzteres ist ohne weiteres in der 30-Grad-Schräglage möglich.

Je nach Dekubituslokalisation wird eine bestimmte Lagerung gewählt. Das Pflegepersonal muß genau bestimmen, welche Lagerung in bezug auf ein Ulkus möglich ist. Zum Beispiel darf ein Patient mit einem sakralen Dekubitus auf keinen Fall in Rückenlage liegen, erlaubt ist jedoch die 30-Grad-Schräglage links und die 30-Grad-Schräglage rechts. Damit stehen immer noch zwei Positionen für das Umbetten zur Verfügung. Analoges gilt für andere Dekubituslokalisationen
(

1. THERAPIEPRINZIP: DRUCKENTLASTUNG

Superweich lagern <u>und</u> umlagern

Trochanterdekubitus rechts

Rückenlage
Schräglage links

Trochanterdekubitus links

Rückenlage
Schräglage rechts

Sacraler Dekubitus

Schräglage rechts
Schräglage links

Sitzbeindekubitus

Rückenlage
Schräglage rechts + links

Fersendekubitus

Schräglage rechts
Schräglage links
Freilagern
Fersenschoner

Therapieprinzip: Lokale Druckentlastung mit therapeutischer Lagerung.

– Therapieprinzip: Nekrosenentfernung und Wundreinigung

Nekrotisches Gewebe schafft ideale Bedingungen für das Keimwachstum, insbesondere für das Wachstum anaerober Bakterien, und es verhindert die Bildung von Granulationsgewebe. Granulationsgewebe aber dient den Epithelzellen als Basis, um über das Ulkus zu wandern. Ohne Granulationsgewebe tritt also keine Epithelisierung auf. Zudem verdecken nekrotische, schwarze Beläge das Ulkus. Die eitrige Entzündung kann unbemerkt in tiefere Hautschichten eindringen und zur Osteomyelitis führen.

Aus diesem Grunde muß initial die Behandlung der Nekrose aggressiv erfolgen, d. h. innerhalb von zwei bis drei Wochen sollte das Ulkus nekrosefrei werden. Ausgedehnte Nekrosen werden durch den Chirurgen debridiert.

Im Intervall zwischen den einzelnen chirurgischen Debridements oder wenn nur noch dünne nekrotische Beläge das Ulkus bedecken, hat sich eine kurzfristige (bis zu 7 Tagen) Applikation enzymatischer Präparate bewährt. Die enzymatische Nekrolyse spaltet die denaturierten Eiweiße der Nekrose in wasserlösliche Aminosäuren auf. Diese können beim Verbandwechsel mittels Ringerlösung weggespült werden. Bewährte enzymatische Präparate zur Nekrolyse sind Kolagenase, Fibrinolysin, Desoxyribonuklease, Streptokinase und Streptodornase. Wenn diese Präparate nach siebentägiger Applikation keine Wirkung zeigen, ist wieder auf Ringer'sche Lösung umzustellen, da diese ebenfalls eine sehr gute Reinigungspotenz aufweist. Regelmäßige Verbandwechsel – anfänglich eventuell viermal täglich – und dauerndes Feuchthalten der Ulzera mittels Ringerlösung garantieren nach unserer Meinung die beste Wundreinigung. Bald nach Einsetzen dieser Therapie wird sauberes rotes Granulationsgewebe auftreten. Ist dies nicht der Fall, liegt die Ursache an einer schlechten Druckentlastung. Dies sollte dann überprüft werden.

– Therapieprinzip: Sanierung der Lokalinfektion

Ulzerationen in ischämischem Gewebe, zu dem auch Dekubitalgeschwüre zählen, sind besonders anfällig für eine lokale Infektion. Die bakterielle Infektion verzögert den Heilungsverlauf. Bei der Phagozytose von Bakterien verbrauchen die Leukozyten viel Sauerstoff, weshalb eine signifikante Infektion die Gewebesauerstoffspannung noch weiter, oft sogar bis auf Null, vermindert. Umgekehrt läßt sich durch Verbesserung der örtlichen Sauerstoffkonzentration, welche nur durch Druckentlastung erreicht werden kann und durch Beseitigen devitalisierten Gewebes (Nekrosenentfernung), die Infektionsanfälligkeit herabsetzen.

Lokaldesinfektionsmittel üben eine toxische Wirkung auf das neugebildete Granulationsgewebe aus und schädigen die körpereigene Abwehr, indem sie immunologisch aktive Substanzen im Ulkus inaktivieren und zytotoxisch auf die Phagozytosezellen einwirken. Nach Rodeheaver (1980) sollte ein Ulkus wie die Augenbindehaut behandelt werden: Man sollte nur jene Substanzen auf ein Ulkus applizieren, die man auch in den Konjunktivalsack träufeln darf. Anstelle von Lokaldesinfektionsmitteln wird der körpereigenen Immunabwehr der Vorzug gegeben.

Seit einigen Jahren haben wir jegliche Applikation von Lokaldesinfektionsmitteln auf Dekubitalulzera unterlassen und beobachten nach wie vor eine gute Heilungstendenz.

Diagnostik der Lokalinfektion

Prinzipiell liegt eine Lokalinfektion vor, wenn wir die fünf klassischen Zeichen der Entzündung vorfinden: Rötung, Überwärmung, Schmerz, Schwellung und Behinderung der Rehabilitation.

Ist keines dieser fünf klassischen Zeichen der Infektion vorhanden, kann eine relevante Lokalinfektion mit großer Wahrscheinlichkeit ausgeschlossen werden. Das Pflegepersonal hat daher jeden Morgen beim Verbandwechsel darauf zu achten, ob eine Infektion vorliegt, welche die Intervention des Arztes verlangt.

Liegen aber Zeichen einer Entzündung vor, so wird der Arzt gemäß Resistenzprüfung des bakteriologischen Abstriches eine entsprechende Antibiotikatherapie einleiten. Von einer Anwendung lokaler Desinfektionsmittel soll wegen Schädigung der Makrophagen und Epithelzellen abgesehen werden. Das frühzeitige Erkennen einer relevanten lokalen Infektion ermöglicht die Vermeidung septischer Komplikationen oder deren rechtzeitige antibiotische Behandlung.

– Therapieprinzip: Möglichst physiologischer Wundverband

Nach Winter (1971) heilen Wunden unter einem feuchten Verband schneller als bei trockener Behandlung mit Krustenbildung. Der Verband soll aber nicht nur dauernd feucht, sondern auch luftdurchlässig sein, damit möglichst viel Luftsauerstoff an die Ulkusoberfläche herandiffundieren kann.

Nach Lawrence (1982 a, 1982 b) hat ein Wundverband folgende Aufgaben:
- Schutz der Wunde vor weiterer physikalisch-mechanischer Traumatisierung
- Fernhalten von Mikroorganismen aus der Umgebung (Verhindern der Reinfektion)

- Verhinderung der bakteriellen Kontamination vom Ulkus aus in die Umgebung (Infektionsverbreitung)
- Verbesserung des Patientenkomforts.

Ferner sind nach Lawrence (1982 a, 1982 b) folgende Anforderungen an einen Wundverband zu stellen:

- Einfachheit in der Anwendung
- Nicht toxisch
- Frei von Material, das die Wunde kontaminieren und in die Tiefe des Gewebes eindringen könnte
- Nicht klebend und daher leicht abnehmbar beim Verbandwechsel
- Bakterienundurchlässig
- Mit der Fähigkeit, ein lokales Wundklima zu schaffen, in welchem die Wundheilung stattfinden kann.

Danach besteht keine Indikation für Verbände mit potentiell allergisierenden Stoffen (Farbstoffe, Antibiotika, Desinfektionsmittel, Parfum, ätherische Öle usw.) oder Zellgiften (Lokaldesinfektionsmittel, Metalle, Säuren usw.) oder für Puder (bilden Krusten auf der Wunde) und Salben (bilden eine luftdichte Schicht über dem Ulkus, was das anaerobe Wachstum fördert). Wir lehnen daher alle luftundurchlässigen Folien, seien sie nun aus Aluminium, Silber, Gold, Plastic, Gel usw. ab, da diese nach unserer Erfahrung vor allem bei der Behandlung von Dekubitalulzera Grad 2 bis 3 zu schwerer Eiterbildung führen. Positive Effekte dieser Verbände sind uns nicht bekannt.

In der Ringerlösung überleben Fibroplasten und Epithelzellen. Wir verwenden Ringerlösung mit der Absicht, dem Ulkus lokal eine Art Kulturmedium zu offerieren.

Behandlung tiefer Ulzera

Beträgt die Ulkustiefe mehr als zwei Millimeter, wird die Wunde mit feuchten, in Ringerlösung getränkten Verbänden aus Zellstoff dauernd feucht gehalten. Hierzu ist anfänglich ca. drei- bis viermal pro Tag ein Verbandwechsel notwendig. Andererseits kann auch nachts an Stelle eines Verbandwechsels Ringerlösung unter den Verband direkt auf das Ulkus appliziert werden. Bei jedem Verbandwechsel wird kontrolliert, ob eine Lokalinfektion vorliegt.

Beginnt das Ulkus, rot zu granulieren, kann der Verbandwechsel auf zweimal pro Tag reduziert werden. Feuchte Verbände mit Ringerlösung sind ohne Nebenwirkungen und dürfen daher über längere Zeit angewendet werden. Sie lockern den Wundrand bei genügender Druckentlastung nicht auf, obwohl dies immer wieder behauptet wird. Die weißliche, hyperkeratotische Veränderung des Wundrandes ist eine Folge der ungenügenden Druckentlastung und gestörten Mikrozirkulation.

Die Frage, ob die Wundränder mit einer Abdeckpaste „vor der Wundtherapie" geschützt werden sollen, ist paradox. Denn Medikamente, welche dem empfindlichen Ulkus nicht schaden, werden um so weniger den weniger geschädigten Wundrand und die umgebende Haut angreifen.

Behandlung oberflächlicher Ulzera

Bei einer Ulkustiefe von weniger als zwei Millimetern liegt im allgemeinen eine genügende Revaskularisierung vor. Solche oberflächlichen Läsionen erscheinen deshalb sauber granulierend, weil sie genügend mit Sauerstoff versorgt sind. Die Aufgabe des Wundverbandes liegt hier darin, die Wunde zu schützen und während des Verbandwechsels möglichst wenig neugebildetes Granulationsgewebe zu entfernen bzw. zu traumatisieren. Dies erreicht man am besten mit einer ganz einfachen, lediglich mit Parafin getränkten, sehr dünnen (ca. 1 Millimeter dicken) Kompresse. Eine solche Kompresse läßt sich beim Verbandwechsel leicht abnehmen, ohne Granulationsgewebe mitzureißen. Eine andere Wirkung ist in dieser Phase der Wundheilung nicht notwendig.

– Therapieprinzip: Elimination und Behandlung von Risikofaktoren

Um die Wirkung der immobilisierten Risikofaktoren auszuschalten, ist häufiges Mobilisieren notwendig. Die Phasen der Mobilisation sind: Umlagern im Bett, Kopfteil des Bettes hochstellen, am Bettrand sitzen, im Lehnstuhl oder Rollstuhl sitzen, Stehübungen oder Gehübungen. Irgendeine dieser Stufen ist bei jedem Patienten, sei er noch so schwer krank, durchführbar. Im Grunde genommen geht es bei diesem fünften Prinzip darum, dem Patienten die fehlende Mobilität künstlich, das heißt mit Hilfe des Pflegepersonals, durch häufiges Mobilisieren wieder zurückzugeben.

Allgemeine Maßnahmen

Daneben gibt es noch einige allgemeine Maßnahmen, welche für eine normale Wundheilung unbedingt notwendig sind:

- Hyperkalorische Ernährung mit hoher Eiweiß- und Vitaminzufuhr
- Behandlung von Anämie und Dehydratation, Einstellen des Diabetes mellitus, Hypotoniebehandlung
- Behandeln von fieberhaften Zuständen durch rasche Fiebersenkung bei jedem Patienten, unabdingbar seiner Prognose und Diagnose
- Bei Zinkmangel (nach labormäßiger Bestimmung) Substitutionstherapie mittels Zink.

Einheitliches Arbeiten ermöglicht Erfolge

Nach unserer Erfahrung sind weitere Schritte nicht notwendig. Die hier geschilderten Prinzipien erlauben einheitliches Arbeiten auf einer Station oder in einer Klinik. Dies allein schon wird in kurzer Zeit Erfolge aufweisen, denn das zeitintensive Diskutieren über noch bessere Methödchen wird dann wegfallen.

Auswahl von Medikamenten zur Dekubitustherapie

Die hier geschilderte standardisierte Behandlung kann bei der Auswahl von neuen Medikamenten und Methoden zur Dekubitustherapie sehr hilfreich sein. Vor Neueinführung eines Medikamentes oder einer Methode sollten daher folgende Fragen gestellt werden:

- Beseitigt die neue Maßnahme die Druckwirkung vollständig oder besser?
- Kann das Mittel nekrotisches Gewebe besser beseitigen als herkömmliche Medikamente?
- Ist der neue Wundverband vorteilhafter, zum Beispiel weniger allergisierend, preisgünstiger, poröser oder beim Verbandwechsel weniger traumatisierend?
- Schaltet das neue Mittel oder die neue Methode Risikofaktoren aus, oder wird mindestens die schädigende Wirkung auf die Mobilität des Patienten verringert?
- Verbessert das Mittel den Allgemeinzustand des Patienten?
- Verbessert das neue Medikament die Migrationsfähigkeit der Epithelzellen?

Ein Versuch mit einer neuen Methode oder einem neuen Medikament sollte nur dann unternommen werden, wenn mindestens eine der obigen Fragen positiv beantwortet werden kann.

Beispiel aus England

In England wurde 1976 eine Studie durchgeführt, bei der zwei vergleichbare Patientengruppen mit Dekubitalulzera einer standardisierten Behandlung unterworfen wurden. Gruppe A wurde zusätzlich tags und nachts mit einer sogenannten neuartigen Strahlung alle zwei Stunden während 30 Minuten bestrahlt. Schon nach kurzer Zeit fiel die bessere Heilungstendenz der bestrahlten Ulzera auf. Nach Abschluß der Studie wurden die Mitarbeiter über die Strahlungsart aufgeklärt: Es handelte sich um eine Nulltherapie. Es war eine Plazebomaschine, die keinerlei Strahlung von sich gab. Die positive Wirkung dieser Maschine kam lediglich aufgrund der häufigeren und längeren Druckentlastung zustande. Im Mittel betrug sie in der Gruppe A acht Stunden mehr als in der Gruppe B.

Dieses eindrückliche Beispiel sollte uns wirklich ermutigen, auf nicht begründbare, mysteriöse Therapiemethoden zu verzichten und an deren Stelle rationale Behandlungsprinzipien einzuführen.

Abbildungen A bis D:
Ein ausgedehnter sakraler Dekubitus ist vor (A) und zwei Wochen nach (B) schrittweisem chirurgischem Débridement mit einer schwarzen nekrotischen Schicht bedeckt. Fünf Wochen später (C) hat sich sauberes, rotes Granulationsgewebe gebildet. Als Verbände (D) werden nur dünne Gazekompressen aus Leinen verwendet, die mit Ringerlösung feucht gehalten werden.

160

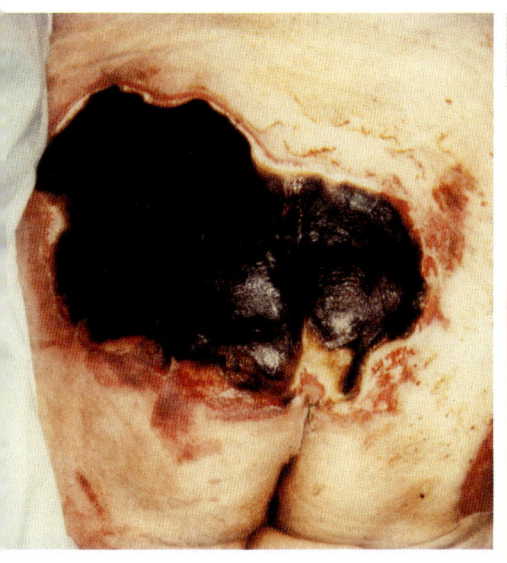

Abbildung A

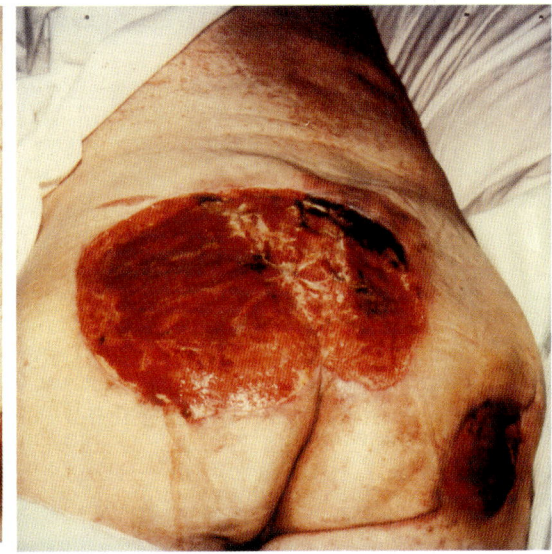

Abbildung B

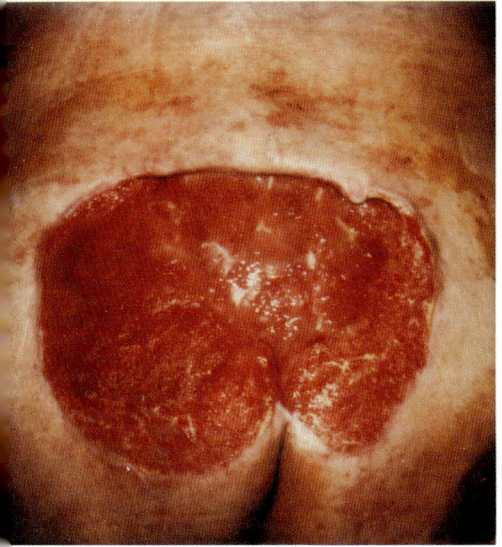
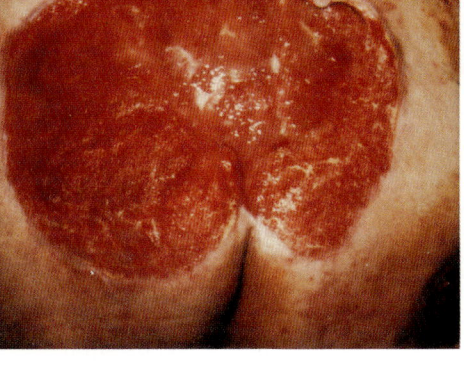

Abbildung C

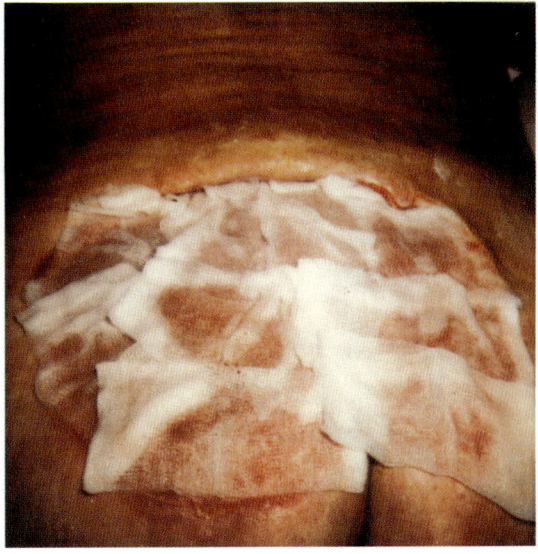

Abbildung D

Hygienische Anforderungen an die Wundbehandlung

Von Burkhard Wille

Abstract

Ziel jeder Pflege ist es, Druckgeschwüre zu vermeiden. Es tauchen Dekubiti im klinischen Alltag auf, durch mangelhafte Pflege oder bei Patienten, die bereits mit entsprechenden Symptomen eingeliefert werden. Offene Dekubitalulzera bedürfen einer intensiven Therapie. Wundbehandlung – auch ein Dekubitus ist als Wunde zu betrachten – hat immer vorrangig Infektion zu verhüten oder bestehende Infektionen einzudämmen. Diese Zielsetzung hat natürlich Auswirkungen auf den Klinikalltag in bezug auf Hygiene. Grundlage der hygienischen Anforderungen an die Wundbehandlung sind die Richtlinien des Bundesgesundheitsamtes zur Erkennung, Verhütung und Bekämpfung von Krankenhausinfektionen. Praktische Tips (Inhalt des Verbandwagens) werden ebenso behandelt wie die Definition des Begriffs „Wunde" und die erforderlichen hygienischen Maßnahmen.

Definition „Wunde"

Der Begriff „Wunde" ist als eine Zusammenhangstrennung mit Substanzverlust eines Gewebes definiert. Folgende Ursachen kommen hierfür in Frage:

- Mechanische Traumen wie Schnitt, Stich, Prellung, Schuß
- thermische Noxen
- chemische Noxen
- ionisierende Strahlen
- Infektionen
- Anoxie.

Durch die Wundbehandlung soll erreicht werden, daß die Selbstregulation bei der Heilung nicht gestört wird. Es wird unterschieden zwischen der „primären" und der „sekundären" Wundheilung.

- Für eine **primäre Wundheilung** müssen folgende Voraussetzungen gegeben sein: minimaler Gewebsverlust, keine signifikante bakterielle Kontamination, gute Wundadaption, keine Wunddefizienz. Primäre Wundheilungen sind vor allem bei kleinen Wunden mit geringem Gewebsverlust, scharfen Schnittwunden usw. zu erreichen.

- Bei der **sekundären Wundheilung** liegen in der Regel ausgedehnte Gewebsdefekte vor, welche eine ausgeprägte entzündliche, granulierende Reaktion erforderlich machen.

Sowohl bei der primären, als auch bei der sekundären Wundheilung ist ein sehr komplexer Mechanismus der Defektreparation notwendig, bei welchem sich zahlreiche Störungsmöglichkeiten, sowohl systemischer als auch lokaler Art ergeben.

Solche Störungsmöglichkeiten sind:
- Lebensalter: Eine ältere, mit dünner Hornschicht versehene, unelastische Haut, welche möglicherweise auch noch schlecht durchblutet ist, bietet keine guten Voraussetzungen für eine schnelle Wundheilung
- Ernährungsfaktoren (Alter, Kriegszustände)
- hämatologische Erkrankungen insbesondere im Hinblick auf Hämatombildung
- metabolische Faktoren
- herabgesetzte Chemotaxis und Phagozytose der Leukozyten
- strahlen- oder chemotherapeutische Eingriffe, Anwendung von Corticosteroiden
- lokale Faktoren.

Die Infektion ist die häufigste Ursache für eine Sekundärheilung, weswegen die Rolle der Asepsis besonders betont werden muß. Ferner sind unter lokalen Faktoren die Perfusion, die Wundadaption, die Anwendung von Nahtmaterial oder das Eliminieren von Fremdkörpern zu nennen.

Ziel der Wundbehandlung

Oberstes Gebot bei der Behandlung von Wunden muß es sein, bisher nicht infizierte Wunden nicht zu kontaminieren (Gefahr der Wundinfektion und Sekundärheilung).

Bei infizierten Wunden gilt es, diese möglichst schnell zu sanieren oder zu therapieren, damit diese nicht erneut zur Streuquelle und zur Infektionsgefahr werden.

Anforderungen der Krankenhaushygiene an Wundverband und Verbandwechsel

Das Bundesgesundheitsamt (BGA) hat in der Anlage zu Ziff. 5.1 der „Richtlinie für die Erkennung, Verhütung und Bekämpfung von Krankenhausinfektionen", Anforderungen der Krankenhaushygiene in Pflege, Diagnostik und Therapie, einen besonderen Passus für Wundverband und Verbandwechsel erarbeitet.

Es wird in dieser Anlage zwischen drei Arten von Wunden unterschieden:

- aseptische und diesen gleichzusetzende Wunden
- kontaminierte und potentiell kontaminierte Wunden
- infizierte Wunden

- Aseptische und diesen gleichzusetzende Wunden sind solche, die nach aseptischen Eingriffen durch Naht verschlossen wurden und keine Zeichen von Wundheilungsstörungen aufweisen. Ebenso als aseptisch einzustufen sind Hautdefekte, die nach bedingt aseptischen Eingriffen durch Naht verschlossen wurden und ohne Wundheilungsstörung verheilen sowie Wunden, die nach Verletzung durch Wundausschneidung und Naht versorgt wurden und ebenfalls störungsfrei heilen.

- Kontaminierte und potentiell kontaminierte Wunden sind gemäß BGA alle offen behandelten Wunden, solange keine Zeichen einer Infektion vorliegen. Im einzelnen kann es sich dabei um offen behandelte Verletzungen, eröffnete Wundhämatome oder Wundserome, Verbrennungswunden, Drainageaustrittsstellen, Anus präter-Austrittsstellen, jedoch auch Ulcera cruris oder Dekubiti handeln. Voraussetzung für die Zuordnung ist, daß diese Wunden keine Infektion aufweisen.

- Infizierte Wunden sind eröffnete Eiterherde (z.B. Abszesse, Phlegmone, Panaritium); Wunden, welche zunächst durch Naht verschlossen waren (z.B. nach bedingt aseptischen Eingriffen oder Wundversorgungen), bei Auftreten von Zeichen einer Infektion; und kontaminierte oder bedingt kontaminierte Wunden mit Symptomen einer Infektion.

Folgende Anforderungen werden nunmehr an Instrumente und Materialien für Wundverband und Verbandwechsel gestellt:

Anforderungen an Wundverband und Verbandwechsel

Für Wundverband und Verbandwechsel ist das Setsystem zu bevorzugen. Transportmittel wie Tabletts, Fahrtisch oder Verbandwagen müssen eine ausreichende, leicht zu reinigende und zu desinfizierende Arbeitsfläche aufweisen. Es müssen Beutel oder Behälter für die Entsorgung benutzter Materialien und Instrumente vorhanden sein. Die Arbeitsfläche muß mindestens täglich desinfiziert und gereinigt werden. Bezüglich der Verbandwagen wird gefordert, daß diese ausschließlich zum Transport und zur Lagerung von Verbandmaterial und der zum Verbandwechsel notwendigen Materialien sowie auch nur zur Vorbereitung eines Verbandwechsels benutzt werden.

Zwei Personen sollten den Verbandwechsel vornehmen. Dabei ist die sogenannte **Non-Touch-Technik** anzuwenden, d.h. es sollten Instrumente zu Hilfe genommen werden. Es müssen **Einmalhandschuhe**, falls notwendig, sterile Handschuhe, getragen werden, gleichermaßen sind **sterile Instrumente zu** benutzen. Das gebrauchte Verbandmaterial ist sofort nach Abnehmen in geeignete Behältnisse zu legen, die nach dem Verbandwechsel zu verschließen und zu entsorgen sind. Benutzte Instrumente sollten unverzüglich der Aufbereitung zugeführt werden. Nach dem Verbandwechsel ist eine **hygienische Händedesinfektion** erforderlich.

Es wird angemerkt, daß bei infizierten Wunden, wie auch bei kontaminierten und potentiell kontaminierten Wunden, der Verbandwechsel in starkem Maße zur Keimverbreitung beitragen kann. Deswegen sollen Patienten mit infizierten Wunden und solche mit aseptischen Wunden in getrennten Zimmern untergebracht werden.

Bei großflächigen Wunden sind zusätzlich einige Punkte zu beachten:

- Der Verband ist zu erneuern, wenn der Verdacht auf eine vermehrte Absonderung von Sekret besteht.

- Um die Gefahr der Übertragung von Keimen auf die Patienten zu verringern, sollen größere Verbandwechsel nicht in Mehrbett-Krankenzimmern sondern im Einzelzimmer oder einem besonderen Verbandzimmer durchgeführt werden.

- Das ärztliche und das Pflegepersonal hat frische Schutzkleidung, einen Mund-Nasen- und Haarschutz zu tragen.

- Vor dem Anlegen des neuen Verbands sind die Handschuhe zu wechseln.

Zusätzlich zu diesen offiziellen Vorschriften sind weitere Anmerkungen nötig:

- Es wird eine hygienische Händedesinfektion gefordert, die nur durch Anwendung alkoholischer Einreibepräparate erfolgen kann. Dabei sollten zwei bis fünf Milliliter des Mittels aus dem Spender entnommen und auf den Händen verrieben werden. Die Einwirkzeit muß bei 30 Sekunden liegen. Ein routinemäßiges Waschen im Zusammenhang mit der hygienischen Händedesinfektion ist von Nachteil, da hierdurch Hautirritationen zu erwarten sind.

- Häufig wird beobachtet, daß bei der Wundversorgung diverse Salben, Puder o. ä. verwendet werden, wobei insbesondere Salben mit den bloßen Händen oder nicht sterilen Instrumenten aufgebracht werden. Es empfiehlt sich, hierfür sterilisierte Spatel vorrätig zu halten.

- Bei Patienten mit kontaminierten oder infizierten Wunden ist häufig zu beobachten, daß Teilbäder vorgenommen werden, wobei die unterschiedlichsten Substanzen zugesetzt werden. Besonders beliebt ist die Anwendung von PVP-Jod-haltigen Haut- bzw. Schleimhautdesinfektionsmitteln, was jedoch völlig unnütz ist. Selbst bei einer 10prozentigen Konzentration im Badewasser kann bei unsauberen Wunden nicht erwartet werden, daß ein ausreichender keiminaktivierender Effekt stattfindet. Abgesehen davon sind die Kosten hierfür immens. Auch das Zufügen von Wasserstoffperoxyd oder Kaliumpermanganat ist nicht hilfreich. Vielmehr besteht durch die Anwendung von Bädern immer die Gefahr, daß es sowohl zu einer Keimverbreitung kommt, als auch Superinfektionen durch im Wasser befindliche Keime provoziert werden. Hier werden besonders häufig Pseudomonaden – wenn auch in geringen Konzentrationen – beobachtet. Damit ist ganz klar, daß es absolut unsinnig ist, Patienten mit Wunden Bädern oder Teilbädern zu unterziehen. Vielmehr ist es erforderlich, daß beim Verbandwechsel eine lokale Reinigung mit sterilen Instrumenten erfolgt, wobei unterschiedliche Lösungen als Hilfsmittel eingesetzt werden können. Besonders Wasserstoffperoxyd, jedoch auch sterile physiologische Kochsalzlösungen, erfüllen hier einen guten Zweck. Gänzlich verboten werden sollte es, Patienten mit infizierten Wunden in Badewannen zu setzen, da die Aufbereitung derartig kontaminierter Badewannen nach wie vor außerordentlich problematisch ist.

– Schließlich ist das Thema der Anwendung von lokalen Antibiotika in Zusammenhang mit den Anforderungen an die Hygiene abzuhandeln. Wenn auch die Meinung vieler Autoren hierzu ablehnend ist, ist doch festzustellen, daß durch die Anwendung außerordentlich hohe Konzentrationen am jeweiligen Wirkort erzielt werden können. Dagegen stehen jedoch die Provokation von allergischen Reaktionen sowie die Frage des Wirkungsspektrums des jeweils eingesetzten lokalen Antibiotikums. Insofern dürfte diese Anwendung wenigen Ausnahmeindikationen vorbehalten bleiben.

Üblicherweise werden beim Wundverband Haut- oder Schleimhautdesinfektionsmittel eingesetzt, welche gewebeverträglich sind. Als Wirkstoffsubstanzen kommen hier wiederum Wasserstoffperoxyd, Kaliumpermanganat, Jod bzw. Jodverbindungen und auch Bromverbindungen in Frage. Auch Quecksilberverbindungen können diskutiert werden, wobei allerdings auf deren toxikologische Gefahren hingewiesen werden muß. Jod sollte möglichst nicht mehr als reines Jod sondern nur noch als PVP-Jod angewendet werden.

Sofern bei der Wundbehandlung die Kriterien der Asepsis für jegliche Art von Wunden eingehalten werden und sich jede Person, welche an Wunden Maßnahmen vornimmt, bewußt ist, welche Gefahren, insbesondere im Hinblick auf Infektionen, drohen, wird es möglich sein, das Ziel einer primären Wundheilung zu erreichen.

Die operative Behandlung des Druckgeschwüres

Von Stephan Elenz und Hermann J. Böhm

Abstract

Die operative Behandlung von Druckgeschwüren stellt große Anforderungen an den behandelnden Chirurgen. Dies beginnt bereits mit einer subtilen Indikationsstellung, bei der ein Mittelweg zwischen dem meist reduzierten Allgemeinzustand des Patienten und dem zu planenden, immer relativ großen Eingriff zu finden ist.

Es wird hier auf die Gefährdungsbereiche der verschiedenen Körperregionen eingegangen und die operative Vorbereitung des Patienten. Folgende operative Techniken werden vorgestellt: Ausschneidung des Dekubitus bis zu den verschiedenen Formen der Verschiebelappentechnik. Der Nachbehandlung wird ebenfalls Rechnung getragen. Die operative Technik der beschriebenen Lappen ist aufwendig, bei guter Beherrschung aber äußerst effektiv. Unter dieser Therapie sind die Spätergebnisse deutlich besser als unter einer narbigen sekundären Defektheilung, sofern diese überhaupt eintritt.

Mit zunehmender Liegezeit steigt die Gefahr von Dekubitusgeschwüren

In den letzten Jahrzehnten ist zu bemerken, daß Menschen ein immer höheres Lebensalter erreichen. Parallel dazu ist zu beobachten, daß die Schwere sowohl der erlittenen Verletzungen als auch der auftretenden Erkrankungen immer weiter zunimmt. Insbesondere ist die Zunahme von Verletzungen zu verzeichnen, die mit der Lähmung von Körperteilen einhergehen. Bezüglich der Erkrankungen ist auffällig, daß die schweren Erkrankungen häufig zur vollständigen Immobilität der alten Menschen führen. Hieraus resultiert die Zunahme an Patienten, die langfristig bettlägerig sind, wobei allgemein bekannt ist, daß mit zunehmender Liegezeit die Problematik der Lagerung immer größer wird (Abbildung 1).

Insbesondere wird das Auftreten von Druckgeschwüren durch lange Bettlägerigkeit bei alten, immobilen Patienten, die zusätzlich eine Multimorbidität aufweisen, stark begünstigt. In den letzten Jahren konnte in der BG-Unfallklinik Duisburg-Buchholz eine erhebliche Zunahme von Druckgeschwüren beobachtet werden, wobei eine stationäre Aufnahme häufig erst im Stadium III des Druckgeschwüres nach einer langdauernden konservativen Behandlung im häuslichen Bereich erfolgt.

Hier gilt es nun, drei Probleme zu lösen:

1. Das Druckgeschwür muß, zumindest im Stadium III, einer baldigen chirurgischen Behandlung zugeführt werden.

2. Im Anschluß an die durchgeführte chirurgische Therapie muß die Lagerung des Patienten überdacht und ggf. im Sinne einer besseren Druckverteilung der gefährdeten Stellen verändert werden.

3. Drittens muß eine genaue Operationsindikation gestellt werden, die das Prinzip von Zumutbarkeit angesichts des häufig hohen Patientenalters gegenüber dem zu erwartenden Effekt abwägt.

Für Druckgeschwüre besonders anfällige Körperregionen

Welche Körperregionen machen nun besondere Probleme bzw. weisen besondere Anfälligkeiten für Druckgeschwüre auf? Es handelt sich hierbei insbesondere um Körperstellen über exponierten Skelettanteilen.

Im Bereich des Gesäßes sind das:

a) die Region des Kreuz- und Steißbeines
b) der Sitzbeinbereich
c) die großen Rollhügel

Weiterhin sind gefährdet:

a) die Fersen
b) die Außenknöchel
c) die Schulterblätter
d) die Dornfortsätze der Wirbelkörper
e) der Bereich der rückwärtigen Rippenbogen.

Da bezüglich der Versorgung mit Verschiebeplastiken die Druckgeschwüre im Bereich des Gesäßes am häufigsten sind und die größte Problematik darstellen, soll im weiteren auf die Deckungsmöglichkeiten in dieser Region eingegangen werden.

Ziel der operativen Behandlung

Es kommt auf eine tragfähige Weichteildeckung der Geschwürsregion an. Die Weichteildeckung muß so geartet sein, daß sie den anfallenden Belastungen ausreichend standhält. Die operative Therapie muß so ausgerichtet sein, daß eine vollwertige Hautdeckung in der druckaufnehmenden Region entsteht, insbesondere dürfen im Belastungsbereich keine Narbenverläufe entstehen, da diese anfällig für die Entwicklung neuer Druckgeschwüre sein können. Weiterhin sollten Knochenvorsprünge beseitigt werden, dieser Vorgang nennt sich „Glätten des Knochens", um zukünftige punktförmige Druckbelastungen des Weichteilmantels zu vermeiden.

Die chirurgische Behandlung gliedert sich in drei Phasen:

1. Nach stationärer Aufnahme des Patienten erfolgt die Phase der Wundsäuberung, hierbei kommen desinfizierende oder feuchte Verbände zur Anwendung.

2. Den zweiten Schritt stellt die Wundausschneidung dar.

3. Zuletzt erfolgt die definitive Deckung der Wunde.

Operative Techniken zur Deckung eines Druckgeschwüres

Generell stehen zur Deckung eines Druckgeschwüres folgende operative Techniken zur Verfügung:

a) Die **primäre Naht** kann versucht werden. Hierbei erfolgt eine sparsame Ausschneidung des Defekts, so daß nach Exzision die Haut noch spannungsfrei zusammengezogen werden kann (Abbildungen 2 und 3). Der Hautverschluß erfolgt dann nach Einlage einer Redonsaugdrainage. Hohlraumbildungen in der Tiefe sind unbedingt zu vermeiden. Diese Technik kommt nur bei kleineren Defekten zur Anwendung (Abbildung 4).

b) Als zweite Methode steht die sogenannte **V-Y-Plastik** zur Verfügung. Die Grundidee dieser Methode besteht darin, das ursprüngliche V des Lappens in eine Y-förmige Nahtlinie umzuwandeln, was durch das Verschieben des V-förmigen Lappens erreicht wird. Es erfolgt ein Längengewinn zur Längsachse auf Kosten eines Substanzverlustes in der Breite. Diese Deckungsmethode eines Dekubitalgeschwüres ist grundsätzlich abzulehnen, da sie zu schwer beeinflußbaren großen Narbenverläufen führt. Diese Narbenverläufe können bei späterer Belastung der versorgten Bereiche sehr schnell zu Rezidiven des Druckgeschwüres führen, da jede Narbe ein minderwertiges und damit nicht so belastungsfähiges Gewebe wie normale Haut darstellt.

c) Natürlich kann ein Druckgeschwür auch mit **Spalthaut** gedeckt werden. Eine Abwandlung dieser Deckungsmethode ist die Aufbereitung der Spalthaut in Gitternetztechnik. Diese Techniken sind bei ausgedehnten Dekubitalgeschwüren im Gesäßbereich abzulehnen, da eine erfolgversprechende und langfristige Deckung eines Geschwüres nicht möglich ist. Sie eignen sich natürlich für die Deckung anderer oben erwähnter Geschwüre wie zum Beispiel im Bereich der Fersen oder der Außenknöchel.

d) Letztlich können große Druckgeschwüre mit **Lappenplastiken** versorgt werden, die nachfolgend näher beschrieben werden.

– Formen des Verschiebelappens

Es wird hauptsächlich zwischen Haut- und Hautmuskellappen unterschieden.

Einen Hautlappen stellt der sogenannte **Rotationslappen** dar. Hierbei handelt es sich um einen Lappen, der aus Haut- und Unterhautfettgewebe, welches möglichst dick sein sollte, besteht. Das Prinzip des Lappens besteht darin, daß er in den Primärdefekt hineingedreht wird. Um eine adäquate Deckung des Defektes zu ermöglichen, sollte er theoretisch einen Kreisbogen bilden, von dem der Primärdefekt ein Kreisbogensegment darstellt. Dies ist natürlich in der Praxis in den meisten Fällen nicht zu realisieren. Insbesondere kann aus diesem Grunde auch ein Rotationslappen nicht entsprechend beschrieben werden, da er immer dem jeweiligen Defekt angepaßt werden muß. Eine Variante dazu stellt der Schwenklappen dar, wobei der Lappen in den Defekt verschoben wird (Abbildungen 5 und 6). Natürlich ist auch eine Schwenkung mit einer Rotation verbunden, so daß man den Schwenklappen unter die Bezeichnung „Rotationslappen" fassen kann.

Die Rotations- und Schwenklappen sollten bei Versorgung von Dekubitalgeschwüren so groß gewählt werden, daß sich nach Präparation des Lappens das Gewebe spannungsfrei vernähen läßt, so daß kein Sekundärdefekt entsteht.

Als weitere Möglichkeit steht der **Glutaeus-Insellappen** zur Verfügung. Hierbei handelt es sich um einen Hautmuskellappen. Um den Muskel heben zu können, wird der geplante Insellappen auf die Haut eingezeichnet. Dann werden Haut, Unterhaut und der Musculus glutaeus maximus inzidiert. Es ist meistens sehr leicht, sich anhand der Verlaufsrichtung des Muskels davon zu überzeugen, daß es sich um den Musculus glutaeus maximus handelt. Generell können zwei Typen von Glutaeus-Lappen gebildet werden: Der craniale und der caudale. Der cranile Lappen eignet sich zur Deckung von Kreuz- und Steißbeingeschwüren, der caudale eignet sich insbesondere zur Deckung von großen Sitzbeinulzera.

Beim Bilden des cranialen Lappens wird der Glutaeus-maximus-Stumpf vom Glutaeus medius getrennt und nach Darstellung der Arteria glutaea superior an den Muskelursprüngen vom Darmbeinkamm, der Faszia lumbodorsalis und vom Kreuzbein angehoben. Bei sorgfältiger Präparation kann man den Muskel, nachdem man ihn aus seinem ursprünglichen Bett herausgehoben hat, spannungsfrei verlagern und den bestehenden Defekt sorgfältig verschließen. Normalerweise ist es möglich, den Entnahmedefekt durch ausreichende Mobilisation der Haut im Flankenbereich direkt zu verschließen. Zur Bildung des caudalen Lappens sollte die Schnittführung in die Sitzfalte hinein verlaufen und dann bogenförmig medial vom Trochantermassiv enden. Hierbei wird nun der Muskelansatz des Glutaeus maximus in der Nähe des Trochanter durchtrennt und der entstehende Haut-Muskellappen unter Schonung der Arteria glutea inferior angehoben. Auch hierbei gelingt nun eine spannungsfreie Verlagerung in den Defekt hinein und der anschließende Primärverschluß der Heberstelle durch ausreichende Mobilisation der Haut im proximalen Oberschenkelbereich.

Eine besonders günstige Variante zur Deckung von Sitzbein- und Trochanter-druckgeschwüren bietet der **Tensor-fasciae-latae-Lappen** (Abbildung 7). Die Fascia lata verläuft im Bereich des Oberschenkels deutlich verdickt und bildet den sogenannten Tractus-ilio-tibialis. Natürlich umschließt die Fascia lata den gesamten Oberschenkel. Zur Versorgung der Druckgeschwüre wird allerdings nur der laterale Anteil verwendet. Es handelt sich hier um die im Tractus ilio-tibialis ausgebildete plattenartige Faszienverdickung. Die Blutversorgung erfolgt in der Hauptsache aus Gefäßen der Arteria circumflexa femoris lateralis, die in Höhe des Tuberculum pubicum in den Muskel eintreten. Auf diesen Lappen wird später bei der Vorstellung eines beispielhaften Verlaufes noch ausführlicher eingegangen.

Nachbehandlung

Eine sehr wichtige Phase stellt die Nachbehandlung der operierten Patienten dar. Nach durchgeführter Operation sollte eine mindestens dreiwöchige Bettruhe eingehalten werden, wobei die Dauer der Liegephase ohne Sitzbelastung, aber mit Aufstehtraining, der einzelnen gewählten Lappenplastik und dem Heilverlauf angepaßt werden muß. In der Regel kann nach drei bis vier Wochen mit einer ansteigenden Sitzbelastung begonnen werden. Postoperativ wichtig ist eine Speziallagerung, um eine Druckentlastung des Lappens zu ermöglichen (Abbildung 8). In der Berufsgenossenschaftlichen Unfallklinik Duisburg-Buchholz wird eine Lagerung aus zwei oder drei ausgeschnittenen Schaumstoffmatratzen verwendet, wodurch eine ausreichende Entlastung ermöglicht wird. In besonders schwerwiegenden Fällen werden die Patienten im Clinitron-Bett gelagert (Abbildung 9). Hierbei handelt es sich um eine Konstruktion, bei der kleine, etwa sandkorngroße Glasfiberkügelchen mittels eines turbinenbetriebenen Gebläses ständig in Bewegung gehalten werden, so daß dauernde wellenförmige Bewegungen entstehen. Dies garantiert eine ständig wechselnde Druckverteilung. Eingebrachte Redondrainagen werden nicht wie üblicherweise nach zwei Tagen entfernt, sondern für mindestens drei bis fünf Tage belassen. Es kommt nach großen Lappenplastiken häufig zur Entwicklung von Späthämatomen, die bei Belassung der Drainagen noch nach vier oder fünf Tagen gut drainiert werden können.

In manchen Fällen ist eine systemische Antibiotikaanwendung erforderlich. Dies sollte jedoch auf einzelne Patienten beschränkt werden, die eine desolate Abwehrlage, einen schlechten Allgemeinzustand oder Problemkeime aufweisen.

Operationsvorbereitung

Grundsätzlich wird von jedem bestehenden Druckgeschwür ein Abstrich entnommen und dieser mikrobiologisch untersucht. Je nach Art des Keimes wird dann die Vorbehandlung geplant und bei Bedarf eine antibiotische Abdeckung vorgenommen.

Häufig findet sich bei Dekubitalgeschwüren eine knöcherne Mitbeteiligung. Um dies nicht zu übersehen, werden ebenfalls routinemäßig Röntgenaufnahmen angefertigt. Zur Säuberung des Wundgrundes müssen etwaig bestehende Nekrosen abgetragen werden. Bei Querschnittverletzten, die keine Sensibilität mehr im Bereich des Druckgeschwüres aufweisen, ist dieses ohne Narkose möglich. Die Lagerungsproblematik zur Druckentlastung wurde schon oben angesprochen. Abschließend kann bei bestehender Granulation des Gewebes die Operation durchgeführt werden.

Beispielhafter Verlauf

Im vorliegenden Fall handelt es sich um einen 59 Jahre alten Mann, der seit 17 Jahren nach einer tuberkulösen Sinterung des siebten Brustwirbelkörpers querschnittgelähmt ist.

Die jetzige stationäre Aufnahme erfolgt nach zweimonatiger Vorbehandlung in einer auswärtigen Klinik. Es finden sich ausgedehnte Druckgeschwüre über beiden großen Rollhügeln sowie über dem Steißbein, wobei sich das letztgenannte bis auf das Skrotum ausdehnt.

Bei der Übernahme ist der Patient septisch, fiebert, hat einen Harnwegsinfekt mit Mehrfachkeimbesiedlung, die Wunden sezernieren sehr stark, zusätzlich wird festgestellt, daß durch das rechtsseitige Druckgeschwür über dem großen Rollhügel eine pertrochantäre Oberschenkelfraktur ausgelöst wurde.

Man entschließt sich zunächst, neben der gezielten antibiotischen Behandlung des Harnweginfektes, dazu, den Enddarm vollständig stillzulegen, da dieser eine unerschöpfliche Keimquelle darstellt. Aus diesem Grund wird vorrangig eine Operation nach Hartmann (endständige Sigmakolostomie) durchgeführt. Zusätzlich wird eine suprapubische Ableitung der Harnblase geschaffen. Der Patient erhält weiterhin einen zentral-venösen Katheter, damit eine ausreichende hochkalorische Infusionstherapie durchgeführt werden kann.

Danach kommt es zu einer drastischen Besserung der Lokalbefunde im Bereich der Druckgeschwüre. In erster Sitzung wird das Druckgeschwür über dem linken großen Rollhügel mit einem Tensor-fasciae-latae-Lappen gedeckt. Der entstandene Heberdefekt verbleibt zur späteren Deckung mittels Spalthaut offen. Dies ist möglich, da die Heberstelle außerhalb von Belastungszonen liegt (Abbildung 10).

Unter regelmäßigen Verbandwechseln und Lagerungsmaßnahmen heilt die rechtsseitige Oberschenkelhalsfraktur ab. Nachdem sie sich röntgenologisch und klinisch stabilisiert hat, wird auf der rechten Seite ebenfalls ein Tensor-fasciae-latae-Lappen angelegt (Abbildungen 11 und 12).

172

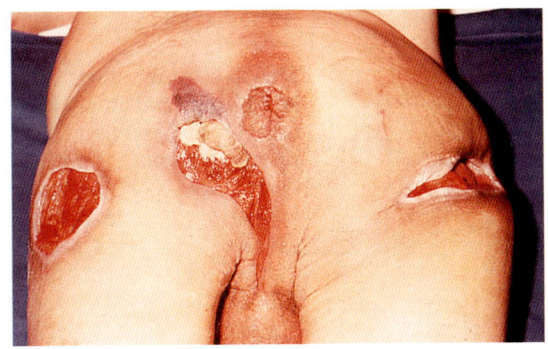

Abbildung 1:

Patient mit ausgedehnten Druckgeschwüren über beiden großen Rollhügeln sowie über dem linken Sitzbein, wobei der innere und äußere Schließmuskel mitbetroffen sind. Weiterhin reicht das Druckgeschwür bis in den Hodensack hinein. Stellenweise sind gelblich-schwärzliche Nekrosen zu erkennen.

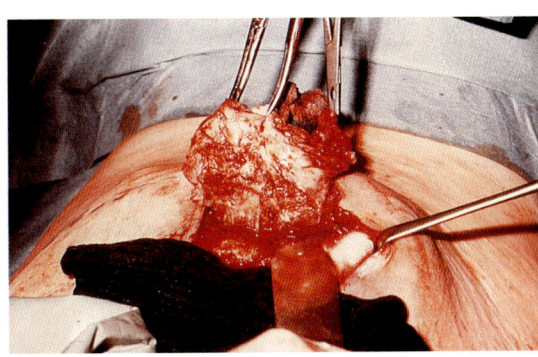

Abbildung 2:

Ausschneidung eines Druckgeschwüres über dem Kreuzbein, wobei sämtliches veränderte Gewebe entfernt wird.

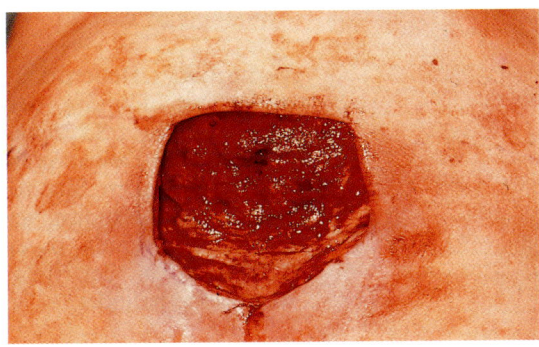

Abbildung 3:

Dieses Bild zeigt den zu deckenden Defekt nach sorgfältiger Ausschneidung des Druckgeschwüres bzw. nach Ausschneidung des deutlich veränderten Gewebes.

173

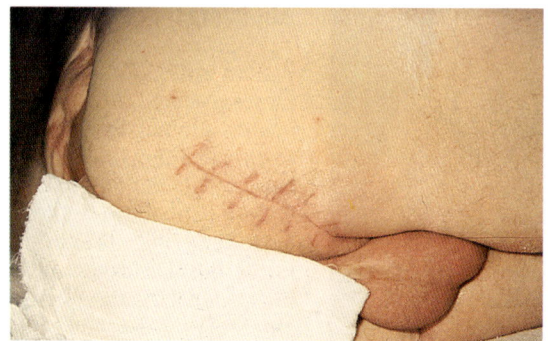

Abbildung 4:

Durchführung einer Sekundärnaht bei einem kleinen Druckgeschwür über dem rechten Sitzbein, wobei die Wundränder spannungslos zusammengezogen und vernäht werden konnten. Zustand nach Entfernung des Hautnahtmaterials.

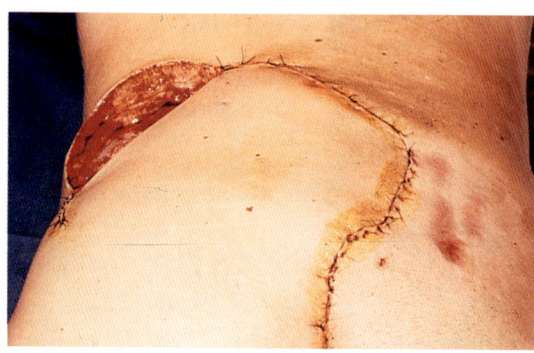

Abbildung 5:

Versorgung eines großen Druckgeschwüres über dem Kreuzbein durch einen ausgedehnten Schwenklappen. Die Weichteilmobilisation hat in diesem Falle nicht dazu ausgereicht den Heberdefekt zu verschließen.

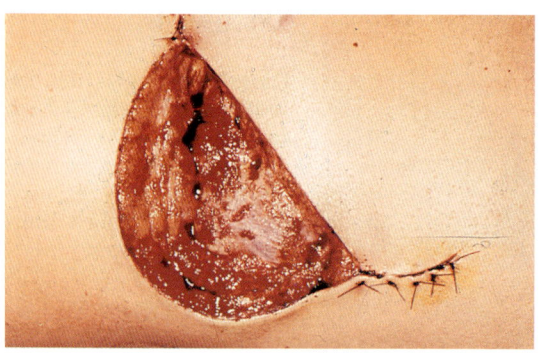

Abbildung 6:

Verbliebener Heberdefekt nach Durchführung des ausgedehnten Schwenklappens. Der Defekt kann in einer zweiten Sitzung mit einem Hauttransplantat gedeckt werden, da er sich nicht in der Belastungszone befindet.

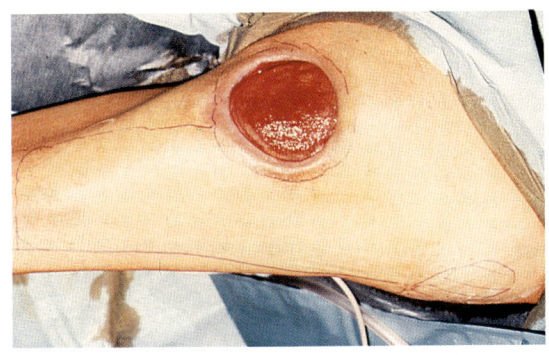

Abbildung 7:

Darstellung des Druckgeschwüres über dem rechten großen Rollhügel nach entsprechender konservativer Vorbereitung. Der Wundgrund hat sich gesäubert. Das Gewebe ist gut durchblutet. Eingezeichnet hier die Ausschneidungslinien für das Druckgeschwür sowie die Umrisse des geplanten Haut-Muskel-Lappens (hier Tensorfasciae-latae-Lappen).

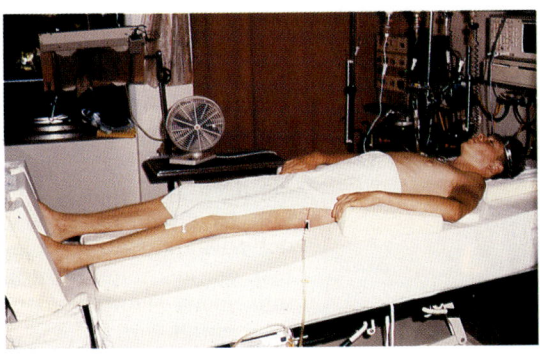

Abbildung 8:

Dieses Bild zeigt die in der Berufsgenossenschaftlichen Unfallklinik Duisburg-Buchholz bei Querschnittgelähmten verwendete Speziallagerung auf ausgeschnittenen Schaumstoffmatratzen. Die Beine werden auf Beinkeilen gelagert, wobei die Füße durch ein Endpolster in Rechtwinkelstellung im oberen Sprunggelenk gehalten werden. Die Arme werden bei Tetraplegikern ebenfalls auf speziellen Armkeilen gelagert, wobei die gefährdeten Stellen, insbesondere die Ellenbogen, freiliegen.

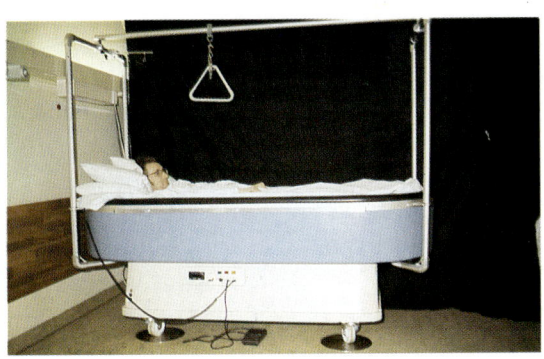

Abbildung 9:

Lagerung eines Patienten in dem im Text beschriebenen Clinitron-Bett.

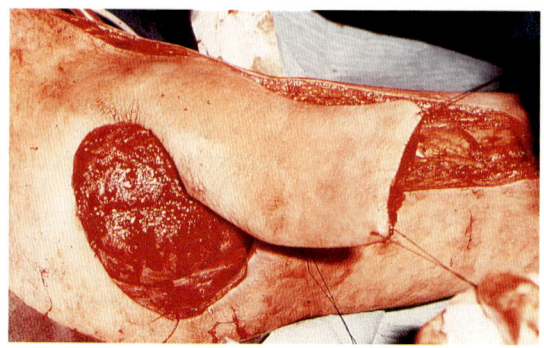

Abbildung 10:

Zu erkennen hier der Zustand nach Ausschneidung des Druckgeschwüres und Hebung des Haut-Muskel-Lappens. Der Lappen ist mit zwei Haltefäden angeschlungen und wird probeweise in den zu deckenden Defekt hineingeschwenkt.

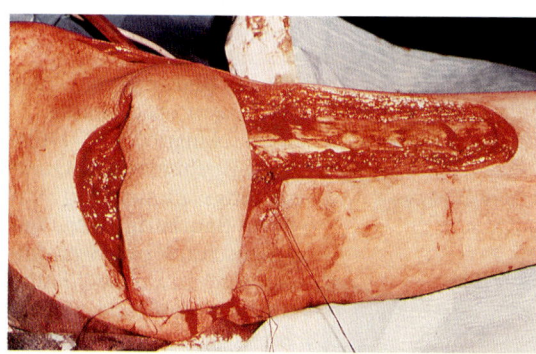

Abbildung 11:

Auf der rechten Seite gehobener Tensor-fasciae-latae-Lappen. Er ist mit Haltefäden angeschlungen und in den Defekt hineingedreht. Gut zu erkennen ist hier der entstandene Heberdefekt, der in zweiter Sitzung mit einem Hauttransplantat versorgt wird.

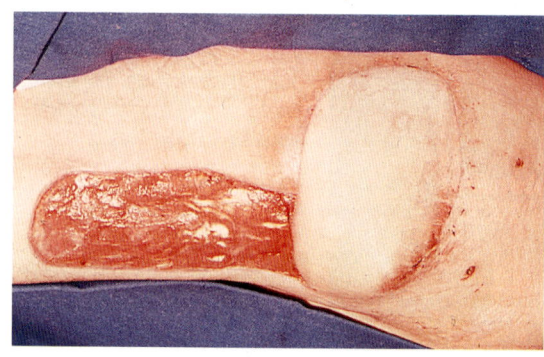

Abbildung 12:

Situation im Bereich des rechten großen Rollhügels nach Einheilen des geschwenkten Haut-Muskel-Lappens. Der bestehende Defekt an der rechten Oberschenkelaußenseite wird in weiterer Sitzung mit einem reinen Hauttransplantat gedeckt (einem sogenannten Meshgraft-Transplantat).

In einer dritten, nochmals zeitverzögerten Sitzung wird von der linken Gesäßhälfte ein caudal gestielter Glutaeus-Insellappen in das inzwischen gut granulierende Druckgeschwür über dem Sitzbein geschwenkt. Letztendlich Hautdek-
kung der beiden Heberstellen an den Außenseiten der Oberschenkel als Mesh-
graft 1 : 1,5. Danach glatter Heilverlauf, keine Rezidivgeschwüre. Wegen der
guten Versorgbarkeit wird die Sigmakolostomie auf Wunsch des Patienten als
endgültige Lösung belassen.

Operativer Schwierigkeitsgrad

Der ausführlich gezeigte Tensor-Lappen ist als leicht einzustufen, ebenso der
Rotations- und Schwenklappen. Als schwer muß der Glutaeus-Insellappen einge-
stuft werden. Nach Möglichkeit sollten bestehende Geschwüre im Bereich des
Gesäßes mit Tensor- und Rotationslappen versorgt werden. Nur besonders ge-
übte Operateure sollten den Glutaeuslappen anwenden, da er auch insbesondere
für den Patienten eine erheblich größere Belastung darstellt.

Komplikationen

Am häufigsten kann es zu einem Späthämatom kommen, welches auch durch die
lange liegengelassenen Redonsaugdrainagen nicht beseitigt wird. Hier sollte die
Entlastung des Hämatoms erfolgen. Ein aufkommender Wundinfekt stellt den
Nachbehandelnden vor größere Probleme. Natürlich ist auch hier für eine ausreichende operative Entlastung Sorge zu tragen. Sollte hiermit eine Eindämmung
des Infektes nicht möglich sein, ist die peinlich genaue Rückführung des Lappens
in die Heberstelle durchzuführen. Auch ist eine zusätzliche antibiotische Abdek-
kung nach Keimaustestung vorzunehmen.

Die schwerste Komplikation stellt die sogenannte Lappennekrose dar. Hierbei
wird häufig nur durch eine Rückverlagerung des Lappens in die Heberstelle das
Fortschreiten der Nekrose zu verhindern sein. Unter Umständen muß der Lappen zusätzlich enthäutet werden.

Zuordnung und Wirkung von Dekubitaltherapeutika

Von Marlies Beckmann-Marx

Abstract

Dekubitus ist ein Thema, das uns in vielfältiger Weise in allen Fachbereichen im Krankenhaus vom ersten Tag unserer Arbeit an beschäftigt.

Daß das Druckgeschwür hauptsächlich ein Problem der Vorbeugung ist, entspricht erst einem veränderten, neuen Bewußtsein. Auch, daß es effektive und durchführbare, pflegerische Vorbeugung gibt, setzt sich als Wissen erst allmählich bei den Pflegenden durch. Allerdings fällt mir bei Gesprächen häufig auf, daß eine gerötete Stelle noch nicht als Druckgeschwür 1. Grades erkannt und dementsprechend pflegetherapeutisch behandelt wird (zum Beispiel absolute Druckentlastung bis zum Verschwinden der Rötung). Meist werden die jetzt eingeleiteten Maßnahmen noch als Prophylaxe bezeichnet.

Ist erst ein Druckgeschwür 2. Grades entstanden, so gibt es die unterschiedlichsten und abenteuerlichsten Empfehlungen, angefangen von reinem Zucker bis hin zu antibakteriell, fungizid und virustatisch wirkenden Medikamenten.

Bedauerlicherweise unterliegt die Anwendung eines bestimmten Mittels nicht bei allen Pflegenden einem bewußten Entscheidungsprozeß, sondern ist häufig von modischen Erscheinungen abhängig, vielfach auch von Begründungen wie: „Das habe ich schon immer so gemacht und hatte gute Erfolge". Ich möchte diese Erfolge auch nicht in Abrede stellen, aber mir erscheint es wichtig zu ergründen, warum dieses oder jenes Medikament und wieso es gewirkt hat oder wirkt.

Danach kann ich mich dann bewußt dafür entscheiden, trotz eventueller Nebenwirkungen oder für ein anderes Mittel mit gleichem Wirkprinzip ohne oder mit geringeren Nebenwirkungen. Dazu benötigt man/frau Kriterien, anhand deren eine Analyse vorgenommen werden kann. Diese Kriterien habe ich für Sie erarbeitet und möchte sie Ihnen vorstellen zur Begutachtung, Kritik, Modifizierung und natürlich zur Anwendung. Ich hoffe, Ihnen damit ein Instrument an die Hand geben zu können, das für Sie ein begründetes Handeln zuläßt.

Vorstellung erarbeiteter Kriterien

Zwei Bereiche sind vor der therapeutischen Pflege zu analysieren:

1. Allgemeiner Bereich
   Was sollten wir wissen, um eine gezielte Druckgeschwürabheilung zu erreichen?

2. Der medikamentenspezifische Bereich
Welche Mittel gibt es, und wie sehen ihre Wirkprinzipien aus? Gibt es Kriterien, denen wir diese Medikamente zuordnen können?

1. Allgemeiner Bereich

Was muß ich wissen, um eine gezielte Abheilung des Druckgeschwüres zu erreichen?

Folgende Fragen helfen bei der Entscheidung für eine bestimmte Therapie:
1.1 Welche Sekundärfaktoren erschweren eine Heilung ?

1.2 Wieviele Druckgeschwüre hat der Patient / die Patientin?

1.3 Wo befinden sie sich?

1.4 Welcher Wundzustand besteht zur Zeit?

1.5 Wissen alle Kollegen / Kolleginnen über den Wundzustand Bescheid ?

1.6 Welches Ziel soll bei der Behandlung erreicht werden ? (Grobziel, Feinziele)

1.7 Welche Mittel werden zur Zeit eingesetzt ?

1.8 Welche Medikamente stehen zur Verfügung, und welche Wirkprinzipien haben sie?

1.9 Führt das gesamte Team die gleichen Maßnahmen bzw. die gleiche Behandlung durch ?

1.10 Ist ein gemeinsames Konzept schon festgelegt?

In diesem Zusammenhang sei auch auf die Checkliste Druckgeschwür (Seite 180) und Pflegeplanung Dekubitus (Seite 234) hingewiesen.

Checkliste Druckgeschwür

Name der / des Patient/in/en _____

_____ Hdz. (Krankenschwester / Krankenpfleger)

1. Ort der Wunde und Durchmesser

○ Hinterkopf	○ Ellenbogen	re li	○ Beckenknochen	re li
○ Obere Wirbelsäule	○ Handkanten	re li	○ Knie außen	re li
○ Schulterblatt re li	○ Ohren	re li	○ Knie innen	re li
○ Steißbein/Kreuzbein	○ Wangenknochen	re li	○ Ballen	re li
○ Fersen re li	○ Schultern	re li		
○ Waden re li	○ Rippenbogen	re li		

○ Sonstige: _____

2. Grad I-V des Druckgeschwürs

○ Rötung   = Druckgeschwür Grad I
○ Blasenbildung   = Druckgeschwür Grad II
○ Hautzerstörung   = Druckgeschwür Grad III
○ tiefe Gewebszerstörung   = Druckgeschwür Grad IV
○ Knochenbeteiligung   = Druckgeschwür Grad V

3. Wundstadien

- Wundstadium A
○ Wunde sauber, rotes Granulationsgewebe

- Wundstadium B
○ Wunde schmierig belegt
○ eitriger Belag
○ Infektion des Eiters
○ grünlicher Belag
○ übelriechender Belag
○ weißlicher, fest haftender Belag
○ nekrotische Inseln
    ○ tiefreichend   ○ oberflächlich   ○ flächenhaft

- Wundstadium C
○ Wunde übelriechend
○ lokal infiziert
○ Infiltration der Infektion ins Gewebe
○ Ödem im umliegenden Gewebe
○ Überwärmung im umliegenden Gewebe
○ Allgemeine Infektionszeichen (Fieber)

4. Welche Maßnahmen werden zur Zeit durchgeführt?
○ steriler Verband
○ superweiche Lagerung
○ 90-Grad-Lagerung   ○ rechts   ○ links
○ 30-Grad-Lagerung   ○ rechts   ○ links
○ Bauchlagerung
○ Rückenlagerung

5. Medikamente, die zur Zeit verwendet werden:
○ Melkfett   ○ Antibiotische Salben
○ Zinkpaste   ○ desinfizierende Salben
○ Mercurochrom®   ○ fungizid   ○ bakteriozid   ○ virustatisch
○ Enzympräparate   ○ Kombinationspräparate
○ epithelisierende Salben

180

2. Medikamentenspezifischer Bereich

2.1 Welche Mittel gibt es, und wie sehen ihre Wirkprinzipien aus?

Zu dieser Frage stehen uns auch auf der Station Hilfsmittel zur Verfügung.

a) Die Waschzettel
Sie haben einen hohen Aussagewert und beinhalten fast alle Fakten, die zur Analyse benötigt werden.

b) „Die Rote Liste"
Sie ist häufig zu allgemein gehalten und sollte nur in Verbindung mit den Waschzetteln verwendet werden.

c) Pharmazeutisches Wörterbuch
Hierdurch hat man/frau die Möglichkeit, komplizierte Vorgänge, die nicht aus den Waschzetteln hervorgehen, zu ergründen (z.B. Hunnius).

Soll eine tiefere Auseinandersetzung stattfinden bzw. kann nach den so erarbeiteten Fakten noch keine Entscheidung getroffen werden, so steht über die Krankenhaus-Apotheke noch

d) Die „Gebrauchsinformationen für Fachkreise" (Broschüren)
zur Verfügung. Hierin werden zum Beispiel biochemische Abläufe noch genauer differenziert.

2.1.1 Vergleich unterschiedlicher Informationsquellen am Beispiel des Medikamentes Fibrolan®

Als Beispiel habe ich anhand des Medikamentes Fibrolan® einen Vergleich entsprechender Hilfsliteratur vorgenommen. Daraus können Sie erkennen, welche Informationsquelle für Sie am besten geeignet wäre (Abbildung 1).

2.1.2 Medikamenten-Fragebogen

Trotz aller möglichen Vergleiche auf der Station ist es notwendig zu erkennen, daß der/die zuständige Apotheker/in, der Fachmann/die Fachfrau und damit für uns als Informant/in und Ratgeber/in sehr wichtig ist. Wir müssen lernen, Aufgaben in die Bereiche zu delegieren, wo die fachkompetente Person ist.

- Fragen Sie Ihre/n Apotheker/in.
- Lassen Sie sich Fakten und Daten heraussuchen.
- Lassen Sie sich Material zur Verfügung stellen.
- Als Stütze könnten Sie folgenden Fragebogen verwenden:

Fragebogen

Fragebogen zu Medikament: _____ **Station:** _____

Name und Synonym des Medikamentes   verschreibungspflichtig ja / nein

Indikationen und Anwendungsgebiete

Inhaltsstoffe

a) Therapeutische Wirkung   b) Wirkmechanismen

Nebenwirkungen, Toxizität und Hauptsymptome bei Überdosierung
a) akut   b) toxisch

Dosierung und Anwendungsform

Wechselwirkung mit anderen Medikamenten

Aufbewahrungsbedingungen / Färbung Harn und Stuhl

Datum: _____ Unterschrift Apotheker/in: _____

182

Waschzettel	Rote Liste	Gebrauchsinformation für Fachkreise	Standardinformation für Krankenhausapotheke
Name und Synonyme			
Fibrolan® Salbe	Fibrolan® Salbe verschreibungspflichtig	Fibrolan® Salbe verschreibungspflichtig	Fibrolan® Salbe
Elase®	fehlt	fehlt	fehlt
Indikationen / Anwendungsgebiete			
Infizierte oder infektions-gefährdete, schlecht hei-lende Wunden z. B.: Dekubitus Dann folgen weitere Auf-zählungen	Enzymatische Wund-reinigung und Verflüssigung von Exsudaten	gleicher Text wie Wasch-zettel	Wunde wird hier nicht erwähnt, allerdings bei beigefügter Literatur genaue Beschrei-bung zu den im Wasch-zettel nur aufgeführten Indikationen
Inhaltsstoffe			
Plasmin (bovin) Rinderplasma 1 Einheit (Loomis)	Plasmin (bovin) 1 Einheit	Plasmin (bovin) 1 E. (Loomis)	1 Loomiseinheit Plasmin (Fibrinolysin)
Desoxyribonuclease (bovin) Rinderpankreas 666 Einheiten (Christensen)	Desoxyribonuclease 666 Einheiten	Desoxyribonuclease (bovin) 666 Einheiten (Christensen)	1500 Einheiten n. Christensen Desoxyribonuclease (D Nase) und Erklärung der Einheiten-definition Loomis und Christensen
Thomersal 0,009 mg (Konservierungsmittel)	fehlt	Thiomersal 0,009 mg (Konservierungsmittel)	fehlt
Chloroform zur Aktivierung des Plasmins	fehlt	fehlt	fehlt
Therapeutische Wirkung			
Fibrolan® fördert die Auf-lösung unerwünschter Exsudate auf Wundfläche und Schleim-häuten Plasmin löst die Fibrinkompo-nente des Exsudates Desoxyribonuclease löst den Desoxybonucleinsäureanteil Hauptwirkung gegen nekro-tisches Gewebe, nicht gegen lebende Zellen Entstehende Abbauprodukte hauptsächlich Polypeptide und Polynucleotide, die praktisch nicht resorbiert werden	keine Erklärung	Selektive Entfernung nekro-tischen Gewebes und purulenter Beläge (mit Eiterbildung ein-hergehend) Erklärung zu: Plasmin (Fibrinolysin) = aktivierte Endopeptidase, die Peptidbindungen, besonders die Argininbindungen hydrolisiert, wodurch Olygopeptide ent-stehen; Desoxyribonuclease mit Hin-weis, darauf, daß gesunde Zell-kerne nicht angegriffen werden Zum Konservierungsmittel keine Angabe	Beide in Fibrolan enthalten Enzyme unterstützen sich gegenseitig, da purulentes Exsudat großteils fibrinöses Material enthält Plasmin / D Nase gehört zur Enzymgruppe der Hydrolasen sonst wie Gebrauchsinformation
Nebenwirkung			
In seltenen Fällen örtliche Hyperämie bei sehr viel höherer Konzentration Vorsichtsmaßnahmen bei Empfindlichkeit gegen Rindereiweiß	Bei Vorliegen einer Allergie gegen bovines Eiweiß ist Vorsicht geboten	In seltenen Fällen örtliche Hyperämie Beachten üblicher Vorsichts-maßnahmen, besonders wenn Überempfindlichkeit gegen Rindereiweiß besteht	In seltenen Fällen örtliche Hyperämie Bei klinischen Erfahrungen bisher kein Hinweis auf aller-gische Reaktionen
Toxizität			
keine Stellungnahme	keine Stellungnahme	Bei lokaler Anwendung nicht zu erwarten und Ausführungen über Reiz-wirkung	Bei lokaler Anwendung nicht zu erwarten

Waschzettel	Rote Liste	Gebrauchsinformation für Fachkreise	Standardinformation für Krankenhausapotheke
Dosierung und Anwendungsformen			
Anwendung auf der Oberfläche Wiederholen in regelmäßigen Abständen, da Enzymwirkung abnimmt und nach 24 Stunden praktisch erschöpft ist 6–8stündiges Intervall Anwendung bis zur vollständigen Wundreinigung	Zur lokalen Anwendung möglichst alle 6–8 Std.	Um die Wirkung der lytischen Enzyme voll auszunützen, ist es unerläßlich, daß die Salbe in engen Kontakt mit dem Wundbelag gebracht wird und die Aplikation in 6–8stündigen Intervallen wiederholt wird	möglichst alle 6–8 Stunden auftragen Dosierung bei eingeschränkter Nierenfunktion wie bei voller Nierenfunktion
Wechselwirkung mit anderen Medikamenten			
nicht angesprochen	nicht angesprochen	bisher nicht bekannt	nicht bekannt
Aufbewahrungsbedingungen			
nicht über 25° aufbewahren	keine Stellungnahme	nicht über 25° aufbewahren	Bei Raumtemperatur über 3 Jahre haltbar

Abbildung 1: Vergleich unterschiedlicher Informationsquellen am Beispiel des Medikamentes Fibrolan®.

2.2 Weitere Kriterien, nach denen wir diese Medikamente zuordnen können

Es sollte überprüft werden, ob die zur Zeit eingesetzten bzw. geplanten Medikamente in ihrer Wirkweise folgenden Punkten entsprechen:

a) dem Wundzustand

b) der Heilungsphase

c) dem vom Team festgelegten Ziel

2.2.1 Zuordnung therapeutischer Mittel zu einzelnen Stadien des Druckgeschwüres

Zum Informationsblatt ist anzumerken, daß die angesprochenen Medikamente nur ein Auszug aus vielen verschiedenen Möglichkeiten sein können (Abbildung 2).

3. Grenzen ärztlicher und pflegerischer Arbeit

Die pflegerische Therapie eines Druckgeschwüres setzt ein mannigfaltiges Wissen und eine gezielte Beobachtungsgabe voraus. Dazu erfordert sie die korrekte Dokumentation und die Festlegung eines Therapiekonzeptes, an das sich alle Beteiligten halten.

I. Abtragungsphase			
Wundzustand	**Ziel**	**Maßnahmen**	**Kontraindizierte Maßnahmen**
Nekrose Nekros = Tod = totes Gewebe Bildung neuen Gewebes ist unter der Nekrose nicht möglich	nekrosefreie, saubere Wunde	Absolute Druckentlastung! chirurgisches Debridement = Entfernung der Nekrose unter sterilen Kautelen durch den Arzt enzymatisches Debridement = Abdauungsbehandlung z. B.: Streptokinase Streptokinase gibt es nach meinem derzeitigen Informationsstand nicht als reine Substanz zur äußerlichen Anwendung. In Zusammensetzung mit Streptodornase ist sie eiterbildend, regt also die Säuberung der Wunde an und gehört deshalb in Phase II. Streptokinase wird bei Hunnius lediglich zur Auflösung frischer Thromben empfohlen.	Druck auf der befallenen Stelle! – abwarten und beobachten, somit Nekrose belassen – große, tiefe Nekrosen mit Enzymen behandeln – Abbaden der Nekrose
II. Säuberungsphase			
Wundzustand	**Ziel**	**Maßnahmen**	**Kontraindizierte Maßnahmen**
Wundfläche eitrig belegt. Eiter ist nicht immer infiziert durch Mikroorganismen, sondern kann auch unbelebt = steril sein. Sein Aussehen ist dann rahmig gelb, und er besteht aus Eiterkörperchen (Leukozyten). Er ist ein Symptom der körpereigenen Abwehr und darf deshalb nicht unbedingt als negativ angesehen werden.	sauberes Wundgebiet Ableiten des Wundsekretes nach außen Anregung der Selbstreinigung	Absolute Druckentlastung! – NaCl 0,9 % – fermenthaltige Salben mit: Plasmin + Desoxyribonuclease z. B.: Fibrolan® mit: Streptokinase und Streptodornase z. B.: Varidase® und Gelhilfsmittel – Dextranomer z.B.: Debrisorb-Streupuder® – Aktihaemyl® Gelee 20 % – Aktivkohlefilter z. B.: Actisorb® Johnson Heliosorb® Schumacher – Schaumstoff z. B. Epigard®	Druckbelastung der befallenen Stelle! – Baden der Wunde = Gefahr der Keimeinschleppung von umliegendem Gewebe – Wundrandabdeckung a) mit farbigen Desinfektions- oder sogenannten Hauthärtungsmitteln, da sie eine Beobachtung des Wundrandes verhindern und die physiologische Hautflora zerstören, b) mit Pasten (s. oben) und Gefahr der Hefepilzeinwanderung in die Wunde (Bienstein 1988). – lokale antibiotische Behandlung – Ringer- oder andere Nährlösungen – Desinfektionsmittel zerstören die Funktion der Enzyme. Bei einer Desinfektion mit H_2O_2 wird Sauerstoff freigesetzt und dadurch eine bessere Sauerstoffversorgung der Wunde erreicht. Da die Wirkung auf die Enzyme momentan noch nicht geklärt ist, sollte es unter Vorbehalt angewendet werden.

III. Nährphase Wundzustand	Ziel	Maßnahmen	Kontraindizierte Maßnahmen

Granulationsgewebe
 	
= zellreiche, weiche Gewebs-neubildung mit resorptions- und organischen Funktionen, die an der Oberfläche rötliche, leicht blutende Wärzchen bilden und von den Kapillarsprossen ausgehen
	gut ernährtes, durchblutetes, feuchtes Granulationsgewebe	Absolute Druckentlastung!
		
		– Traubenzuckerlösung 5%
		– Ringerlösung®
		  da jetzt Natriumchlorid und Calciumchlorid gebraucht wird
		– <u>Austrocknung auf jeden Fall vermeiden!</u>
		– feucht halten unter sterilen Kautelen sonst Untergang des Granulationsgewebes
		– Branolind®
		  = Perubalsam, Wollwachs, Vaseline, u. a.
		– antibiotische Behandlung bei sehr ausgeprägter Infizierung der Wunde
		– pflanzlich, mineralische Wirkfaktoren z. B. Traumeel-Salbe®
			Druck auf der befallen Stelle!
			
			alle ableitenden Maßnahmen wie
			
			– NaCl 0,9%
			– enzymatische Präparate
			– Schaumstoffe
			– Mesaltkompressen®
			– 10% Glucoselösung, dazu starke Resorption und damit Blutzucker-Anstieg möglich
			– Aktivkohlefilter
			  = Austrockungsgefahr

Spezielle Wundzustände	**Ziel**	**Maßnahmen**	**Kontraindizierte Maßnahmen**
Blasenbildung	blasenfreie, anliegende Haut	Absolute Druckentlastung! – Blasen beobachten auf Füllungszunahme, Erweiterung, Entzündungszeichen – Bei Rückgang der Blasen keine Abtragung! – Bei Verstärkung oder Auftreten o. g. Symptome Abtragung unter sterilen Kautelen	Druck auf der befallen Stelle! – Blasen öffnen, wenn durch konsequente Druckentlastung Rückgang erfolgt
Spezielle Wundzustände	**Ziel**	**Maßnahmen**	**Kontraindizierte Maßnahmen**
Wundtasche mit vorher genannten Wundzuständen Phase I–III	Phase I – III taschenfreies Wundgebiet	Absolute Druckentlastung! – auf der der Tasche entgegengesetzten Seite lagern – lockeres Austamponieren mit dem Wundzustand entsprechenden Mitteln s. I – III	Druckbelastung der befallen Stelle! – Lagern auf der Taschenseite, da sich diese durch weiteres Einspülen von Wundsekret vergrößern würde – straffes Austamponieren Damit könnte es zu einem Wundsekretstau kommen – Baden der Wunde (s. oben) – sonst I – III

Abbildung 2: Zuordnung therapeutischer Mittel zu einzelnen Stadien des Druckgeschwürs.

186

Um auf dem neuesten pflegerischen Wissensstand zu bleiben, ist es unbedingt notwendig, daß innerbetriebliche Fortbildung für uns alle während unserer Arbeitszeit möglich gemacht wird.

Während der Erarbeitung dieses Themas ist mir bewußt geworden, wie häufig Tätigkeiten von uns Pflegenden in den ärztlichen Bereich hineinreichen oder ärztliche Entscheidungen von uns abverlangt werden, ohne daß wir durch Studium die Möglichkeit hatten, uns das entsprechende Fachwissen zu erarbeiten. Mir wurde aber auch klar, wie leicht wir uns dazu verleiten lassen, über unsere eigenen Kompetenzen hinaus zu agieren.

Durch die Übernahme ärztlicher Aufgaben (Ansetzen einer Therapie bei bestehendem Druckgeschwür) und die Versorgung der Wunde brauchen wir soviel Zeit, daß unsere eigentliche Aufgabe, nämlich die Verhütung eines Druckgeschwüres durch konsequente Hautpflege und Druckentlastung sowie das Erkennen von gefährdeten Personen zu kurz kommt.

Wir alle haben schon erlebt, daß Ärzte und Ärztinnen Druckgeschwüre als nicht so wichtig und ihrer Aufmerksamkeit wert erachten. Dadurch besteht häufig ein Informationsdefizit, welche Therapie erfolgreich sein könnte. Wir versuchen dann, wie so oft in der Pflege, diese Lücke auszufüllen. Gerade weil das Druckgeschwür ärztlicherseits nicht wahrgenommen wird, wird auch von den Ärzten/innen nicht realisiert, welcher Zeitaufwand für dessen Versorgung notwendig ist, und wie wichtig eine frühzeitig einsetzende Prophylaxe wäre.

Es besteht die Gefahr, daß wieder einmal qualifizierte und zeitaufwendige Arbeiten aus dem Pflegebereich nicht registriert werden.

Vielleicht geht es Ihnen wie mir, daß durch die Auseinandersetzung mit dieser Arbeit, die Grenzen zwischen ärztlicher und pflegerischer Arbeit etwas bewußter werden, so daß wir bald gemeinsam für unsere Patientinnen und Patienten ein Schmerz- und Komplikationsminimum erreichen können.

TEIL IV

Haftungsrechtliche Aspekte bei Dekubitusprophylaxe und -therapie

Von Hans-Werner Röhlig

Abstract

Der Beitrag setzt sich mit der Einbindung der Pflege in die rechtliche Verantwortung auseinander. Es werden die bereits bekannten Urteile im Bereich der Dekubitusprophylaxe und -therapie vorgestellt und erläutert.

Die Anforderung an die Dokumentation wird aus juristischer Sicht erläutert und Schadensersatzansprüche werden auf ihre straf- und zivilrechtliche Grundlage hin besprochen.

Das Recht der letzten 20 Jahre hat sich gewandelt

Die seit Ende der 80er Jahre als gefestigt anzusehende Rechtsprechung zur Haftung bei Dekubitusprophylaxe und -behandlung ist nicht nur bei dem beruflich und rechtlich heute stärker denn je zuvor geforderten Pflegepersonal in den Blickpunkt des Interesses geraten.

Die ständig steigende Zahl von Schadensersatzprozessen auf dem medizinischen Gebiet beinhaltet mehr als ein gesundes Patientenbewußtsein, das bis in die 60er Jahre hinein kaum bekannt war. Vielmehr scheint es in den letzten Jahren zunehmend Methode, Hobby oder Mode geworden zu sein, aus Beeinträchtigungen jedweder Art – seien sie nun schwerwiegend oder lapidar – nicht nur Ersatz des tatsächlich entstandenen Schadens zu begehren, sondern darüber hinaus ein möglichst hohes Kapital für sich selbst herauszuschlagen. Einschränkend zu den in den Medien publizierten Summen von Schadensersatz- und Schmerzensgeldbeträgen in Größenordnungen von 100.000 bis 500.000 DM, wie sie in den USA aufgrund der Besonderheit des amerikanischen Rechtssystems zuerkannt worden sind, beläuft sich das von deutschen Gerichten zuerkannte Schmerzensgeld auf vergleichsweise bescheidene Beträge im abgestuften Rahmen von 1000 DM bis 30.000 DM. Lediglich bei wenigen, begründeten Einzelfällen mit schwersten Schädigungen wurden schon höhere Summen fällig. Zugegeben – dies ist für den einzelnen, den es trifft, ein schwacher Trost. Dabei liegt es den Gerichten fern, eine Verunsicherung im unerläßlichen Vertrauensverhältnis zwischen Arzt-, Pflegepersonal und Patienten zu schüren.

Wohl aber ist festzuhalten:
Das Recht unter dem Einfluß gesellschaftspolitischer Strömungen der letzten 20 Jahre hat sich gewandelt. Es erzeugt, insbesondere im Bereich Medizin und Recht, zugleich die Hoffnung auf abgrenzbare Kriterien von Recht und Unrecht

wie auch die Furcht vor einem kaum kalkulierbaren Risiko. Soweit es um die Einbindung des Pflegepersonals in die rechtliche Verantwortung geht, bedarf es näherer Erläuterungen.

Einbindung der Pflege in die rechtliche Verantwortung

Nach der Systematik des Strafrechts wird jeder nur für nachweisbares eigenes Fehlverhalten zur Rechenschaft gezogen. Alle medizinisch notwendigen Eingriffe stellen ebenso wie die, einen Patienten oft körperlich belastende, Pflegemaßnahme eine objektive Körperverletzung nach strafrechtlichen Kriterien dar. Doch die beruflich veranlaßte Tätigkeit ist in der Regel straffrei, abgesichert durch Rechtfertigungsgründe wie Einwilligung des Patienten, Notstand oder sonstige gesetzlich anerkannte Entschuldigungsgründe. Strafrechtlich relevant bleibt allein leichtfertiges und damit fahrlässiges, erst recht bewußtes und damit vorsätzliches Handeln gegen die anerkannten Berufsregeln.

Dabei regelt das **Strafrecht** lediglich, ob und inwieweit dem Strafanspruch des Staates im Einzelfall durch Verhängung einer Geld- oder Freiheitsstrafe Genüge getan werden muß. Unabhängig davon – und teilweise nach anderen Beweisregeln – wird nur auf eventuelles Betreiben des Patienten der Ersatzanspruch – sprich Schadensersatz einschließlich Verdienstausfall und Schmerzensgeld – entweder durch außergerichtliche Regulierung, unter Einschaltung der wohl obligaten Berufshaftpflichtversicherung oder notfalls durch den Zivilprozeß, geklärt. Unterschiedliche Ergebnisse beim Ausgang des Straf- und Zivilprozesses sind nicht nur unvermeidbar, sondern vielfach vorprogrammiert. Stellt sich etwa im Streitfall das für das Gericht maßgebliche Beweisergebnis so dar, daß nicht mit an Sicherheit grenzender Wahrscheinlichkeit festgestellt werden kann, ob einem Krankenhausteam ein Kunstfehler unterlaufen ist oder nicht, so wird es schon nach dem Grundsatz „in dubio pro reo" (im Zweifel für den Angeklagten) zum Freispruch im Strafverfahren kommen. Dieser Freispruch schützt jedoch nicht vor eventuell bei gleicher Konstellation rechtlich zutreffender Inanspruchnahme und Verurteilung zu vollem Schadensersatz einschließlich Schmerzensgeld.

Bei einer in Betracht kommenden zivilrechtlichen Verantwortlichkeit sind Fallkonstellationen eingeschlossen, in denen eine letztlich feststehende Befundursache möglicherweise ihren Grund in einem Behandlungs- oder Pflegefehler haben könnte und die Nichtursächlichkeit einer nur eventuell vorliegenden Fehlbehandlung aus medizinischer Sicht nicht mit an Sicherheit grenzender Wahrscheinlichkeit ausgeschlossen werden kann.

Anforderungen an eine Dokumentation aus juristischer Sicht

Hierzu sei vertiefend der vom Bundesgerichtshof am 18.März 1986 entschiedene Fall über die Anforderungen an eine Dokumentation der Pflegemaßnahmen zur Vorbeugung und Behandlung eines Durchliegegeschwürs genannt:

– Die Klägerin wurde mit Schlaganfall und Halbseitenlähmung in das von der Beklagten betriebene Krankenhaus eingeliefert. Infolge ihrer Krankheit lag sie nahezu bewegungslos und apathisch im Bett. Im dritten Monat trat ein Durchliegegeschwür am Steißbein auf, das die Ausmaße einer Männerfaust erreichte. Nach zwischenzeitlicher Verlegung – für einige Tage zur Rehabilitation in eine auch vom beklagten Krankenhaus getragene Einrichtung – wurde die Patientin wegen des Dekubitus auf der Langliegestation des beklagten Krankenhauses erfolgreich behandelt. Das Durchliegegeschwür heilte bei Besserung des Allgemeinzustandes der Patientin ab.

Klageziel der Patientin war ein Schmerzensgeld in Höhe von 15.000 DM aus § 8471[1] Bürgerliches Gesetzbuch Schmerzensgeld (1) und die Feststellung der Haftung für den unbezifferten Zukunftsschaden einschließlich Verdienstausfall und Sonderbedarf) bei einem anderweitig noch anhängigem Verfahren über einen Teil der im Behandlungszeitraum (1978 – 1983) angefallenen Pflegekosten von rund 145.000 DM. Die Klägerin behauptet, das Pflegepersonal habe nicht die notwendigen Vorbeugemaßnahmen zur Verhinderung des Dekubitus getroffen. Nach Feststellung des Durchliegegeschwürs habe die Behandlung verspätet eingesetzt und sei unzureichend erfolgt.

Nach dem Ergebnis der im gerichtlichen Verfahren durchgeführten Beweisaufnahme – durch ärztliches Gutachten sowie das eines Sachverständigen und Zeugenvernehmung des Arzt- und Pflegepersonals – war der pflegerische Ablauf der Behandlung für das Gericht nicht konkret nachvollziehbar; möglich, jedoch nicht mit Sicherheit feststellbar war, ob die Entstehung des Dekubitus bei sorgfältiger Pflege – zum Beispiel mit Dekubitusmatratze, Druckentlastung, besonderer Pflege, ... vermeidbar gewesen wäre.

Bei dieser Sach- und Rechtslage hat der Bundesgerichtshof dem klägerischen Begehren dem Grunde nach entsprochen. Nach den Urteilsgründen waren von der Aufnahme der Patientin an das besondere Pflegebedürfnis und die aus diesem Anlaß erforderlichen Maßnahmen lückenlos zu **dokumentieren**.

Eine zur Beweislastumkehr führende, unzureichende Dokumentation erkannte das Gericht, weil erst in der fünften Woche in den Unterlagen der Vermerk stand: „Dekubitus, übliche Maßnahmen".

Als zivilrechtlich haftungsbegründende Dokumentationsfehler aus juristischer Sicht sind hier angefallen:

– Die angeordneten und getroffenen Maßnahmen – weder zur Vorbeugung noch zur Behandlung des Dekubitus – wurden nicht eingetragen.

– Es fehlten Aufzeichnungen der ersten Wahrnehmung des Dekubitus.

– Letztlich entscheidend für die vom Gericht zugunsten des Patienten getroffene Entscheidung war, daß zu den angeführten Säumnissen zusätzlich die bei dem

Erscheinungsbild besondere Dekubitusgefahr nicht von Beginn der Krankenhausbehandlung an vermerkt war.

Zur Klarstellung sei vermerkt, daß hier haftungsmäßig allein eine zivilrechtliche Verantwortung in Betracht kam. Nach dem schon im Vorfeld klaren Ermittlungsergebnis konnte ein zur strafrechtlichen Verurteilung führendes Fehlverhalten des beteiligten Arzt und/oder Pflegepersonals nicht festgestellt werden. Für strafrechtliche Sanktion ist nur Raum, wenn eindeutig und zweifelsfrei der Nachweis geführt werden kann, daß ein konkret feststellbares Mitglied im Krankenhausteam – sei es Arzt- oder Pflegepersonal – durch zurechenbares berufliches Fehlverhalten eigenverantwortlich und schuldhaft die gesundheitliche Beeinträchtigung eines Patienten verursacht hat. Hierfür war bei dem zugrundeliegenden Fall kein Raum. In bezug auf die Furcht vor strafrechtlicher Verantwortung des Pflegepersonals wird klar erkennbar, daß im allgemeinen für den pflegerischen Bereich kein Grund zur Angst vor eventuellen strafrechtlichen Sanktionen besteht, sofern kein bewußtes Vergehen zugrunde liegt.

Weit gewichtiger und folgenreicher sind die, oftmals nur als „geringfügig" angesehenen, Säumnisse im Bereich der den Patientenschutz betreffenden zivilrechtlichen Handlungspflicht des Pflegepersonals.

Zur Frage der **zivilrechtlichen Haftung** (Schadensersatz und Schmerzensgeld) bei Auftreten eines Dekubitus hat der Bundesgerichtshof in dem zuvor geschilderten Fall, ebenso in einem ähnlich gelagerten Fall, durch Urteil vom 2. Juni 1987 insbesondere die Pflichten des Pflegepersonals eindeutig festgelegt:

„Die Schwestern des Krankenhauses hätten bereits zu der damaligen Zeit (1977) über jeden Patienten ausführliche Pflegeberichte führen müssen."

Der Umstand, daß nach dem Ergebnis der im gerichtlichen Verfahren durchgeführten Beweisaufnahme der pflegerische Ablauf der Behandlung für das Gericht nicht konkret nachvollziehbar war, führte zur gerichtlich festgestellten Haftung des Krankenhausträgers für das Auftreten des Dekubitus. Und dies, obwohl es nach dem Ergebnis der Begutachtung nur möglich und nicht sicher feststellbar war, daß die Entstehung des Dekubitus die unabdingbare Folge eines Pflegefehlers war.

An dieser Stelle wird eine verfahrensrechtliche Besonderheit des zivilprozessualen Haftungsrechtes deutlich: Grundsätzlich obliegt es dem Patienten auch im Zivilprozeß, gerichtet auf Schadensersatz und Schmerzensgeld, dem Krankenhausträger, Arzt- oder Pflegepersonal einen haftungsbegründenden Behandlungs- oder Pflegefehler nachzuweisen. Eine Beweiserleichterung zugunsten des Patienten bis hin zur Umkehr der Beweislast greift jedoch, soweit – bezogen auf die ordnungsgemäße Pflege – zum Nachweis der durchgeführten Tätigkeit eine ordnungsgemäße Dokumentation nicht vorgelegt werden kann.

193

Hierbei ist zu beachten, daß die Rechtsprechung eine Tendenzwende dahingehend vollzogen hat, daß dem Patienten heute neben dem Anspruch auf eine ordnungsgemäße Dokumentation zugleich ein uneingeschränktes Einsichtsrecht in sämtliche Krankenhausunterlagen zukommt. Früher entsprach es nur ärztlicher Übung und pflegedienstrechtlicher Absicherung, überhaupt Aufzeichnungen über den Verlauf der Behandlung und Pflege zu fertigen, um diese später als Gedächtnisstütze heranzuziehen und Kollegen und mit- bzw. nachbehandelnde Teamgefährten über den Verlauf der Therapie zu unterrichten. Seit Ende der 70er, Anfang der 80er Jahre hat die Rechtsprechung eine für alle Beteiligten zunächst überraschende Wende vollzogen. Die mit dem Urteil des Bundesgerichtshofes vom 27. Juni 1978 für Ärzte und Krankenhäuser postulierte **Dokumentationspflicht** gilt – wie durch Urteil des BGH vom 18. März 1986 zur Dekubitusprophylaxe bestätigt – uneingeschränkt für die vom Pflegepersonal zu fertigende **Pflegedokumentation**. Dabei kommt dem Patienten der, notfalls einklagbare, Anspruch zu, Einsicht in sämtliche über ihn gefertigte Unterlagen im Verlauf der stationären Behandlung zu erlangen. Das mit der Verpflichtung zur angemessenen Dokumentation untrennbar verbundene Einsichtsrecht des Patienten entspricht dabei der im Wandel der gesellschaftspolitischen Sicht aufgestellten Verpflichtung aller an der Patientenbehandlung Beteiligter, dem Patienten die Möglichkeit zu geben, anhand der vollständig geführten Krankenunterlagen vorab eventuelle Erfolgsaussichten eines Schadensersatzprozesses mit Hilfe von Sachverständigen und Juristen im Vorfeld überprüfen zu lassen.

Im Zusammenhang mit der Verpflichtung zur angemessenen Dokumentation und Herausgabe der Krankenunterlagen spricht der Bundesgerichtshof, wie im übrigen entsprechend im ambulanten Bereich, von einer **Rechenschaftsverpflichtung des Krankenhausteams** als Treunehmer. Ähnlich wie es dem Verwalter fremden Vermögens selbstverständlich obliegt, auf Verlangen exakte Auskunft über den Umgang und Verbleib des Fremdkapitals zu erteilen, sei es die selbstverständliche Aufgabe des **„verwaltenden Klinikers"**; Rechenschaft abzulegen über den Umgang mit dem höchsten Gut eines Menschen, über den gewissenhaften Umgang mit Leib und Leben des Patienten. Aus diesen Erwägungen ergeben sich, wie vom BGH in seinen Urteilen zur Dekubitusprophylaxe und -behandlung vom 18. März 1986 und 2. Juni 1987 auch ausgeführt, bei einer nicht angemessenen und erst recht bei offensichtlich unzulänglicher oder gar fehlender Dokumentation besondere beweisrechtliche Konsequenzen.

Wenn auch das Recht nicht einer starren Regelung der Verurteilung oder Vorverurteilung bei im Einzelfall knapper Dokumentation unterliegt, ist folgender Ansatz zu beachten:

Bei nichtangemessener Dokumentation sind bis zur Beweislastumkehr gehende Beweiserleichterungen zugunsten des Patienten nur dann und nur so weit geboten, als nach tatrichterlichem Ermessen dem Patienten die Beweislast für einen Behandlungs oder Pflegefehler billigerweise nicht zugemutet werden kann.

In dem hier exemplarisch angeführten Fall des Bundesgerichtshofes gründete sich die Verpflichtung zum Schadensersatz und Schmerzensgeld insbesondere auf festgestellte Dokumentationsfehler. In seinen Urteilsgründen hat der BGH festgelegt, daß gerade bei Dekubitusgefahr von Aufnahme der Patienten an das besondere Pflegebedürfnis und die aus diesem Anlaß erforderlichen Maßnahmen lückenlos zu dokumentieren sind. Eine zur Beweislastumkehr führende unzureichende Dokumentation sah das Gericht, weil erst in der fünften Woche in den Unterlagen der Vermerk stand:"Dekubitus, übliche Maßnahmen".

Aus der rechtlichen Betrachtungsweise erfolgt für die Praxis als Leitsatz zur Dokumentation allgemein und insbesondere zur Vermeidung einer zivilrechtlichen Haftung:

In den Krankenunterlagen des Patienten sind – insbesondere bei Dekubitusgefahr – sowohl Gefahrenlage als auch angeordnete und durchgeführte Vorbeugungsmaßnahmen zu dokumentieren.

Das Unterlassen der angemessenen, ausführlichen Dokumentation ließ das Gericht als Indiz einer bloß im Bereich der Wahrscheinlichkeit liegenden Fehlerursache gelten und dabei, infolge der Beweisumkehr, die Haftung des beklagten Krankenhauses mit der Möglichkeit der Regreßansprüche an das beteiligte Pflegepersonal bejahen. In rechtlicher Einstufung ist dies ein Fall des „Prima-facie-Beweises" (des Beweises des ersten Anscheins).

Bei festgestellten Pflichtwidrigkeiten im Rahmen der Dokumentationsverpflichtung geht das Gericht „prima-facie" davon aus, daß Pflichtverstöße wegen der herausgehobenen Sorgfaltsanforderung an den Betrieb eines Krankenhauses letztlich schadensursächlich geworden sind. Zwar besteht die Möglichkeit, den „Prima-facie-Beweis" zu entkräften, dies bedarf jedoch einer im Einzelfalle recht schwierigen Beweisführung. Nur wenn nachweislich der „Prima-facie-Beweis" so erschüttert ist, daß seine Annahme gegen die gesunde Lebenserfahrung spricht und der Gegenbeweis mit hohem Wahrscheinlichkeitsgrad geführt ist, verbleibt es bei der allgemein im Verfahren geltenden Beweisregel (Nachweis von Fehlerhaftigkeit und Verschulden zur Begründung einer Schadensersatzhaftung).

Die in der Praxis bestehenden Schwierigkeiten, einen zu Lasten des Krankenhauses gehenden „Prima-facie-Beweis" auszuräumen, werden beim Betrachten der Ausgestaltung des zivilrechtlichen Klageverfahrens offenbar:

– Der Patient kann eventuelle Schadensersatzansprüche noch Jahre nach Abschluß der Behandlung geltend machen; die Verjährung (d. h. Frist zur Klageerhebung) greift erst drei Jahre nach **Kenntnis des Patienten** (spätestens nach 30 Jahren durch) § 852 Bürgerliches Gesetzbuch Verjährung (1)[2].

– Aus taktischen Gründen wird, mit der Folge einer erheblichen Zeitverzögerung der Schadensersatzklage, ein vom Patienten zur Vorklärung zunächst eingeleitetes Strafverfahren z.B. (Anzeigeerstattung – gegen alle Beteiligten der Krankenhausbehandlung) für den Anzeigenerstatter kostenfrei eingeleitet, das jedoch wegen der im Strafverfahren anders geregelten Beweislage nicht präjudizierend ist.

– Die Zeitdauer der Instanzenwege (der vom BGH 1986 entschiedene Fall resultiert aus einer Krankenhausbehandlung zur Jahreswende 1977/78) birgt die Gefahr, daß für den Beweispflichtigen wichtige Zeugen mehrere Jahre nach dem tatsächlichen Vorfall, selbst bei äußerster Gedächtnisanstrengung, nicht mehr in der Lage sind, bei einer erneuten Zeugenvernehmung präzise Angaben zu machen.

Zur rechtlichen Absicherung des Pflegepersonals werden unter Hinweis auf den vom <u>Deutschen Berufsverband für Krankenpflege</u> erarbeiteten Dokumentationsbogen grundlegende – wenn auch nicht für den einzelnen Fall abschließende Erfordernisse aufgelistet, die zur Erstellung einer ordnungsgemäßen Dokumentation zu beachten sind:

<u>Die Eintragungen müssen **zeitnah** (unverzüglich,d.h. ohne schuldhafte Verzögerung) und nicht erst irgendwann nachträglich erfolgen.</u>

Angemessene, zeitnahe Dokumentation besitzt Vertrauensschutz. Im Rechtsstreit wird den zeitnah niedergelegten Aufzeichnungen bis zum vom Patienten zu führenden Beweis der Unrichtigkeit der Dokumentation Vertrauen geschenkt („Prima-facie-Beweis" der Richtigkeit der angemessenen Dokumentation).

Ein „Schweigen" in der Dokumentation bewirkt die oft zum Indiz führende Vermutung, daß die nicht vermerkte Maßnahme auch nicht durchgeführt ist, es sei denn: Schriftliche, allgemeine Anweisungen des Krankenhauses stellen die Durchführung bestimmter Maßnahmen in einzeln aufgeführten Fällen sicher.

Auch wenn diesen schriftlichen Anweisungen im Haftpflichtprozeß oft die Funktion des Rettungsankers für alle am Krankenhaus-Alltag Beteiligten zukommt, werden von der Rechtsprechung strenge Wirksamkeitserfordernisse an diese Anweisungen gestellt. Von einem praktizierten Verhalten entsprechend allgemeiner, schriftlicher Anweisung ist auszugehen, wenn nachweislich allen zu beteiligenden ärztlichen und nichtärztlichen Mitarbeitern, die sie jeweils betreffenden allgemeinen Maßnahmen zur strikten Befolgung ins Gedächtnis gerufen werden (erforderlich u.a.: ständiger Umlauf, Abzeichnung durch das Personal und Überwachung der tatsächlichen Durchführung in überschaubaren Zeitabständen durch Stichproben).

<u>Der über den Fortgang der klinischen Behandlung zu fertigende Verlaufsbogen hat zu enthalten:</u>
<u>Neben Vermerken über Medikation und sonstigen angeordneten Therapiemaßnahmen sind insbesondere alle Maßnahmen der Krankenpflege zu dokumentie-</u>

ren, „die das Ausmaß der normalen Grundpflege übersteigen" (BGH NJW 1986, 2365).

Die ordnungsgemäße Dokumentation muß den Urheber – ohne daß volle Personalien erforderlich wären – erkennen lassen.

Anhand der – jedenfalls juristisch – klaren Rechts- und Entscheidungslinie unserer Gerichte mag deutlich werden, daß das im Krankenhaus arbeitende Pflegepersonal keinesfalls Gefahr läuft, haftungsmäßig in die Enge getrieben und mit einseitiger Rechtsfindung überzogen zu werden. Höchstmögliche Sorgfalt ist jedoch nicht nur selbstverständlich beim Umgang mit dem Leben des Patienten geboten, sondern insbesondere bei der nicht zuletzt im Bereich Dekubitusprophylaxe und -behandlung sicheren Rechtsschutz bietenden ordnungsgemäßen Pflegedokumentation. Besonders in Zeiten mit einer Belastung des Pflegedienstes bis an die Grenze des Machbaren bewahrt die vollständige Dokumentation den Pfleger und die Schwester vor ungerechtfertigter Inanspruchnahme auf straf- und zivilrechtlichem Gebiet und sorgt zugleich für einen angemessenen Interessenausgleich zwischen Arzt – Krankenhaus – Pflegedienst und Patienten.

---

[1] 847 Bürgerliches Gesetzbuch:
Schmerzensgeld (1). Im Falle der Verletzung des Körpers oder der Gesundheit sowie im Falle der Freiheitsentziehung kann der Verletzte auch wegen des Schadens, der nicht Vermögensschaden ist, eine billige Entschädigung in Geld verlangen...

[2] BGB § 852 Bürgerliches Gesetzbuch:
Verjährung (1). Der Anspruch auf Ersatz des aus einer unerlaubten Handlung entstandenen Schadens verjährt in drei Jahren von dem Zeitpunkt an, in welchem der Verletzte von dem Schaden und der Person des Ersatzpflichtigen Kenntnis erlangt, ohne Rücksicht auf diese Kenntnis in dreißig Jahren von der Begehung der Handlung an.

Was kostet ein Dekubitus?

Von Eckhardt Westphal

Abstract

Dekubitusprophylaxe erspart den Patienten hoffentlich zusätzlich lange Krankenhausaufenthalte, Schmerzen und Behinderungen. Aber die Verhinderung von Dekubiti kann ja auch im Rahmen der Kostendämpfung eine gewichtige Rolle spielen. In diesem Kapitel wird versucht, einmal durchzurechnen, welche Kosten ein Druckgeschwür verursachen kann bzw. welche Kosten die erfolgreiche Prophylaxe erspart.

Dekubitusprophylaxe und -therapie erfordern enormen pflegerischen und medizinischen Aufwand

Die Suche nach brauchbaren Daten über Dekubituskosten erweist sich aus mehreren Gründen als schwierig. Zum einen ist das Erscheinungsbild der Erkrankung äußerst heterogen und zum anderen gibt es alternative therapeutische Strategien zur Prophylaxe und zur Behandlung. Hinzu kommt, daß in der Bundesrepublik Deutschland keine verallgemeinerungsfähigen Daten über die Kosten einzelner medizinischer und pflegerischer Verrichtungen zur Verfügung stehen. Schon der Kostenbegriff selbst ist vielschichtig und wird je nach Zielsetzung mit anderen Inhalten gefüllt. Im streng betriebswirtschaftlichen Sinne dürfen einer Leistung (wie Verbandwechsel) nur solche Kosten zugerechnet werden, die wegfielen, wenn man auf gerade diese Leistung verzichten würde. Da ein Verbandwechsel mehr oder weniger niemals zu zusätzlichem Personal (oder gar zum Personalabbau) führen wird, verursacht der einzelne Verbandwechsel streng genommen keinerlei Personalkosten. Das Personal wird so oder so vorgehalten. Nach den sogenannten Anhaltszahlen (DKG 1969/1974) wird in der Bundesrepublik Deutschland das Pflegepersonal mehr oder weniger undifferenziert aus der Zahl der belegten Betten ermittelt.

Dennoch sind die Dekubitusprophylaxe und -therapie ein pflegerischer und medizinischer Aufwand, der sich mit den oben gemachten Einschränkungen prinzipiell errechnen läßt. Die spärlichen Untersuchungen zu diesem Thema stammen zumeist aus dem Ausland. Die angegebenen Größenordnungen liegen zwischen Zusatzkosten von DM 2.500,- bis über DM 25.000,- je Behandlungsfall. Die Variationsbreite der Kosten zeigt, wie wenig griffig der Untersuchungsgegenstand ist.

Erstaunlicherweise liegen die Erfahrungen unseres eigenen Hauses, des Städtischen Krankenhauses Hildesheim, etwa in demselben Bereich. In einem besonders schwierigen Fall ließ sich eine Besserung für den Patienten nur durch Einsatz eines Spezialbettes erreichen. Die Kosten für das angemietete Bett betrugen für drei Monate knapp DM 20.000,-.

Der „Normalfall" mit zwei- bis dreimaligem Verbandwechsel pro Tag erfordert nach unseren Erfahrungen tägliche Materialkosten für Verband- und Arzneimittel in Höhe von etwa DM 65,-. Rechnet man den Pflegezeitaufwand mit 180 Minuten hinzu, so ergeben sich Personalkosten von rund DM 80,-. Die Gesamtkosten würden dann circa DM 150,- pro Tag oder DM 13.500,- für drei Monate betragen.

Interessant wäre es nun, diese Ergebnisse für die Bundesrepublik Deutschland hochzurechnen. Über die Häufigkeit des Dekubitus gibt es leider nur spärliche Angaben. Eine US-Studie aus dem Jahre 1975 geht von drei Prozent der Patienten in Akutstationen und 45 Prozent der Patienten in Chronikerstationen aus. Bei 150 Millionen Pflegetagen in Akutkrankenhäusern käme in der angegebenen Größenordnung eine Summe von jährlich DM 675 Millionen für die Dekubitusbehandlung zusammen. Dabei sind die Kosten der Verweildauerverlängerung, eventueller Lohnfortzahlungskosten u.ä. unberücksichtigt.

– Als Fazit läßt sich damit feststellen, daß eine wirksame Dekubitusprophylaxe zweifelsfrei immense volkswirtschaftliche Kosten und obendrein dem Pflegepersonal viel Arbeit spart.

Als Ergänzung dazu drei andere Untersuchungen:

Laut Untersuchung des Klinikums Bamberg:

	Schicht	**Tag**	**4 Wochen**
Prophylaxe	10 Min.	30 Min.	840 Min. = 14 Stdn.
Behandlung (ohne Prophylaxe)	20 Min.	60 Min.	1680 Min. = 28 Stdn.
Behandlung (mit Prophylaxe)	30 Min.	90 Min.	2520 Min. = 42 Stdn.

Laut Berechnung des Klinikums Bamberg:

	Tag	**Monat**	**Jahr**
Prophylaxe	5 DM	150 DM	1.800 DM
Behandlung (ohne Prophylaxe)	80 DM	2.400 DM	28.800 DM
Behandlung (mit Prophylaxe)	85 DM	2.550 DM	30.600 DM

Laut Berechnung von Dr. Seiler, Basel:

	Tag	**Monat**	**Jahr**
Prophylaxe	2,36 DM	70,80 DM	850 DM
Behandlung (ohne Prophylaxe)	60-150 DM	1.800 – 4.500 DM	21.600 – 54.000 DM
Behandlung (mit Prophylaxe)	62-153 DM	1.871-4.571 DM	22.450-54.850 DM

Kinaesthetik und Dekubitus

Von Frank Hatch, Lenny Maietta, Suzanne Schmidt

Abstract

Das Heben-Tragen und Bewegen von Patienten ist die Tätigkeit, die am häufigsten im Pflegealltag durchgeführt wird. Nicht nur die hohe Anzahl von Rückenschäden sollten die Pflegenden veranlassen, vorsorglich mit sich umzugehen und Möglichkeiten wahrzunehmen, Patienten ohne viel Kraft bewegen zu können.

Gerade dekubitusgefährdete Patienten und Patienten, die bereits einen Dekubitus haben, bedürfen einer schonenden Bewegung bei der Lagerung, dem Hochrücken im Bett oder beim Aufsetzen.

Innerhalb des Artikels werden neue Bewegungsmöglichkeiten vorgestellt, die die Pflege erleichtern und dem Patienten eine größere Autonomie geben.

Kinaesthetik und Dekubitus

Was Dekubitus ist, wissen alle Pflegenden. Vielleicht kennen Sie Kinaesthetik noch nicht? Deshalb hier eine kurze Einführung:

Kinaesthetik ist das Studium von Bewegung und der Wahrnehmung von Bewegung. Die Verhaltenskybernetik hat entdeckt, daß Kinaesthetik als integrierender Faktor im menschlichen Verhalten eine wichtige Rolle spielt. Wir haben diese Erkenntnis in die Praxis umgesetzt. Die Absicht dieser Arbeit ist die Wiedererweckung der Bewegungswahrnehmung des einzelnen. Den Bewegungssinn benutzen wir, um alle anderen Sinneserfahrungen zu integrieren. Das Ergebnis ist eine erweiterte und effektivere Wahrnehmungs- und Kommunikationsfähigkeit.

Es ist die Absicht der krankenpflegebezogenen Kinaesthetik, den Pflegenden zu helfen, ihre Interaktionsfähigkeit zu verbessern, d.h. Pflegende und Patienten gleichzeitig am Pflegeprozeß zu beteiligen. Das macht Krankenpflege interessant und bringt dem Patienten mehr Selbständigkeit und Gesundheit. Die Methoden der Kinaesthetik bewirken sanfteres und wirksameres Verhalten. Es gibt so viele tägliche Verrichtungen in der Krankenpflege, bei denen Berührung und Bewegung wichtig sind. Deshalb bringt Kinaesthetik Erleichterung für Patienten und Pflegende, macht die Arbeit spielerischer und freudvoller.

Nun, was haben Dekubitus und Kinaesthetik miteinander zu tun? Dekubitus hat sehr viel mit Ruhigstellung zu tun. Bewegung wäre demnach eines der wichtigsten Mittel gegen Dekubitus. Der menschliche Körper ist auf Bewegung eingestellt. Auch der Patient braucht sie, um sich wirklich als Lebewesen zu spüren. Wenn wir jedoch Patienten vor uns haben, die eingeschränkt sind in ihren Bewegungsmöglichkeiten, sei es durch Ausfälle oder Schwäche, spüren sie und die Pflegenden oft nur Gewicht und Mühe. Dem geht man natürlicherweise aus dem Wege, denn schon die alltäglichen Bewegungsmuster in unserer Kultur sind geprägt von Anstrengung und Leistung. Bei so viel erschwerenden Faktoren hat man die Tendenz, Patienten möglichst wenig zu bewegen. In der Auseinandersetzung mit Kinaesthetik in der Krankenpflege haben wir einige Möglichkeiten entdeckt, Patienten besonders kräftesparend und hautschonend zu bewegen. Pflegende haben die Tendenz, bettlägerige und schwerkranke Patienten so zu bewegen, als wären sie ein „Baumstamm". Da Baumstämme sehr schwer zu heben sind, führt dies oft dazu, daß die Patienten beim Umlagern übers Bett gezogen oder geschoben und dabei die aufliegende Haut des Patienten auf der Unterlage abgerieben und strapaziert wird. Gleichzeitig findet auch keinerlei Anregung des Kreislaufes statt, was ebenfalls ein wichtiger Faktor der Dekubitusprophylaxe ist. Wenn wir jedoch den Patienten so bewegen, daß wir einen Körperteil nach dem anderen in kleinen Schritten, sanft von einer Bettseite zur anderen „gehen" lassen, kann der Streß für die Haut des Patienten drastisch herabgesetzt und unsere Anstrengung vermindert werden. Die Blutzirkulation wird gleichzeitig angeregt. Wenn bereits verletzte Körperstellen vorhanden sind, kann der Körper des Patienten so organisiert werden, daß dort kein Druck entsteht und keine Reibung.

Anhand eines grundlegenden Konzeptes, wie Massen und Zwischenräume, möchten wir Ihnen zeigen, wie Kinaesthetik in der Dekubitusprophylaxe hilfreich sein kann (Abbildung 1).

Massen und Zwischenräume

Man kann im menschlichen Körper sieben Massen erkennen, die locker miteinander verbunden sind. Gemeint sind Kopf, Brustkorb, Becken, zwei Arme und zwei Beine. Die Halswirbelsäule verbindet Kopf und Brustkorb. Die Lendenwirbelsäule verbindet Brustkorb und Becken, der Schultergürtel die Massen der Arme mit dem Brustkorb. Die Hüftgelenke bilden die Verbindung zwischen Beinen und Becken. Diese beweglichen Zonen (Zwischenräume) erlauben Verschiebungen der einzelnen Körpermassen in fast jeder Richtung.

Der Kopf zum Beispiel kann beugen und strecken in jeder Richtung. Er kann drehen, kreisen und verschieben auf einer Ebene in jeder Richtung. Er kann sich sogar zum Brustkorb hin- und davon wegbewegen. Jede dieser Bewegungen, einzeln oder in Verbindung mit anderen, ist möglich wegen der Bewegungsfähigkeit der Zwischenräume zwischen den Massen.

Die wichtigste Eigenschaft der Massen ist ihre relative Stabilität im Vergleich zu den verbindenden Zonen dazwischen. Die zentralen Massen sind ziemlich rund

und solid. Die Massen der Extremitäten sind rund um ihre Längsachse und ziemlich solide in ihrer Mitte (Ellbogen und Knie). Diese Qualität macht die Massen geeignet zum Halten und Bewegen. Dagegen sind die Zwischenräume zwischen den Massen schwierig anzufassen. Tut man dies trotzdem, werden die Massen oberhalb und unterhalb des angefaßten Zwischenraums mit diesem zusammen zu einem Block. Die Bewegung im Bereich des Zwischenraumes wird durch die anfassende Hand unmöglich. Darum ist es in den meisten Fällen wichtig, die Massen anzufassen und die Hände von den Zwischenräumen wegzulassen, wenn man die Bewegungen einer Person führen und unterstützen will (Abbildung 2).

Diese Ideen können Sie leicht nachvollziehen, indem Sie Ihre eigenen Massen mit den Händen bewegen. Dies ist wahrscheinlich der einzige Weg, die Massen wirklich wahrnehmen und erfassen zu können. Versuchen Sie nun, Ihren Kopf in allen möglichen Richtungen wie oben erwähnt, mit Ihren Händen zu bewegen. Dann vergleichen Sie diese Erfahrungen mit dem Versuch, die gleichen Bewegungen mit Ihren Händen vom Hals her auszulösen. Wenn Sie diese einfachen Erfahrungen gemacht haben, werden Sie sicher erstaunt sein über den großen Unterschied, je nachdem, wo Sie anfassen. Derselbe Vergleich kann mit den übrigen Massen und Zwischenräumen gemacht werden.

- Anwendung

Konkret hat die Entdeckung, daß sich Massen viel leichter bewegen lassen zur Folge, daß wir unsere Patienten immer an den Massen anfassen. Ausnahmen gibt es bei Patienten, bei denen wir Körperteile fixieren oder ruhigstellen müssen. Wenn wir nun eine Masse anfassen und den angrenzenden Zwischenraum frei lassen, können wir beobachten wie die Bewegung über die nächstfolgenden Massen durch den ganzen Körper weiterläuft. Zum Beispiel fassen wir am entfernteren Knie des vor uns liegenden Patienten ganz leicht mit einer oder zwei Händen an, drehen und ziehen es zu uns, so dreht das Becken, später der Brustkorb und zuletzt der Kopf, wenn kein Arm im Wege ist. Bei jeder Umlagerung im Bett stellt man dieses flach und räumt alle Kissen weg. So drehen wir zum Beispiel einen Patienten aus der Rückenlage in die Seitenlage. Sie werden sehr erstaunt sein, wie leicht das geht, nur mit einer Hand und an einem Ort anfassend. In der Dekubitusprophylaxe ist das häufige Umlagern bekanntlich etwas vom Wichtigsten und sicher ist dem viel eher Rechnung zu tragen, wenn es so leicht geht.

- Seitliches Verschieben des Patienten im Bett

Eine weitere Anwendung des Prinzips der Massen und Zwischenräume, ist das Verschieben des Patienten von einer Bettseite zur anderen. Um die meistgefährdete Stelle für Dekubitus über dem Steißbein zu schonen, bringen Sie den Patienten zuerst in Seitenlage. Fassen Sie die Masse, die am wenigsten auf der

Unterlage aufliegt und bringen Sie diese einen Schritt in der Richtung, in der Sie den Patienten verschieben wollen. Dann fassen Sie die nächste Masse und, indem Sie Ihr Gewicht in der gewünschten Richtung verschieben, folgt Ihnen der Patient einen Schritt weiter und so fort, bis der ganze Patient da ist, wo Sie ihn haben möchten. Wenn Sie denken, daß es unangenehm sei, in Teilen verschoben zu werden, statt als „Baumstamm", d.h. als Ganzes, wie wir dies gewohnheitsmäßig tun, dann bitten Sie Ihre Kollegin oder Ihren Kollegen, Sie in dieser Weise zu verschieben. Wenn das sorgfältig und in kleinen Schritten ausgeführt wird, gibt es eine wohltuende Dehnung der Zwischenräume. Die Bewegungen fühlen sich so viel sanfter an und lassen sich leichter nachvollziehen (Abbildungen 3 a, 3 b).

– Höher- oder Tieferlagern des Patienten im Bett

Vielleicht die schwierigste Umlagerung bei einem schwerkranken Patienten, besonders wenn er dekubitusgefährdet ist oder bereits einen Dekubitus hat, ist das Verschieben von unten nach oben im Bett. Die oben erwähnte Methode um den Patienten von einer Seite des Bettes zur anderen zu bringen, kann für diese Umlagerung verwendet werden bei Patienten mit Dekubitus. Die „Schritte" gehen einfach von unten nach oben, statt seitlich. Für alle anderen Patienten empfehlen wir die folgende Methode: Die Beine werden angezogen, um den Hüftbereich zu lockern und die Auflagefläche zu verkleinern. Die Arme des Patienten werden über dem Oberkörper gekreuzt. Mit einer Hand rollen Sie den Brustkorb des Patienten gleichzeitig nach oben und nach vorne in spiraliger Form. Damit wird der Zwischenraum zwischen Brustkorb und Becken weiter. Wenn eine Seite des Beckens anfängt, vom Bett wegzurollen, drücken Sie mit der freien Hand das Becken nach hinten oben. Gleichzeitig lassen Sie den Oberkörper los und lassen ihn aufs Bett zurück rollen. Nun drehen Sie die andere Seite des Brustkorbs spiralig nach oben vorne und, wenn das Becken soweit gekippt ist, daß es nur noch auf der Seite aufliegt, ziehen Sie es nach hinten oben. Gleichzeitig lassen Sie den Oberkörper los. Der Patient dreht auf den Rücken und der ganze Bewegungsablauf beginnt von vorne. Zuerst geht es vielleicht nur in kleinen Schritten nach oben. Dies macht jedoch nichts, vorausgesetzt, Sie tun das Ganze sorgfältig und im Tempo dem Patienten angepaßt. Mit der Zeit wird es ein schöner Tanz sein, der beiden Teilen gut tut. Der Patient wird gedehnt, Blut- und Lymphzirkulation werden angeregt und die dekubitusgefährdeten Stellen geschont. Sie werden begeistert sein von der Effizienz und Leichtigkeit dieser Möglichkeit (Abbildung 4).

– Vom Liegen zum Sitzen

Bevor wir weiter gehen, scheint es notwendig zu sein, etwas über unser Konzept „Orientierung" zu sagen. Ausgenommen, wir erwähnen einen anderen Bezug, meinen wir mit vorne oder oben usw. dies immer vom Körper des Betroffenen aus gesehen.

Nun „wandern" wir mit dekubitusgefährdeten Patienten vom Liegen ins Sitzen und zum Stehen. Wir bewegen eine Masse über die andere bis zuletzt alle Massen über den Füßen sind. Um Reibung und Druck auf die meistgefährdete Stelle über dem Steißbein zu vermeiden, ist es notwendig, den Patienten über die Seite zum Sitzen zu bringen (Abbildung 5).

Fassen Sie seinen Brustkasten an der aufliegenden Seite und lassen Sie sich vom Patienten um Ihren Brustkorb halten. Wenn möglich, soll der Patient die Beine über den Bettrand fallen lassen. Gleichzeitig mit der Hand am Brustkorb ziehen und mit der anderen Hand am Beckenkamm drücken, bringt den Patienten seitwärts zum Sitzen. Wichtig ist, daß die Pflegeperson mit der Bewegung des Patienten mitgeht.

Soll er weiter zum Stehen kommen, ist aber noch nicht ganz am Bettrand, kann er durch Gewichtsverlagerung von einer Seite zur anderen auf seinen Sitzhöckern nach vorne „spazieren". Sie können den Patienten darin unterstützen, indem Sie ihm mit dem einen Arm bei der Gewichtsverlagerung helfen und mit der anderen Hand entweder hinter dem entlasteten Knie ziehen oder am Becken hinten einen Impuls in der gewünschten Richtung geben. Wichtig dabei ist, daß das Gewicht des Oberkörpers des Patienten über dem Sitzhöcker gelagert ist, welcher nicht bewegt wird. Da wir vor ihm stehen, sollte das problemlos sein, ansonsten können wir unsere Massen zum halten anbieten. Das „Wandern" auf den Sitzhöckern zum Bettrand geht übrigens auch rückwärts, nur stößt man dann am Knie oder am Becken von vorne gegen hinten an der jeweils gewichtsentlasteten Seite (Abbildung 6).

Kann ein Patient direkt vom Liegen ins Stehen kommen, gibt es eine sehr einfache Möglichkeit. Sie wird oft von alten Leuten in ähnlicher Weise beim Einsteigen ins Bett gebraucht. Wir rollen den Patienten nach vorne auf die Seite und führen die spiralige Bewegung weiter, bis die Beine über den Bettrand zum Boden kommen. So gelangt der Patient rückwärts aus dem Bett.

Jede Transfersituation ist einmalig. Der Zustand des Patienten, das Größenverhältnis zwischen ihm und der Pflegeperson und viele andere Faktoren kommen ins Spiel.

Unerläßlich für gute Zusammenarbeit ist: ein Vertrauensverhältnis und Gespräche. Verständnis und Respekt verhelfen dazu. Manchmal genügt auch einfach das gute Anfassen und sich anfassen lassen.

Versuchen Sie jede Handbewegung zuerst an einer gesunden Person!

Wichtig ist, daß Sie nicht vergessen, daß Menschen ihre Massen differenzieren können. Unter normalen Bedingungen tun wir das alle, um uns zu bewegen. Wenn wir krank sind, brauchen wir manchmal Hilfe, um uns mit den veränderten Bedingungen zurechtzufinden, uns weiter zu bewegen und unsere Position verändern zu können ohne Streß. Denken Sie daran, wenn Sie als Pflegeperson Streß haben, überträgt sich dieser auch auf den Patienten.

Werden bettlägerige oder schwerkranke Patienten auf diese Weise leicht bewegt und umgelagert, wird die Dekubitusprophylaxe wesentlich verbessert und erleichtert.

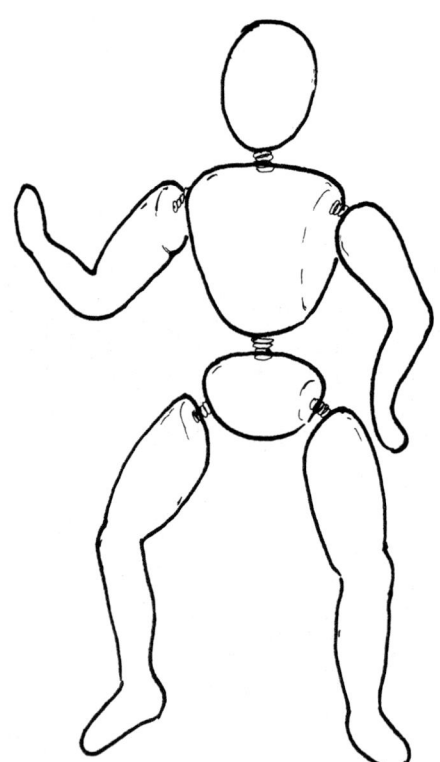

Abbildung 1:
Der Mensch gliedert sich
in Massen
und Zwischenräume.

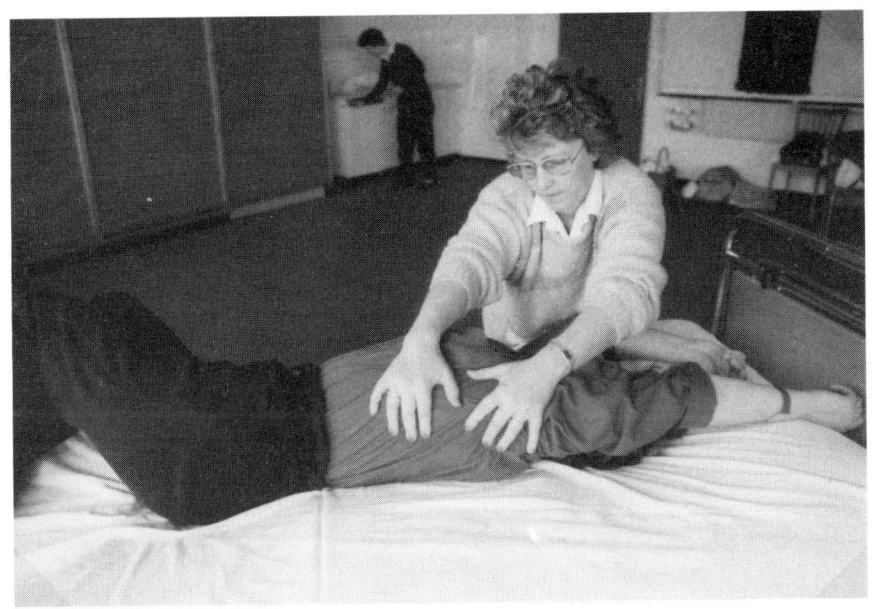

Abbildung 2: Wenn der Brustkasten gedreht wird, folgt das Becken unweigerlich.

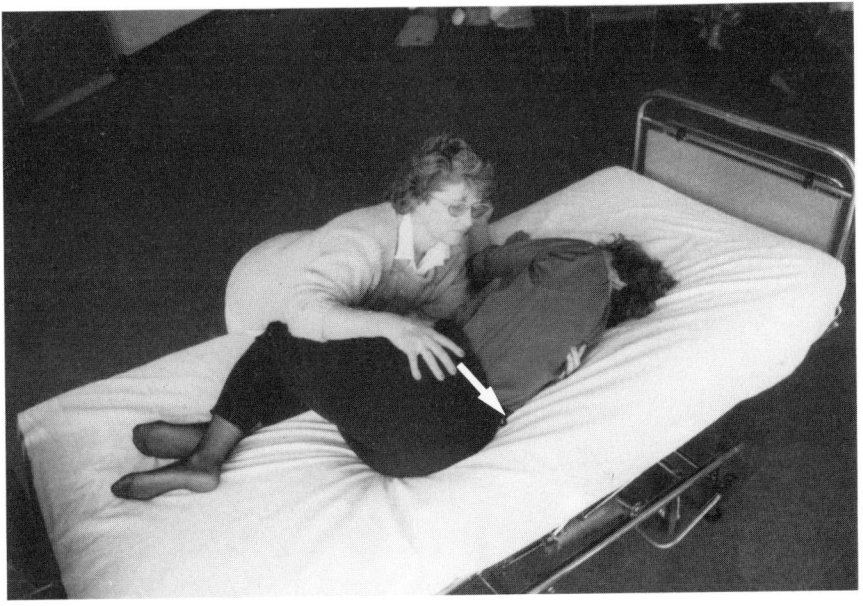

Abbildung 3 a

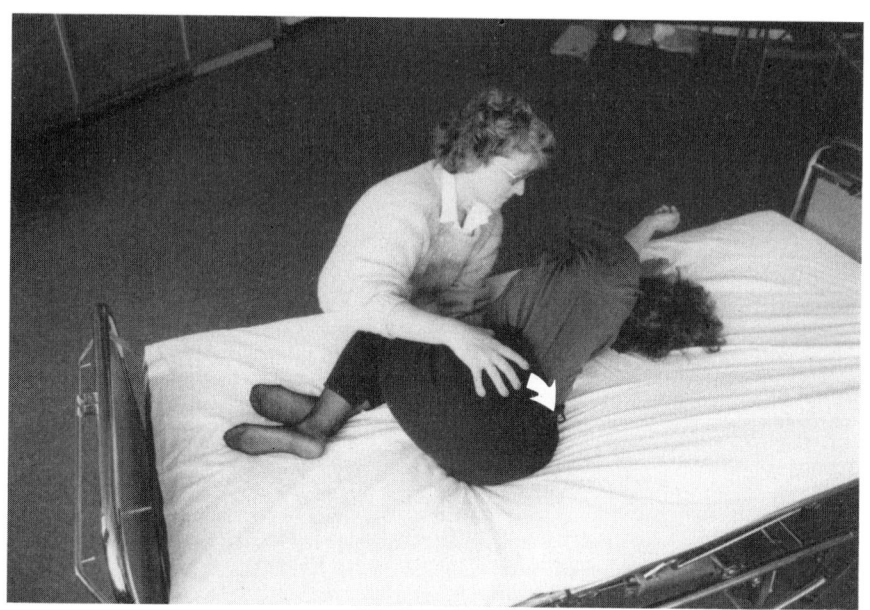

Abbildung 3 a und 3 b: Bewege nur eine Masse auf einmal.

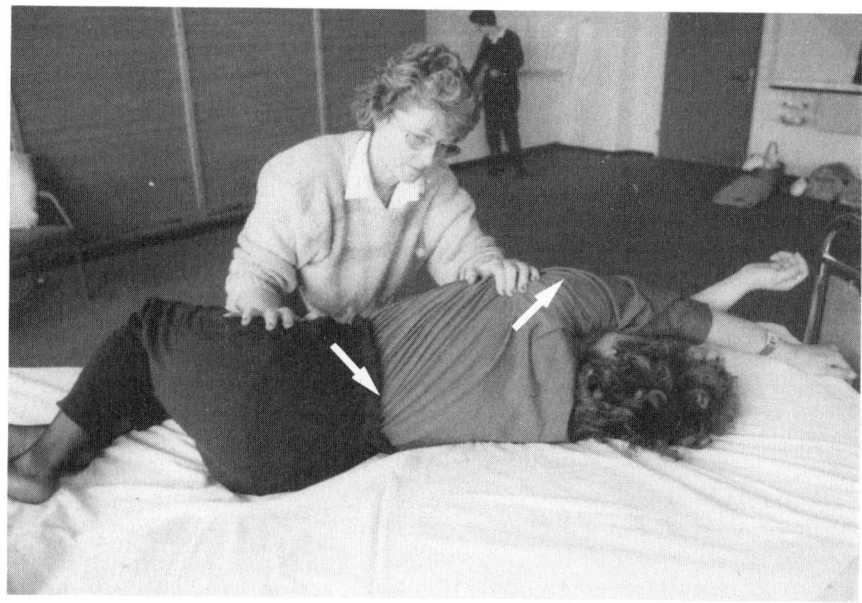

Abbildung 4: Im Bett nach oben „gehen" mittels spiraliger Bewegung.

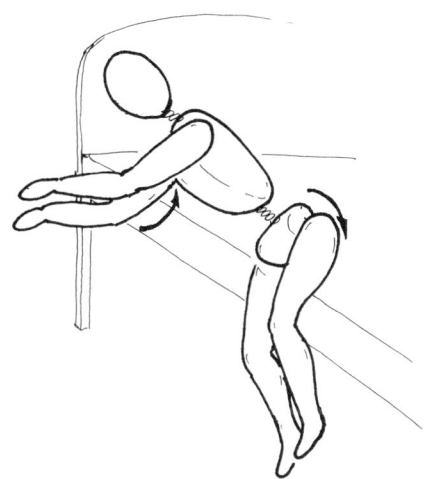

Abbildung 5: Zum Sitzen kommen über die Seite.

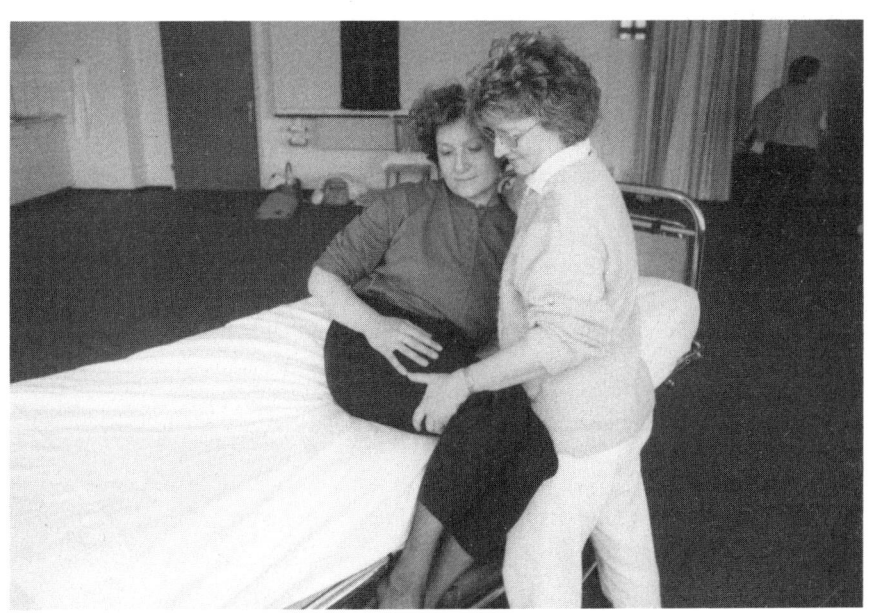

Abbildung 6: „Gehen" im Sitzen.

Dokumentation der Dekubitusprophylaxe und -therapie

Von Christel Bienstein

Abstract

Nicht nur die Rechtsprechung erfordert eine gezielte und systematische Dokumentation des pflegerisch notwendigen Vorgehens, sondern auch die alltägliche Pflegesituation kommt ohne diese nicht mehr aus, wenn sie qualifiziert und effektiv sein soll.

Aus diesem Grund erscheint es notwendig, für die spezifische Problematik der Dekubitusprophylaxe und -therapie ein Dokumentationspapier einzusetzen. Dieses muß sich am Pflegeprozeß orientieren und einen raschen Überblick über den Pflegeverlauf ermöglichen.

Beispiel eines Dokumentationsbogens

In den meisten Kliniken der Bundesrepublik Deutschland hat ein Dokumentationssystem Einzug gehalten, welches die alte Krankenkurve, das Übergabebuch und diverse vorhandene Zettel ablösen soll. Jedoch selbst in guten Systemen ist es nicht einfach, eine systematische Dokumentation vorzunehmen, die den notwendigen Ansprüchen gerecht wird.

Eine Dokumentation erfordert:

1. daß eine **gezielte Vorerhebung** (Pflegeanamnese), eine Analyse dessen durchgeführt wird, was dokumentiert werden soll

2. daß die Dokumentation jederzeit **auffindbar, einheitlich interpretierbar** und **übersichtlich** ist

3. daß eine Absprache über die **Verbindlichkeit** der ausgemachten Pflege vorhanden ist

4. **sofortige Dokumentation** nach erfolgter Pflege oder Veränderung der Patientensituation erfolgen kann

5. daß die **Effektivität** der durchgeführten Pflege der Dokumentation entnehmbar sein muß.

210

Zur Zeit erlebe ich hauptsächlich folgende Probleme:

- Zu wenig aussagefähige Dokumentation

So wird zum Beispiel dokumentiert: „Patient ist dekubitusgefährdet", ein Warum ist dieser Niederschrift dann oftmals nicht zu entnehmen. Ebenso kann der Hinweis gefunden werden: „Dekubitus in Sakralgegend". Offen bleibt bei dieser Aufzeichnung das Wie der Wunde (z.B. Größe, Dekubitalstadium, Aussehen).

Eine zu allgemeine Erhebung ermöglicht es nicht, eine situations- und patientenspezifische Pflege vorzunehmen. Erst die systematische Analyse des Patientenzustandes über z.B. diesen Aspekt der Pflege, bietet die Chance, eine Dekubitusentstehung zu vermeiden oder eine rasche Heilung zu ermöglichen.

- Zu breit interpretierbare Pflegeanweisung

Eine Niederschrift wie: „tägliche Dekubitusprophylaxe" oder „zweimal täglich Verbandwechsel" ist leider noch häufig anzutreffen. Es fehlt die Aussage, wer – wie – wann – womit – was – wie oft – tun soll.

Es ergeben sich aus den Beispielen verschiedene Probleme. Wie durch das Buch ersichtlich, kann jede/r Pflegende erkennen, daß es die Dekubitusprophylaxe nicht gibt, sondern nur eine spezifische auf den Patienten abgestimmte Vorgehensweise, die sich an Grundprinzipien orientiert. Somit ist es dringend notwendig, immer wieder deutlich zu machen, warum bestimmte Pflegehandlungen zur Prophylaxe eingesetzt werden sollen und das Pflegeteam sich dafür bei diesem Patienten entschieden hat. Das bedeutet – Denken ist gefragt!

- Zu unübersichtliche Dokumentation

Innerhalb des Pflegeberichtes finde ich häufig Aussagen über eine Dekubitusprophylaxe oder -therapie. Eine übersichtliche Erfassung auf einen Blick ist nicht möglich, da die ermittelten Daten, Ziele und Berichte innerhalb der Dokumentationsunterlagen verteilt sind. Damit die Effektivität der geplanten und durchgeführten Pflegemaßnahmen erkenntlich wird, muß eine aufwendige Sichtung aller Eintragungen vorgenommen werden. Das einzelne Pflegeproblem ist in die Gesamtdaten integriert, und eine sofortige kurzzeitige Erfassung kann nicht stattfinden. Damit geht der Zusammenhang zwischen Ursache und Wirkung verloren. Eine Erfolgsrückmeldung ist nur schwer sichtbar, und damit verliert die umfangreiche Arbeit der Dokumentation oftmals Ihren motivierenden Effekt.

- Eine nicht sofortige Dokumentation der Daten

Vor der mittäglichen und abendlichen Übergabe beobachte ich häufig, daß alle in der Schicht erfahrenen Informationen, durchgeführten Pflegemaßnahmen und Anordnungen ca. 1/2 Stunde vor Übergabe durch die Pflegenden in das Dokumentationssystem übertragen werden. So kann es vorkommen, daß eine Pflegende bis zu 18 und mehr Berichte schreiben muß. Abgesehen davon, daß Pflegende über eine hohe Merkfähigkeit verfügen müssen, werden die Berichte von Patient zu Patient immer geraffter. Somit gehen vielleicht wichtige Informationen verloren, und die Dokumentation ist im Laufe einer Schicht nicht auf dem aktuellen Stand.

Aus diesem Grunde muß parallel zur Pflege dokumentiert werden, Planetten sollten maximal vier Patienten enthalten, damit keine Arbeitsblockade auftritt.

– Keine einheitliche Absprache über die Dekubitusprophylaxe und/oder -therapie

Damit kein ständiger Pflegemaßnahmenwechsel bei einem Patienten betrieben wird, muß es übersichtlich und eindeutig erkennbar sein, welche Maßnahmen beschlossen und durchgeführt wurden. Es muß jederzeit eindeutig erkennbar sein, wer, was, wann gemacht hat, damit doppelte Aufzeichnungen u.a. mehr unterbleiben. Die abgesprochenen Pflegemaßnahmen müssen innerhalb der Dokumentation deutlich erfaßbar sein, ebenso wie eine Veränderung des Pflegevorgehens.

Die vorgenannten Aspekte ermöglichen eine gezielte Erfolgskontrolle, die jederzeit möglich sein muß.

Nun habe ich den Versuch unternommen, ein **Dokumentationsblatt** für die Dekubitusprophylaxe/-therapie zu entwickeln. Es könnte dabei der Eindruck entstehen, daß durch die Herausnahme eines spezifischen Aspektes auf einem Blatt die ehemalige „Zettelwirtschaft" wieder einkehren könnte. Das ist nicht der Fall. Das hier vorgestellte Dokumentationsblatt wird in die Patientenakte aufgenommen. Alle diesen Aspekt betreffenden Daten werden hier sofort, ohne Zwischendokumentation vorgenommen. Gleichzeitig wird anhand des vorliegenden Blattes deutlich, wie spezifisch und zusammenhängend in der Zukunft mittels EDV Patientendaten erfaßbar und übersichtlich werden (siehe Anhang).

Das Blatt ist so aufgebaut, daß es zwingend eine Analyse/Erhebung vorschreibt. Dies erfolgt unter drei Aspekten:

1. Der Gefährdungsermittlung mittels der erweiterten Norton-Skala.
Da sich innerhalb einer Woche beträchtliche Veränderungen ergeben können (z.B. durch eine Operation) ist hier Platz für vier Einschätzungen. Die jeweilige Legende zu den einzelnen Aspekten entnehmen Sie bitte der erweiterten Norton-Skala im Anhang.

212

2. Der grafischen Darstellung durch Einzeichnen der gefährdeten oder betroffenen Gebiete. Die visuelle Darstellung ermöglicht einen guten Überblick, besonders bei der Effektivitätseinschätzung der Pflege.

3. Der schriftlichen Beschreibung des vorliegenden Problems. Hier sollte eine möglichst exakte Fixierung erfolgen, damit wiederum jederzeit eine Kontrolle der Entwicklung deutlich wird.

Es werden <u>Wochenziele</u> formuliert , da diese Zeiteinheit sich für die Praxis bewährt hat. Innerhalb dieser kann eine Besserung oder Verschlechterung beobachtet werden. Die hier formulierten Ziele sollten auch an der Zeit gemessen erreichbar sein. Pflegeziele wie: „Der Patient soll seine intakte Haut behalten", haben sich als nicht praxisrelevant erwiesen, da an ihnen keine konkreten Vergleiche möglich werden.

Die Pflegeziele sind oftmals sogenannte integrative Ziele. Das heißt, das Ziel wird durch den Vergleich von Analyse und Planung ersichtlich. Es bedarf in einem solchen Fall nicht der nochmaligen Ausformulierung, da es in der Erhebung und Planung bereits integriert ist. (Schließlich schreibt ein Mediziner auch nicht: „Der Patient bekommt Herzmedikamente, damit sein Herz besser wird.")

Die Pflegeplanung wird in einer separaten Spalte durchgeführt. Hier bleibt Platz für die Angabe der Häufigkeit des Pflegevorgehens und für das Handzeichen der für die Planung verantwortlichen Pflegekraft.

Die Analyse sowie die Pflegeplanung werden, falls hier keine Veränderungen auftreten und/oder notwendig werden, nicht täglich neu aufgeschrieben. Keine Veränderung wird durch einen Pfeil deutlich gemacht, der erkenntlich macht, das es noch so ist (Analyse) und es noch bei der Planung bleibt. Hiermit entfallen doppelte unnötige Aufzeichnungen.

Der Durchführungsnachweis läßt viele zeitliche Angaben und der dazugehörigen Dokumentation der Durchführenden mittels Handzeichen Platz.

Eine feste Zeitvorgabe ist hier nicht erfolgt. Um eine patientenorientierte Pflege durchführen zu können, ist es notwendig, die zeitliche Pflegestruktur dem Patienten und der notwendigen Pflege anzupassen. Notwendig ist es, die pflegerischen Maßnahmen an Pflegeprinzipien zu orientieren. (Beispiele sind dazu auf dem Bogen, links oben, formuliert. So ist es z.B. notwendig, den Patienten regelmäßig druckzuentlasten, dabei sollten zwei Stunden nicht überschritten werden. Wann jedoch genau für den jeweiligen Patienten ein Lagerungswechsel erfolgt, hängt von vielen verschiedenen Faktoren ab.

Daher ist keine feste Zeitangabe, wie z.B. 6.00 / 8.00 / 10.00 Uhr vorgenommen worden. Lagerungspläne sind jedoch in der Bundesrepublik Deutschland nach gerade diesem zeitlichen Raster oder nach dem Raster der Lagerungsartvorgabe gegliedert.

Beispiel 1: Typischer „Zeitlagerungsplan":

	6.00	8.00	10.00	12.00	14.00	16.00	18.00	20.00	22.00	24.00	2.00	4.00
1.3.	li.	re.	Rü.									
2.3.												

Beispiel 2: Typischer Lagerungsplan anhand der Positionsvorgabe:

	Rü.	re.	li.	Rü.	re.	li.	Rü.	re.	li.	Rü.	re.	li.
1.3.												

Diese Art von Lagerungsplänen haben mehr Nach- als Vorteile:

1. Sie nehmen auf die speziellen Bedürfnisse des Patienten keine Rücksicht.

2. Sie lassen andere Pflegeziele völlig unberücksichtigt – es wird sich dominant an der Lagerung orientiert.

3. Sie führen häufig dazu, daß die eingetragenen Daten mit der realen Situation nicht übereinstimmen (Pseudolagerungspläne).

4. Pflegerische Kreativität wird unterbunden.

5. Es entsteht der Glaube, daß hiermit alles getan worden sei, einen Dekubitus zu verhindern.

Lagerungspläne dieser Art enthalten die Gefahr, daß sie Pflegende dazu verleiten, sich über die Bedürfnisse und Fähigkeiten des Patienten hinwegzusetzen. Mir selbst ist, außer Patienten die bewußtlos waren, kein Patient begegnet, der die Lagerungsroutine in dieser Art und Weise toleriert hätte. Jeder Mensch hat seine „Lieblingsseite", so auch die Patienten. Auf dieser Seite liegen sie gerne und neigen dazu, sich auch sehr schnell von der „ungeliebten" Seite auf die „geliebte" Seite umzudrehen. Manchmal dauert damit ein Aufenthalt auf der linken oder rechten Seite nur zehn Minuten. Durch Schmerzen z.B. bedingt, kann es notwendig werden, daß der Patient in einer bestimmten Position nur kurz oder unter Aussparung dieser gelagert wird.

Patientenorientierte Pflege heißt, diese in die einzelnen Pflegehandlungen einfließen zu lassen. Daran spürt ein Patient deutlich, wie ernst es uns mit diesem Anspruch ist. Es ist bei den meisten Patienten auch nicht möglich, einen Lagerungsplan, wie z.B. Beispiel 2 durchzuziehen. Patienten, die einer regelmäßigen Druckentlastung bedürfen, sind meistens nicht nur druckgefährdet, sondern haben viele verschiedene Gesundheitsprobleme. Qualifizierte Pflege zeichnet sich z.B. dadurch aus, daß Pflegende in der Lage sind, unter Berücksichtigung der Probleme im Bereich der Atmung oder Ernährung, des Kreislaufes, der Ausscheidung und der Orientierung eine Lagerung zu entwickeln, die diesem Patienten ganzheitlich gerecht wird, ihn so zu lagern, daß durch die Form oder zeitliche Abfolge der Lagerung kein neues Problem geschaffen wird (z. B. mangelnde Flüssigkeitseinfuhr, da der Patient zur Zeit der Mahlzeitengabe immer gerade ungünstig liegt).

Aus diesem Grunde ist auf dem Dokumentationspapier viel Platz gelassen, hier Zeit und Art selbst einzutragen.

Für den Pflegebericht ist ebenfalls pro Tag Platz vorhanden, so daß eine gezielte Dokumentation der an dem Tag beobachteten Pflegeverläufe niedergeschrieben werden kann.

Die Erfahrungen in der Praxis mit dem hier vorgestellten Bogen zeigen, daß durch die systematische Erfassung, Planung und übersichtliche Dokumentation des Pflegeverlaufes eine raschere Abheilung vorliegender Dekubitalwunden erfolgte.

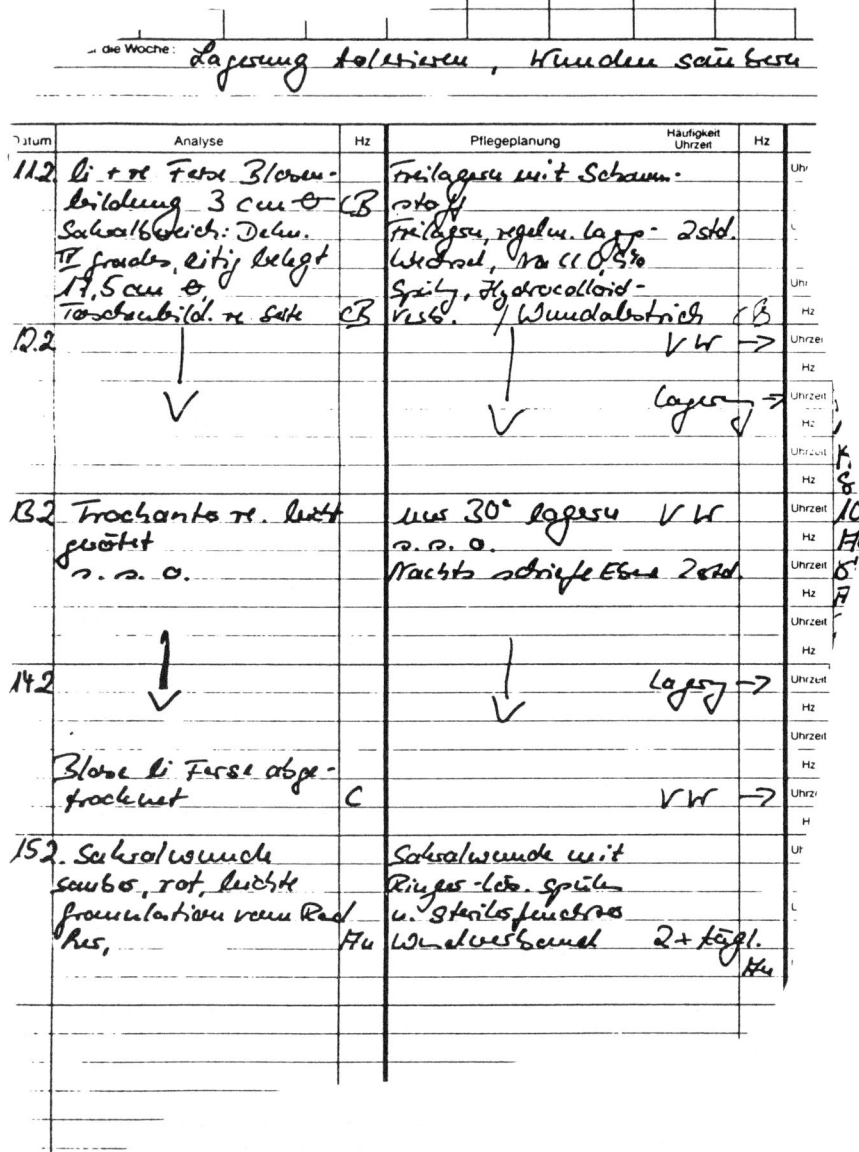

Auszug aus ausgefülltem Planungsbogen „Pflegeplanung – Dekubitus"

Werbung belebt den Unterricht

Von Eugen Steinberg

Abstract

Die Fülle an Material zur Dekubitusprophylaxe und -therapie hat auch einen Vorteil. Viele Firmen nutzen visuelle und audiovisuelle Medien, um ihre Produkte vorzustellen.

Broschüren, Dias, Filme werden daher gerne abgegeben, um eine gewisse Werbewirksamkeit zu erzielen. Die Themen, mit denen die Firmen ihre Waren vorstellen, eignen sich oft gut als Ergänzung oder Erläuterung im Fachunterricht.

Mit dem vorliegenden Buch steht auch der Unterrichtskraft in der Krankenpflegeschule umfangreiches Material zur Verfügung, um einen themenbezogenen Fachunterricht möglichst vielseitig durchzuführen.

Dieser Beitrag befaßt sich daher mit dem Einsatz verschiedener Medien im Fachunterricht, vor allem enthält er eine Aufstellung von verschiedenen, zum Teil kostenlos erhältlichen, Druckschriften, Diareihen und Videofilmen.

Was können und sollen die verschiedenen Medien grundsätzlich leisten?

Die Hersteller von Hilfsmitteln zur Dekubitusprophylaxe (z.B. Lagerungshilfsmittel) und zur Dekubitustherapie (z.B. verschiedene Verbandmittel) bieten eine recht umfangreiche Palette unterschiedlicher Medien an, von der einfachen Broschüre, Diareihen bis hin zum profihaften Videofilm.

Eine Auflistung der mir zur Zeit bekannten Medien findet sich ohne Anspruch auf Vollständigkeit am Ende des Beitrages.

Wichtig erscheint mir im Umgang mit Unterrichtsmedien zunächst die Reflexion der oben bereits angesprochenen Frage, was das Medium (z.B. der Videofilm) im Unterricht leisten soll und leisten kann.

Es ist meines Erachtens nicht möglich, eine qualifiziert geplante und entsprechend durchgeführte Unterrichtsstunde durch ein Medium zu ersetzen, auch wenn dieses noch so gut und aufwendig gemacht ist.

Sinnvoll erscheint mir der Medieneinsatz unter zwei verschiedenen Gesichtspunkten zu sein:

1. Der Einsatz z.B. eines Videofilmes kann eine gute Einführung in einen Themenbereich sein. Der folgende Fachunterricht sollte konsequenterweise dann auf den Inhalt abgestimmt sein und darauf aufbauen.

2. Der Einsatz eines entsprechenden Mediums kann auch nach dem Fachunterricht erfolgen, dann aber um die bereits dargelegten Inhalte zu vertiefen und zu verdeutlichen.

Bei Berücksichtigung dieser Kriterien kann der Einsatz visueller oder audiovisueller Medien den Unterricht bereichern.

Für weitere Informationen über den Einsatz von visuellen und audiovisuellen Medien im Krankenpflegeunterricht sei hier der Artikel „Einsatz von Film und Video im Unterricht" (Lesser, 1987) empfohlen.

Auf eine Bewertung der Medien habe ich bewußt verzichtet, da ich lediglich meinen subjektiven Eindruck wiedergeben könnte. Es würde nur meine eigene Intention sowie Unterrichtssituation und -methodik widerspiegeln.

Da in der Regel die Medien kostenlos abgegeben oder verliehen werden, ergibt sich für die/den interessierte/n Unterrichtsschwester/-pfleger nur ein minimales Kostenrisiko (z.B. Porto). So kann sich jeder selbst ein Bild über die Verwendbarkeit des Unterrichtsmediums – unter Berücksichtigung der jeweils individuellen Unterrichtssituation – machen.

Bei folgenden Firmen können Medien für den Unterrichtsgebrauch ausgeliehen oder bestellt werden:

Anschrift und Telefon	Medien
Coloplast Hamburg Friedrich-Ebert-Damm 160 a 2000 Hamburg 70 Tel.: 040 / 694206-0	Videofilm über Wundversorgung (Comfeel Hydro-Kolloid-Verband) zu beziehen über Conzema, Kassel (siehe dort)
ConvaTec Division Squibb von heyden GmbH Volkartstraße 83 8000 München 19 Tel.: 089/1303	Broschüre über Wundversorgung (Varihaesive Hydro-Kolloid-Verband)
Conzema GmbH Crumbacher Straße 129 3503 Kassel - Lohfelden Tel.: 0561/511070	Verschiedene Videofilme für unterschiedliche Themenbereiche; Katalog und Informationsmaterial auf Anforderung

Hollister INC.
Niederlassung Deutschland
Postfach 810409
8000 München 81
Tel.: 089/928000-0

Broschüren zum InCare Inkontinenz-System

Hydro-Med GmbH
Planetenring 1
3000 Hannover 21
Tel.: 0511/757007

Aktueller Videofilm von Herbst
1988 (Hydro-Med Wasserbett)

Lück GmbH
Vennweg 22
4290 Bocholt

Videofilm über Lagerungsarten
und -hilfsmittel (Rhombo-fill
und Rhombo-med) zu beziehen
über Conzema Kassel (siehe dort)

3 M Deutschland GmbH
Carl-Schurtz-Straße 1
4040 Neuss 1
Tel.: 02101/14-0

Videofilm Lagerung
(Reston Therapie -Gelkissen-)

Medicare Pfrimmer GmbH
Appelhoff 5
2000 Hamburg 60
Tel.: 040/6302036

Diareihe und Broschüren
(Biofilm Hydro-Kolloid-Verband)

Oxo-Chemie GmbH
Maaßstraße 24
6900 Heidelberg 1
Tel.: 06221/83530

Diareihe Wundbehandlung (Oxoferrin)

Schülke & Mayr GmbH
Bereich Medizin
Heidbergstrasse 100
2000 Norderstedt
Tel.: 040/521000

Videofilm Lagerung
(Primamed-Gel-Kissen)

Schumacher
Medical-Produkte
Breiten Dyk 25
4150 Krefeld 1
Tel.: 02151/590397

Videofilm Lagerung
(superweiche Matratze
von Dr. Seiler, Basel)
zu beziehen über Conzema,
Kassel (siehe dort)

Support Systems
International GmbH
Rennbahnstrasse 64
6000 Frankfurt/Main 71
Tel.: 069/6787065

Videofilm Lagerung
(Clinitron-Therapie)

Änderungen vorbehalten!

Was hindert uns an einer effektiven Dekubitusprophylaxe und -therapie?

Von Irmgard Steinacker

Abstract

Immer noch drehen wir uns bei vielen pflegerischen Problemen im Kreis. Wir tun uns schwer, Ansätze für Lösungen zu finden. Was hindert uns eigentlich daran, eine gezielte Dekubitusprophylaxe und -therapie durchzuführen? – Dies ist auch so ein leidiges Kapitel der Krankenpflege, über das viel geredet wird, aber in dem wenig passiert. Meine Antwort soll zu Denkanstößen führen, wie Pflege mit einfachen Mitteln durchdacht werden kann, um darauf aufbauend endlich eine bessere Prophylaxe des Dekubitus durchzusetzen, so daß Dekubitustherapie doch noch im Klinikalltag überflüssig wird.

"Bill of Rights" auch für unsere Patienten?

Wenn wir die Pflege verbessern wollen, müssen wir die **Pflegeplanung** in den Abteilungen einführen. Dadurch wird es möglich, über geplante und durchgeführte Pflegemaßnahmen zu reflektieren und Pflegemaßnahmen auf ihren Erfolg hin zu beurteilen.

Pflegegespräche – Pflegeberatung – Pflegevisite werden möglich.

Die amerikanische Krankenhausgesellschaft hat in der „Bill of Rights" die Rechte des Patienten im Krankenhaus ausgearbeitet und u.a. festgelegt:

– „Der Patient hat ein Recht auf sorgfältige, respektvolle Versorgung

– Der Patient hat das Recht, vom Arzt und Pflegepersonal vor Beginn jeder Maßnahme so informiert zu werden, daß er diese beurteilen und ihr zustimmen kann

– Der Patient hat das Recht zu erwarten, daß alle Mitteilungen und Aufzeichnungen über ihn vertraulich behandelt werden."

Diese Rechte können wir auch auf die Patienten in unseren Krankenhäusern übertragen.

220

Transparenz von Pflege

In letzter Zeit wurden in verschiedenen Krankenpflegezeitschriften neue Dokumentationssysteme veröffentlicht, die vom Krankenpflegepersonal entwickelt wurden. Ebenso waren sehr viele Artikel über Dekubitusprophylaxe und -behandlung zu lesen. Das sind gute Möglichkeiten, Pflege für alle, die daran beteiligt sind, informativer und transparenter zu machen. Nach meinem Verständnis ist dies auch eine pflegerische Aufgabe und hat sehr viel mit unserem Berufsbild Krankenpflege zu tun.

Das einheitliche Praktizieren der durchzuführenden Pflegemaßnahme wird gefordert und gefördert. Über diesen Weg können wir den Schaden, den der Patient sehr wahrscheinlich, aufgrund unterschiedlicher pflegerischer Handhabungen, erleidet, sehr stark reduzieren oder häufig sogar vermeiden.

Verlaufsplanung

Eine andere Möglichkeit ist, eine schriftliche Verlaufsplanung, d.h. einen Lagerungs- und Mobilitätsplan individuell für den Patienten aufzustellen. In diesen Plan sollte die erweiterte Norton-Skala integriert sein.

Den Schwerpunkt meiner Ausführungen möchte ich nicht allein darauf richten, was uns hindert, gezielte Dekubitusprophylaxe und – therapie durchzuführen, sondern ich möchte Alternativen aufzeigen, wie diese Hindernisse überwunden werden können.

Hindernisse einer Dekubitusprophylaxe

Die Hinderungsgründe einer gezielten Dekubitusprophylaxe und – therapie können unterteilt werden in:

1. Hinderungsgründe, die von der **Medizin** ausgehen können

– Medizinische Untersuchungen gehen vor

– Aus medizinischen Gründen darf der Patient nicht gelagert oder gedreht werden

– Mangelnde Information über den Patienten

– Unterschiedliches theoretisches Wissen über die Prophylaxe und Behandlung des Dekubitus.

Die beiden letztgenannten Punkte spielen auch bei den Behinderungen, die von der Pflege ausgehen können, eine Rolle.

2. Hinderungsgründe, die vom **Patienten** ausgehen

- Wenn der Patient nicht gedreht werden möchte

- Wenn der Patient keine Einsicht hat

- Wenn der Patient nicht mithilft

- Wenn der Patient nicht gerne auf der Seite liegt.

3. Hinderungsgründe, die von der **Organisation des Krankenhauses** ausgehen können

- Es sind nicht genügend Lagerungsmaterialien und Hilfsmittel vorhanden

- Hilfsmittel sind zu teuer

- Die vorhandenen Hilfsmittel sind nicht ordnungsgemäß deponiert und zugänglich.

4. Hinderungsgründe, die von der **Pflege** ausgehen können

- Keine Pflegeplanung

- Keine Pflegeanamnese, keine Anwendung der Norton-Skala oder eines anderen Instrumentes, um die Gefährdung des Patienten für einen Dekubitus einzuschätzen

- Häufig sind keine einheitlich festgelegten Dekubitusprophylaxe und -therapie-Standards in der Abteilung eingeführt, oft ist es sogar so, daß jede Pflegeperson meint, selbstherrlich entscheiden zu können, welche Pflegemethode die beste ist

- Mangelnde Information über den Patienten

- Defizit an theoretischem und praktischen Krankenpflegewissen

- Keine Pflegegespräche, keine Reflexion der pflegerischen Maßnahmen

- Fehlende Verlaufsdokumentation, kein Mobilisations- und Lagerungsplan für die Dekubitusprophylaxe und -behandlung

- Hilfsmittel werden nicht genutzt

- Neue Lagerungstechniken werden nicht in die Pflege übernommen

- Fortbildungsangebote werden von den Pflegenden sehr unterschiedlich wahrgenommen. Nachher stagniert das Übernehmen des Erlernten in die tägliche Pflege. Häufig wird es von denjenigen blockiert, die nicht an Fortbildungen teilnehmen.

Über einen Pflegereflexionsbogen haben wir auf verschiedenen Intensivabteilungen festgestellt:

- Die zweistündliche Umlagerung wurde in 63 Prozent der Fälle nicht eingehalten und

- zu 56 Prozent wurde nicht dokumentiert.

Bei schwierigen Dekubitusproblemen wäre ein Pflegeberatungsgespräch mit Pflegeexperten eine gute Möglichkeit. Experten könnten sein:

- Pflegeperson des Patienten

- Hygienefachschwester/-pfleger

- Unterrichtsschwester/-pfleger

- Pflegerische Leitung.

Hierbei könnte ein einheitliches, pflegerisches Vorgehen erarbeitet und schriftlich fixiert werden. Über diesen Weg wird es möglich, unter Einbeziehung bestmöglichen Wissens, Könnens und pflegerischer Fertigkeiten, die individuell benötigte Dekubitustherapie für den Patienten herauszufinden und festzulegen. Dabei muß es selbstverständlich sein, daß sich jeder bei der Durchführung der Pflegemaßnahme an die festgelegten **Pflegeverordnungen** hält.

Wie steht es im Krankenhaus um die Fortbildung für das Krankenpflegepersonal in bezug auf Dekubitusprophylaxe und -behandlung?

Fortbildung

In KRANKENPFLEGE Heft 6/1988 findet sich in dem Bericht „Standpunkt der Endoskopie heute – Sinn und Unsinn der Weiterbildung" die Aussage von Elisabeth Kern-Wächter, daß sich – man höre und staune – 63 Prozent des Krankenpflegepersonals nach abgeschlossener Berufsausbildung nicht mehr fortgebildet hat. Lamentieren und Jammern hilft angesichts dieser Tatsache nicht weiter. Wir müssen einfach überlegen: Wie bringen wir in unsere Abteilung Fortbildung hinein?

Einige Möglichkeiten für Fortbildung:

Nehmen Sie Kontakt mit ihrer Krankenpflegeschule auf oder, wenn in Ihrem Krankenhaus eine Fort- und Weiterbildungsstätte für Krankenpflege besteht, beziehen Sie diese mit ein.

Entwickeln Sie gemeinsame Ideen, wie Krankenpflege verbessert werden könnte.

Wir können sehr viel voneinander und miteinander lernen.

Gründen Sie Arbeitsgruppen und entwickeln Sie gemeinsam Pflegestandards für Dekubitusprophylaxe und -behandlung.

Wenn wir theoretische und praktische Krankenpflegekonzepte mit den Experten der Theorie und Praxis erarbeiten, geben wir selbst der Krankenpflege die große Chance, daß die Konzepte sowohl in den Krankenpflegeschulen als auch in den Fort- und Weiterbildungsstätten gelehrt werden können. Die größte Chance besteht aber darin, daß endlich diese Pflegekonzepte in der praktischen Tätigkeit beim Patienten übernommen werden. Die Kluft zwischen Theorie und Praxis wird dann reduziert. Die Motivation beim Krankenpflegepersonal, gute Krankenpflege durchzuführen, bleibt erhalten. Wir müssen uns selber Brücken bauen, um nicht zu resignieren und nicht auszubrennen.

Wir können Ziele wie Wohlbefinden des Patienten und seinen Schutz vor weiteren Schäden nur erreichen, wenn wir uns theoretisch und praktisch fortbilden. Diese Einsicht ist Voraussetzung für alle Pflegepersonen, ob in leitenden oder in anderen Positionen.

Für Fortbildung einzutreten und diese zu unterstützen, ist auch eine pflegerische Aufgabe.

Wenn wir in der Krankenpflege noch fähiger werden, gemeinsam voneinander und miteinander in Theorie und Praxis zu lernen, werden wir in vielen Bereichen der Pflege sehr kompetent unsere ureigensten Probleme in naher Zukunft lösen. Jede Abteilung muß individuell ihre eigenen Hinderungsgründe herausfinden. Sind diese erst einmal erkannt, kann auch ein Ansatz gefunden werden, einen besseren Standard für die Dekubitusprophylaxe und – therapie zu erhalten.

Rund um die Welt ohne Dekubitus?
Erfahrungsbericht eines Gefährdeten

Von Andreas Pröve

Abstract

Meine große Leidenschaft ist reisen: Himalaya, Borneo, die Philippinen – ich war schon dort. Jedoch muß ich auf meinen Reisen mit einem Handicap fertig werden: Ich bin gelähmt.

Ein Verkehrsunfall vor sieben Jahren veränderte mein Leben schlagartig, vom siebten Brustwirbel an bin ich querschnittgelähmt, d.h., ohne Sensibilität in der unteren Körperhälfte. Eines von vielen, bis dahin nicht gekannten Problemen, die plötzlich Bedeutung bekamen, ist die Vermeidung von Dekubiti an der gelähmten Körperhälfte. Ich begann, körperbewußt zu leben, und ich unterzog meine Haut einem „Härtetest". Trotz Rollstuhl bereiste ich allein den asiatischen Kontinent. Dabei mußte ich mir individuelle Tricks und Tips in bezug auf Prophylaxe und Therapie von Druckgeschwüren aneignen, die ich mit meinem Erfahrungsbericht gern als Hilfe für andere Gefährdete weitergebe.

Körperbeobachtung und Selbstverantwortung eines Querschnittgelähmten

Meine Reisen führten mich in den letzten vier Jahren durch ganz Asien, wobei ich jedoch ausschließlich mit öffentlichen Verkehrsmitteln in der lower class unterwegs war, was schon für einen Gesunden mit großen Strapazen verbunden sein kann. Auch habe ich mein Gepäck grundsätzlich selber getragen, wodurch der Komfort einer Reise natürlich stark eingeschränkt ist.

In der Regel beginnen die Probleme schon mit der Anreise. Als Beispiel sei nur ein Flug nach Indonesien genannt, der mit Anreise zum Flughafen 30 Stunden dauern kann und wo keine Möglichkeit besteht, die Haut am Sitzbein in genügender Weise zu entlasten. Es bleibt das regelmäßige Hochstützen an den Armlehnen der Sitze im Flugzeug.

Da mir die Sensibilität in der unteren Körperhälfte gänzlich fehlt, durfte ich nie der Weichheit der Polsterung vertrauen und habe immer das Sitzkissen aus dem Rollstuhl benutzt. Dieses Kissen ist luftgefüllt und in zwei Kammern geteilt. So konnte ich mir in jeder Situation die optimale Sitzhaltung über zwei Ventile einstellen.

Auf diese Weise wird der Druck auch gleichmäßiger auf die gesamte Sitzfläche verteilt, womit aus dieser Richtung ein größtmöglicher Schutz vor Dekubiti gegeben ist.

Ein weiterer Vorteil: Ich kann dieses Kissen, vom Bezug getrennt, beim Duschen benutzen.

Aber ich habe auch festgestellt, daß die Güte des Sitzkissens nicht von der Notwendigkeit befreit, mich regelmäßig hochzustützen.

Also mußte ich alle 30 Minuten einen Moment lang für Druckentlastung sorgen. Auch muß das Kissen so beschaffen sein, daß es Nässe beim Schwitzen von der Haut abführt, denn hier lauert wegen der hohen Luftfeuchtigkeit, gerade in Äquatornähe, große Gefahr. In meinem Fall war die Sitzfläche immer trocken, während sich auf dem Bezug des Rollstuhls unter dem Kissen die Feuchtigkeit sammelte.

Weiterhin muß ich, egal wo ich bin, nach dem Duschen äußerste Sorgfalt beim Abtrocknen walten lassen, am besten ist es für mich, kurz vor dem Schlafengehen zu duschen, damit dann das Gesäß gut trocknen kann.

Zudem gehört bei mir zur Druckentlastung auch das Schlafen auf dem Bauch mit einer weichen Unterlage und zweimaliges Drehen pro Nacht auf die linke und rechte Seite. Inzwischen gehört das schon so zur Routine, daß ich dabei nicht mehr wach werde.

Nun sind die Betten in den Billigunterkünften in Asien in den seltensten Fällen weich genug. Es war daher unerläßlich, eine Luftmatratze im Gepäck zu haben, die wiederum mehrere Funktionen ausüben kann. Ich benutze sie zum Beispiel als Unterlage zum Baden oder am Strand. Alltäglichkeit ist für mich der Griff zum Spiegel, um den gesamten gefühllosen Bereich meines Körpers, aber vor allen Dingen das Gesäß, Hüftknochen und die Hautfalten genauestens zu inspizieren. So kann ich bei den kleinsten Veränderungen – Rötungen der Haut, Pickel oder Abschürfungen – sofort reagieren.

Eine weitere prophylaktische Maßnahme zur Verhütung von Dekubiti ist die Benutzung von Stützstrümpfen. Sie verhindern ein Anschwellen der Beine und Füße. Wie wichtig diese Kompressionsstrümpfe sind, mußte ich auf einer Reise nach Borneo erfahren, als ich die Strümpfe vergessen hatte. Meine Füße schwollen wegen der Hitze und mangelnder Bewegung um zwei Schuhgrößen an, wodurch die nun viel zu engen Sandalen Blasen an den Fersen verursachten. Abends, beim Untersuchen der Haut, sah ich die Katastrophe. Nun war es wichtig, die schon aufgeplatzten Blasen mit peinlicher Sauberkeit regelmäßig zu verbinden. Durch die schlechte Durchblutung und die große Hitze verzögerte der Heilungsprozeß erheblich und erhöhte die Gefahr von Dekubiti. Das bedeutete: drei Wochen lang jeden Morgen und Abend die Wunde mit Desinfektionsmittel möglichst steril säubern, enzymatische Salbe auftragen und verbinden. Durch Hochlegen der Beine konnte ich den Heilungsprozeß etwas beschleunigen.

Wann immer ich Probleme mit meiner Haut bekam, war grobe Unachtsamkeit der Grund dafür:

Eine Klettertour auf einem Pferd im Himalaya ohne Sitzkissen, eine Fahrt mit einem kaum gefederten Jeep über Schotterwege und Schlaglöcher ohne ausreichendes Sitzpolster, ein Stein im Schuh, der bei einer Busfahrt 24 Stunden Druck auf den Hacken ausübte und somit eine klassische Druckstelle verursachte. Jegliche Verletzungen der Haut am Sitzbein zwingen mich im Bett auf die Seite, um eine kontinuierliche Druckentlastung zu gewährleisten. Bei meiner Art und Weise zu reisen ergaben sich oft erhebliche Probleme der Versorgung, denn Hotelservice konnte ich mir nur selten leisten.

So mußte ich mir in meinem Hotelzimmer einen Lebensmittelvorrat für die Tage der Druckentlastung anlegen, womit ich wiederum jede Menge Ungeziefer anlockte.

Anfangs probierte ich sehr viel herum und betupfte Hautabschürfungen am Sitzbein mit Kamillelösung, wodurch schon nach einem Tag eine erstaunlich stabile Schorfschicht entstand. In schlimmeren Fällen behandelte ich mit Wasserstoffsuperoxyd und enzymatischer Salbe, nach Abheilung zusätzlich noch mit austrocknender Desinfektionslösung.

Der Stein im Schuh, der mich fast zum Abbruch einer Reise gezwungen hat, löste eine Druckstelle aus, die drei Monate verbunden werden mußte. Ziemlich spät wurde mir erst klar, daß das Schwarze in der Wunde verfaultes Fleisch war. Damals befand ich mich in einem kleinen Bergdorf auf den Philippinen, wo ich in einem Missionshospital die richtige Behandlung bekam. Mehrere Male wurde das immer wieder nachfaulende Fleisch herausgeschnitten bis schon ein kräftiges Loch entstanden war. Nach zweiwöchigem Aufenthalt konnte ich mit der langsam heilenden Wunde weiterreisen. Doch es gab auch Rückschläge. Ich entdeckte wieder schwarze Stellen in der Wunde und griff selbst zum Messer, da, inzwischen in China, mir die hygienischen Verhältnisse in den Krankenhäusern suspekt erschienen. Den Heimweg mit der Transsibirischen Eisenbahn nutzte ich, um, so oft es ging, den Fuß hochzulegen, wobei ich feststellte, daß dies einen sagenhaften Heilungsschub bewirkte.

Neben den Methoden, Dekubiti zu verhindern, möchte ich aber noch einen weiteren Aspekt in dieser Problematik nennen. Es ist das Verhältnis zu meinem Körper, gerade zum gelähmten und gefühllosen Bereich, was in Ordnung sein muß.

Es kann schnell passieren, daß man in meiner Lage einen Trennstrich zwischen gelähmtem und intaktem Bereich des Körpers zieht und so eine Hälfte vernachlässigt.

Zudem ist kein Schmerz da, der ein Alarmsignal geben könnte, womit bei Hinzukommen von Gleichgültigkeit ein guter Nährboden für das Entstehen von Druckgeschwüren gegeben ist.

Es ist aus diesem Grunde auch äußerst wichtig, daß der Patient seinen Körper, auch wenn er ihn nicht mehr fühlt, wieder akzeptiert , und somit auch wieder die nötige Sorgfalt und Pflege walten läßt.

So kann auch langfristig ein Schutz vor Druckstellen gegeben werden, indem das pflegende Personal im Krankenhaus dem Patienten Selbstvertrauen und Selbstverantwortung bei der Entlassung mit auf den Weg gibt.

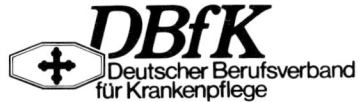
DBfK
Deutscher Berufsverband
für Krankenpflege

Forderungen des DBfK zur Unterstützung pflegerischer Maßnahmen zur Verhütung und Heilung von Dekubitalgeschwüren

1. Kostenfreie Schulungen des Pflegepersonals in aktuellen Pflegemaßnahmen zur Verhütung und Behandlung von Dekubitalgeschwüren.

2. Kostenübernahme pflegerischer Beratungsgespräche mit pflegenden Laien und zur Unterstützung pflegender Angehöriger.

3. Personalschlüssel in Krankenhäusern, Altenheimen und Sozialstationen, der sich an der Pflegebedürftigkeit der Patienten/Bewohner orientiert.
Zum Vergleich:
Dekubitusprophylaxe pro Patient/24 Stunden   = 140 Pflegeminuten
Personal-Anhaltszahlen von 1969 (noch heute angewandt) = 101 Pflegeminuten
pro Patient/Tag für <u>alle</u> pflegerischen Leistungen.

4. Kostenübernahme prophylaktischer Maßnahmen durch die Krankenkassen im ambulanten Bereich und in den Pflegeheimen (derzeit wird nur die Dekubitustherapie bezahlt).

5. Kostenübernahme durch die Krankenkassen für die erforderlichen Hilfsmittel zur Verhütung und Heilung von Dekubitalgeschwüren.

6. Bereitstellung durch Institutionen der stationären und ambulanten Pflege der erforderlichen Hilfsmittel zur Dekubitusprophylaxe und -therapie.

7. Förderung und Finanzierung pflegerischer Forschungsprojekte durch Staat und Gesellschaft zur Verhütung und Heilung von Dekubitalgeschwüren.

Im September 1989

ANHANG

Modifizierte Norton-Skala zur besseren Erkennung der Dekubitusgefahr ①

Name des Patienten _____

	Bereitschaft z. Kooperation/ Motivation	Alter	Hautzustand	Zusatzer-krankung	Körper-licher Zustand	Geistiger Zustand	Aktivität	Beweg-lichkeit	Inkonti-nenz	Gesamtzahl	Handzeichen
Datum der Erhebung	voll 4	< 10 4		keine 4	gut 4	klar 4	geht ohne Hilfe 4	voll 4	keine 4		
	wenig 3	< 30 3	schuppig trocken 3	Abwehr-schwäche Fieber Diabetes Anämie 3	leidlich 3	apathisch teilnahms-los 3	geht mit Hilfe 3	kaum einge-schränkt 3	manch-mal 3		
	teilweise 2	< 60 2	feucht 2	MS, Ca, erhöhtes Hämatokrit Adipositas 2	schlecht 2	verwirrt 2	rollstuhl-bedürftig 2	sehr einge-schränkt 2	meistens Urin 2		
	keine 1	> 60 1	Wunden Allergie Risse 1	Arterielle Verschluß-krankheit 1	sehr schlecht 1	stupurös (stumpf-sinnig) 1	bett-lägerig 1	voll einge-schränkt 1	Urin und Stuhl 1		

(In den Spalten Hautzustand und Zusatzerkrankungen: „je nach Ausprägungsgrad")

1. Wählen Sie die zutreffende Patienten-Beschreibung (4., 3., 2. oder 1. Punkt) unter jeder der neun Überschriften und notieren Sie das Ergebnis mit einem wasserlöslichen Stift in das freie Feld unterhalb der Skala.
2. Addieren Sie das Ergebnis.
3. Übertragen Sie das Ergebnis von der Karte in den Pflegebericht oder die Kurve. Benutzen Sie diese Tabelle wöchentlich oder immer dann, wenn sich der Zustand des Patienten und / oder die Pflegebedingungen ändern.

Dekubitusgefahr besteht bei 25 Punkten und weniger, prophylaktische Maßnahmen müssen geplant und durchgeführt werden!

Richtlinien zum Gebrauch der Tabelle

Bereitschaft zur Kooperation / Motivation
4 = Eine hohe Bereitschaft ist durch die kontinuierliche Mitarbeit gekennzeichnet.
3 = Der Patient zeigt unter Aufforderung Bereitschaft zur Mitarbeit.
2 = Der Patient zeigt bei Aufforderung eine wechselnde Bereitschaft zur Mitarbeit.
1 = Der Patient zeigt keine Bereitschaft.

Alter
4 = jünger als 10 Jahre
3 = zwischen 10 – 30 Jahre
2 = zwischen 30 – 60 Jahre
1 = älter als 60 Jahre

Hautzustand
4 = intakte / gesunde Haut
3 = leichte Veränderungen
2 = mittlere Veränderungen
1 = schwere Veränderungen
} Je nach Ausprägungsgrad: z. B. schuppig, trocken, rissig, wund, feucht, mazeriert, dehydriert etc.

Zusatzerkrankungen
4 = keine
3 = leichte Form
2 = mittelschwere Form
1 = schwere Form
} Je nach Ausprägungsgrad: z. B. Diabetes ohne bis zu schweren Folgeschäden; lokales therapier-bares Carcinom bis generalisiertes Carcinom

Körperlicher Zustand
4 = gut
3 = leidlich (geschwächt)
2 = schlecht (z. B. kachexie, Adipositas)
1 = sehr schlecht (Patient ist durch seinen allgem. körperl. Zustand sehr gefährdet, z. B. extreme Kachexie)

Geistiger Zustand
4 = klar
3 = apathisch / teilnahmslos
2 = verwirrt / desorientiert in Zeit, Ort, Person
1 = stupurös / bewußtlos

Aktivität
4 = geht ohne Hilfe = völlige Unabhängigkeit
3 = geht mit Hilfe = benötigt leichte Unterstützung
2 = rollstuhlbedürftig = benötigt umfassende Unterstützung
1 = bettlägerig = kann keine Aktivität von sich aus entfalten

Beweglichkeit
4 = voll = völlig erhalten
3 = kaum eingeschränkt = leichte Veränderungen (z. B. im Schulter-, Hüft- oder Kniegelenk)
2 = sehr eingeschränkt = stark reduzierte Beweglichkeit (z. B. Hüftoperation, Streck, umfassender Gips etc.)
1 = voll eingeschränkt = kann keine Bewegungen, selbst passiv nur unter größten Schwierigkeiten ausführen

Inkontinenz
4 = keine
3 = manchmal
2 = meistens Urin
1 = Urin und Stuhl ständig

Wichtig:
Mit Hilfe der erweiterten Nortonskala werden gezielter die Gründe zu einer Dekubitus-gefährdung erfaßt. Somit ist es möglich, auf die Ursache der Gefährdung zu reagie-ren: z. B. bei mangelnder Motivations- / Kooperationsbereitschaft die Ursache heraus-finden und eine lebensmotivierende Unterstützung geben; oder bei Inkontinenz-problemen die Inkontinenzform bestimmen und klären, ob ein Kontinenztraining möglich ist etc.
Sogenannte *symptomatische Pflegehandlungen* werden reduziert, da das Problem von der Ursache her angegangen wird.

Erarbeitet von Christel Bienstein, Krankenschwester, und 17 Teilnehmern des 1. Krankenpflege-Fachseminars 1987 im Bildungszentrum Essen des DBfK.

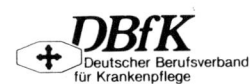

DBfK
Deutscher Berufsverband
für Krankenpflege

erstellt von:
Christel Bienstein
Krankenschwester, Dipl. päd.
Bildungszentrum des DBfK, Essen

Pflegeplanung
Dekubitus

Erfassungsdatum:

Blatt-Nr.:

Für alle Wundzustände übergreifend beachten!

- Ist eine ständige Druckentlastung erfolgt?
- Patient darf nicht wieder auf der Wunde liegen!!! (z. B.: Hohllagerung – 30-° -Lagerung – Schiefe Ebene – V-Lagerung – T-Lagerung - etc.)
- Immer steriler Verbandwechsel!?
- Wundbehandlung unter sterilen Kautelen!
  (z. B. keine Bäder der Wunde, keine Rotlichtbehandlung)
- Austrocknung der Wunde vermeiden.

Wunde/Rötung einzeichnen
Grad jeweils an den
betreffenden Körperstellen eintragen

Grad I – Rötung
Grad II – Blasenbildung
Grad III – Hautzerstörung
Grad IV – tiefe Gewebezerstörung
Grad V – Knochenbeteiligung / Nekrose

überarbeitete Norton-Skala

Dekubitusgefahr bei 25 Punkten und weniger

Motivation Kooperations-bereitschaft		Alter		Haut-zustand		Zusatz-erkrankung		Körper-licher Zustand		Geistiger Zustand		Aktivität		Beweg-lichkeit		Inkonti-nenz	
voll	4	< 10	4	normal	4	keine	4	gut	4	klar	4	geht ohne Hilfe	4	voll	4	keine	4
wenig	3	< 30	3	schuppig trocken	3	Fieber Diabetes Anämie	3	leidlich	3	apathisch teilnahms-los	3	geht mit Hilfe	3	kaum einge-schränkt	3	manchmal	3
teil-weise	2	< 60	2	feucht	2	MS, Ca, Kachexie Adipositas	2	schlecht	2	verwirrt	2	rollstuhl-bedürftig	2	sehr einge-schränkt	2	meistens Urin	2
keine	1	> 60	1	Allergie Risse	1	Arterielle Verschluß-Krankheit	1	sehr schlecht	1	stupurös (stumpf-sinnig)	1	bett-lägerig	1	voll einge-schränkt	1	Urin und Stuhl	1

je nach Ausprägung | je nach Ausprägung

Datum														Gesamt	

Pflegeziel für die Woche:

Datum	Analyse	Hz	Pflegeplanung	Hz	Durchführungsnachweis			Pflegebericht	Hz
					Häufigkeit Uhrzeit	Hz			
					Uhrzeit	Hz			
					Uhrzeit	Hz			
					Uhrzeit	Hz			
					Uhrzeit				

Uhrzeit	Hz	Uhrzeit	Hz	Uhrzeit	Hz	Uhrzeit	Hz	Uhrzeit	Hz	Uhrzeit	Hz	Uhrzeit	Hz	Uhrzeit	Hz	Uhrzeit	Hz	Uhrzeit	Hz	Uhrzeit	Hz	Uhrzeit	Hz

Bestelladresse: Hinz Fabrik GmbH, Lankwitzerstraße 17/18, 1000 Berlin 42.

Erfassungs- und Beurteilungsbogen für Hilfsmittel zur Dekubitusprophylaxe und -therapie:

Name des Artikels und Herstellers

1. Um welches Material oder Inhaltsstoffe handelt es sich?

2. Wie wirkt das Material? (Wirkprinzip)

3. Ist ein Zusammenhang zwischen der Ursache des Dekubitus und der Wirkung des Materials dargestellt?

4. Welche Vorteile hat das Hilfsmittel für den Patienten?

5. Welche Nebenwirkungen bzw. Nachteile hat das Hilfsmittel?

6. Wie lange dauert eine einmalige Anwendung?

7. Gibt es Faktoren, die die Anwendung des Hilfsmittels einschränken oder verbieten?

8. Werden durch das Hilfsmittel evtl. andere Pflegeschwerpunkte vernachlässigt, behindert oder unmöglich gemacht?

9. Kann der Patient aktiviert werden?

10. Ist die Handhabbarkeit / Beweglichkeit des Materials leicht oder umständlich?

11. Welche Vorteile hat das Hilfsmittel für das Personal?

12. Ist die Bedienungsanweisung eindeutig und übersichtlich?

13. Sind Hinweise vorhanden, was außerdem unbedingt oder besonders deshalb gemacht werden muß?

14. Wie ist die Hygiene/Aufbereitung/Wiederverwendbarkeit des Hilfsmittels?

15. Wie groß ist die Lagerungs- oder Aufstellkapazität?

16. Zu erwartende Komplikationen:

    - Temperaturstau
    - Feuchtigkeitsstau der Haut

17. Gefährliche Hinweise / Falsche Hinweise?

18. Preis?

19. Fazit:

    ○ empfehlenswert   ○ bedingt empfehlenswert   ○ **nicht** empfehlenswert

Autorenverzeichnis

BECKMANN-MARX, Marlies:
Schulleitung
Krankenpflegeschule Evgl. Krankenhaus Unna
Holbeinstraße 10
4750 Unna

BIENSTEIN, Christel:
Krankenschwester, Dipl.-Päd., Institutsleiterin
Bildungszentrum Essen des DBfK
Königgrätzstraße 12
4300 Essen 1

BIRKENFELD, Ralf:
Lehrer für Krankenpflege
Otto-Lauffer-Straße 16 a
3400 Göttingen

Dr. BÖHM, Hermann:
Oberarzt
Berufsgenossenschaftliche Unfallklinik
Großenbaumer Allee 250
4100 Duisburg-Buchholz

BULTMANN-MÜLLER, Claudia:
Krankenschwester
Hochfeldstraße 42
4330 Mülheim

DRESSLER, Angelika:
Krankenschwester
Marienhospital
Hospitalstraße 24
4300 Essen-Altenessen

Dr. ELENZ, Stephan:
Arzt
Berufsgenossenschaftliche Unfallklinik
Großenbaumer Allee 250
4100 Duisburg-Buchholz

Dr. HATCH, Frank (PhD.):
Rt. 9 Box 86 HM
Santa Fe
New Mexico, USA

INHESTER, Otto:
Schulleiter Krankenpflegehilfeschule
St. Josef Hospital
Heidbergweg 22 – 24
4300 Essen 15

Dr. MAIETTA, Lenny (PhD.):
Rt. 9 Box 86 HM
Santa Fe
New Mexico, USA

NEANDER, Klaus-Dieter:
Krankenpfleger
Im Beeke 15
3400 Göttingen

PRÖVE, Andreas:
Neuenlanderstraße 66
2800 Bremen

RISSE, Ludger:
Krankenpfleger
Stabsstelle für Pflegeberatung und -organisation
Marienhospital
Nassauerstraße 13 – 19
4700 Hamm

RÖHLIG, Hans-Werner:
Richter am Amtsgericht
Seilerstraße 106
4200 Oberhausen 1

SCHMIDT, Suzanne:
Krankenschwester
Büel
CH-5604 Hendschicken

SCHRÖDER, Gerhard:
Unterrichtspfleger
Werner-Schule vom Roten Kreuz
Reinhäuser Landstraße 19/21
3400 Göttingen

Dr. SEILER, Walter:
Arzt für Innere Medizin, Leitender Arzt
Medizinisch-geriatrische Klinik
Kantonsspital Basel
CH-4031 Basel

STEINACKER, Irmgard:
Krankenschwester
Innerbetriebliche Fortbildung
Stockweg 21
1000 Berlin 45

STEINBERG, Eugen:
Lehrer für Krankenpflege
Weststraße 36
5800 Hagen 1

VOGEL, Gerhard:
Geschäftsführer
DBfK-LV Baden-Württemberg
Eduard-Steinle-Straße 9
7000 Stuttgart 75

Dr. WESTPHAL, Eckhardt:
Verwaltungsleiter
Städt. Krankenhaus
Weinberg 1
3200 Hildesheim

Prof. Dr. WILLE, Burkhard:
Arzt für Mikrobiologie und Infektionsepidemiologie
Arzt für Hygiene
Institut für Krankenhaushygiene und Infektionskontrolle
Siemensstraße 18
6300 Gießen

Literaturverzeichnis

Achenbach, R.K.:
Gesunde und kranke Haut. TRIAS-Verlag, Stuttgart, 1989.

Ahmed, M. C.:
OP-Site for Decubitus Care. In: American Journal of Nursing. Januar 1982, S. 61 ff.

Ameid, A., Chiarcossi, A., Jimenez, J.:
Management of pressure sores: Comparative study in medical and surgical patients. Postgrad Med 67 (1980), 177-184.

American College of Surgeons:
Infektionsbekämpfung in der Chirurgie. Deutsche Bearbeitung von R.F. Lick. F.K. Schattauer-Verlag, Stuttgart-New York, 1979.

Barbenel, J.C., Ferguson-Pell, M.W., Evans, J.H.:
The chief scientist reports: Pressure produced on hospital mattresses. Health Bull (Edinb) 39 (1981), 62-68.

Bauer, M., Stuffer, M., Hussl, H.:
Chirurgische Therapie der Dekubitalulcera. Chir. Praxis 37 (1987), 47-59.

Bell, F., u.a.:
Pressure sores their cause and prevention. In: Nurs. Times 70 (1974), 740 - 745.

Berecek, K.H.:
Treatment of decubitus ulcers. Nurs. clinics of North America, 10 (1975), 171 - 210.

Bergmann, H., Steinbereithner, K., Kramer, H.:
Einrichtungen und Geräte, in: Intensivstation, -pflege, -therapie, Möglichkeiten, Erfahrungen und Grenzen. Thieme Verlag, 2. neubearbeitete und erweiterte Auflage 1984.

Bieringer, „W.:
Nicht Fön-Eis-Methode lehren. Altenpflege (1987), 9.

Billroth, Th.:
Die Krankenpflege im Haus und Hospital. 7. verb. Auflage, Wien, 1905.

Birkenfeld, R.:
Gefährdung durch Eisen und Fönen. In: RECOM-Monitor 2 (1989), 1, 36 – 37.

Bischoff, Cl.:
Frauen in der Krankenpflege. Frankfurt/New York 1984.

Blazek, V. et al.:
Eine optoelektronische Methode zur Erfassung der Vasokonstriktion und Vasodilatation im Bereich der menschlichen Haut nach topischer Anwendung von Pharmaka. In: Biomed. Techn. 25 (1980), 261-268.

Böhme, H.:
Die Pflegedokumentation. In: Die Schwester/Der Pfleger, 27 (1988), 5, 386 – 387.

Bristow, J.V. et al.:
Clinitron-Therapy: Is it effective? Geriatric Nurse, 8 (1987), 3, 120-124.

Brünstler, T. et al.:
Skin surface pCO2 monitoring in newborn infants shock: Effect of hypotension and electrode temperature. Pediatrics, 100 (1982), 454-457.

Bultmann, Cl., Martin, M.:
Progressives Antidekubitussystem (PADS). Die Schwester/Der Pfleger 24 (1985) 1, 65-67.

Bundesgerichtshof:
Urteil vom 18.03.1986 – VI ZR 215/84 (Braunschweig). Dokumentation der Pflegemaßnahmen zur Vorbeugung und Behandlung eines Durchliegegeschwüres. In: Neue Juristische Wochenschrift (NJW) 1986, 2365 ff.

Bundesgerichtshof:
Urteil vom 02.06.1987 – VI ZR 174/86 (Bremen). Zur Feststellung von Versäumnissen bei der Dekubitusprophylaxe und -behandlung bei einem Risikopatienten. In: Neue Juristische Wochenschrift (NJW) 1988, 762 ff.

Bundesgesundheitsamt (Hrsg.):
Richtlinie für die Erkennung, Verhütung und Bekämpfung von Krankenhausinfektionen. Gustav-Fischer-Verlag, Berlin, 1986.

Burczyk, F.:
Zukunftsmarkt Flüssigseifen? In: Fette und Öle, Tenside und Waschmittel (1982) 108, 1, 3-5.

Burton, A.C., Yamada, S.:
Relation between blood pressure and flow in the human forearm. Am. J. Physiol. 4 (1951), 329 – 339.

Burton, A.C.:
On the physical equilibrium of small blood vessels. Am. J. Physiol. 4 (1951), 319.

Chow, A.W., Galpin, J.E., Guze, L.B.:
Clindamycin for treatment of sepsis caused by decubitus ulcers. J. Infect Dis 135 (1977), 65-68.

Crewe, R.:
Kissen und Felle zur vorbeugenden Behandlung von Druckstellen. Care-Science and Practice, 11 (1984).

David, J. A.:
Pressure sore treatment: a Literature review. In: Intern. Journal of Nursing Studies. Vol. 18, No. 4, 1982, 183 ff.

de Dycker, R.P.:
Dekubitusprophylaxe in der Gynäkologie bei onkologischen Patienten Krankenpflege-Journal 26 (1988), 25 ff.

Dettli, L.:
Bemerkungen der perinekrotischen Zone. VASA Bern, 2 (1973), 223-224.

Deutsches Institut für Normung:
DIN 13 013 – Krankenhausmatratzen aus Latexschaum. Beuth-Verlag, Berlin 1977.

Deutsches Institut für Normung:
Beiblatt 1 zu DIN 13 013. Beuth-Verlag, Berlin 1977.

Deutsches Institut für Normung:
DIN 13 014 – Krankenhausmatratzen aus Polyätherschaum. Beuth-Verlag, Berlin 1977.

Deutsches Institut für Normung:
Beiblatt 1 zu DIN 13 014. Beuth-Verlag, Berlin 1977.

Deutsches Institut für Gütesicherung und Kennzeichnung e.V.:
Normenausschuß Gebrauchstauglichkeit (Agt) im DIN Technische Grundlage für RAL-Testate Schaumgummi-Matratzen/Latex-Schaum. Bonn 1984.

Deutsches Institut für Gütesicherung und Kennzeichnung e.V.:
Technische Grundlage für RAL-Testate Schaumkunststoff-Matratzen/ Polyäther-Schaumstoff. Bonn 1984.

Dinsdale, S.M.:
A study of factors contributing to skin breakdown. Nursing Research, 21 (1972), 238-243.

Dinsdale, S. M.:
Decubitus Ulcers: Role of Pressure and Friction in Causation. In: Arch. Phys. Med. Rehabilitation Vol. 55 (1974) 4, 147 – 152.

Dowd, G. et al.:
Measurement of transcutaneous oxygen pressure in normal and ischaemic skin. J. Bone Joint Surg. 65B (1983), 79-83.

Dreyer, J., Schäffner, M.:
Zur operativen Behandlung des Trochanterdekubitus beim Querschnittgelähmten. Arch. orthop. Unfallchir. 66 (1969), 103-109.

Dreßler, A.:
Umstellung der Pflegepraktiken bei der Dekubitusprophylaxe und -behandlung. KRANKENPFLEGE, 41 (1987) 3, 85-87.

Eberle, R.:
Taschenbuch der Krankenpflege. 7. Auflage, Weimar 1914.

Eckert, P. und Häring, R.:
Wundheilung. Bibliomed Medizinische Verlagsgesellschaft mbH, Melsungen 1981.

Eckert, P.:
Strahlenulkus. Krankenpflegejournal 26 (1988) 4, 137-140.

Ek, A.-C.:
A descriptive study of pressure sores: The prevalence of pressure sores and the characteristics of patients. In: Journal of Advanced Nursing. (1982), 7, 51 ff.

Ek, A.-C., Lewis, D.H., Zetterqvist, H., Svensson, P.G.:
Skin blood flow in an area at risk for pressure sore. In: Scand. J. Rehab. Med. 16 (1984), 85-89.

Ek, A.-C. et al.:
The lokal skin blood flow in areas at risk for pressure sores treated with massage. In: Scand. J. Rehab. Med. 17 (1985), 81-86.

Exton-Smith, A.N. et al.:
The prevention of pressure sores: The significance of spontaneus bodily movements. Lancet 2 (1961), 1124-1126.

Fagrell, B.:
Vital capillary microscopy. A clinical method for studying changes of the nutritional skin capillaries in legs with arteriosclerosis obliterans. Scand. J. Clin. Lab. Invest, suppl. 133 (1973).

Fritsch, M.:
Dekubituspflege auf dem medizinischen Wasserbett – eine kostensparende Behandlungsmethode. Altenpflege 11 (1979), 356 – 359.

Gadomski, M. et al.:
Prophylaxe und Therapie von Dekubitalgeschwüren. Med. Klinik, 73, (1978), 1633-1639.

Gaertner, S., Golombek, G.:
Anhaltszahlen – pauschale oder analytische Berechnungen? In: Das Krankenhaus, 77 (1985), 12, 492 – 500.

Gedike, C.E.:
Handbuch der Krankenwartung. Berlin 1854, Faksimiledruck 1979, Antiqua Verlag, Lindau.

Giebel, G.D., Jaeger, K.:
Varianten in der Versorgung von Dekubitalgeschwüren. Handchir. 18 (1987), 109-122.

Gillmann, H.:
Physikalische Therapie. Thieme Verlag, Stuttgart 1975, 1. Auflage.

Goldstone, L., Goldstone, J.:
The Norton score: an early warning of pressure sores? In: Journal of Advanced Nursing, 7/1982, 419 ff.

Gregor Mc, E.A.:
Plastische Chirurgie: Grundlagen und klinische Anwendungen. Springer Verlag, Berlin/Heidelberg (1987).

Grohmann, R.:
Praktische Erfahrungen in der Dekubitusprophylaxe. Krankenpflege-journal 26 (1988) 4, 131-132.

Groth, K. E.:
Klinische Beobachtungen und experimentelle Studien über die Entstehung des Dekubitus. Uppsala (1942).

Gümpel, Dietrich:
Ganzheitsmedizinische Hauttherapie mit Heilkräuter-Essenzen. Haug-Verlag, Heidelberg (1986).

Halter-Steiger, E.M.U.:
Zur Dekubitusprophylaxe: Verhalten der transkutanen Sauerstoffspannung des sakralen Hautareals beim geriatrischen Patienten während Rückenlage auf verschiedenen superweichen Matratzen. Dissertation Universität Basel, o.J.

Henschel, W.F.:
Klinische Primärversorgung Polytraumatisierter. W. Zuckschwerdt-Verlag, München-Bern-Wien (1983).

Hingst, W.:
Zeitbombe. Orac-Verlag, Wien (1985).

Hoffmann, H.:
Physik I – Mentor-Repetitorium 40. 1980, 8. Auflage, Mentor-Verlag, München.

Holzach, P. et al.:
Erfolgreiche Dekubitusprophylaxe in einer chirurgischen Universitätsklinik. Helv. chir. Asta 51 (1984), 297-302.

Holzach, P. et al.:
Dekubitusprophylaxe: Erfolgreiche Dekubitusprophylaxe an einer chirurgischen Universitätsklinik. In: Hospitalis 7 (1983), 398-403.

Houle, R.:
Evaluation of seat devices designed to prevent ischaemie ulcers in paraplegie patients. Arch. phys. Med. No. 50, (1969), 587-594.

Inhester, O.:
Aspekte methodischen Handelns in der Krankenpflege. In: KRANKENPFLEGE 41 (1987) 3, 89 – 110.

Jakobsen, J. et al.:
Transcutaneous oxygen tension measurement over the sacrum on various anti-decubitus mattresses. Dan. Med. Bull., 34 (1987) 6, 330-331.

Juchli, L.:
Krankenpflege – Praxis und Theorie der Gesundheitsförderung und Pflege Kranker. Georg Thieme Verlag, Stuttgart (1987) 5. Auflage.

Käufer, C.:
Chirurgie und Krankenpflege. Bibliomed Medizinische Verlagsgesellschaft mbH, Melsungen (1985).

Keane, F.X.:
The minimum physiological mobility requierement for men supported on a soft surface. Paraplegia 16 (1979), 383-389.

Kern-Wächter, E:
Stand der Endoskopie heute – Sinn und Unsinn der Weiterbildung. In: KRANKENPFLEGE 42 (1988) 6, 262–263.

King, E.M.:
Krankenpflegetechnik – Ein illustriertes Handbuch, Stuttgart (1983).

Klopfleisch, R., Koch, E.R., Maywald, A.:
Mit Haut und Haaren. Kiepenheuer & Witsch Verlag, Köln (1987).

Kohlhammer-Verlag:
Das neue Lehrbuch der Krankenpflege. Kohlhammer Verlag, Stuttgart, 1979.

Kosiak, M.:
Ethiology of decubitus ulcers. Arch. Phys. Med. & Rehab., 42 (1961), 19-29.

Knoke, M., Bernhard, H.:
Mikroökologie des Menschen. VCH-Verlagsgesellschaft (Edition Medizin), Weinheim (1986).

Kraus, W.:
Grundlagen der Dekubitusentstehung und – entwicklung. Krankenpflegejournal 26 (1988) 4, 125 – 130.

Krouskop, T.A.:
The effectiveness of mattress overlays and beds in reducing the inter-face pressure under bony prominence during lying. Procedings of the 2nd International conference on Rehabilitation engineering. Ottawa (1984).

Kugler, G.:
Das Pflegeproblem Dekubitus. Die Schwester / Der Pfleger 26 (1987) 6, 530-533.

Lawrence, J.C.:
What materials for dressings? In: Jury 13 (1982), 500-512.

Landis, E.M.:
Micro-injection studies of capillary blood pressure in human skin. In: Heart 15 (1930), 209 – 230.

Lawrence, J.C.:
Laboratory studies of dressings. In: Lawrence, J.C. ed. Wound healing symposium. Oxford: The Medicine Publishing Foundation.

Leonhardt, H.:
Histologie, Zytologie und Mikroanatomie des Menschen. Georg Thieme Verlag, Stuttgart (1985).

Mani, R. et al.:
Transcutaneous measurement of oxygen and its significance in the healing of leg ulcers treated with an oxygen impermeable dressing. In: An environment for healing: The role of occlusion. Ed. T.J. Ryan, International Congress and Symposium Series Nr. 88. The Royal Society of Medicin, London (1985).

Meyer, S.:
Das „goldene Vlies" und seine schützende Wirkung. In: Forum Sozial-station, 42 (1988), 18.

Neander, K.-D.:
Dekubitusprophylaxe auf einer neuen Therapieeinheit bei intensivpflegebedürftigen Patienten. Die Schwester/Der Pfleger, 27 (1988) 2, 119-123.

Neander, K.-D. et al.:
Die Effektivität von Antidekubitusmatratzen – Ergebnisse einer Untersuchung an gesunden Personen und an Patienten mittels direkter Auflagedruckmessung und transkutaner Sauerstoffdruckmessung. DKZ 41 (1988) 6, 443-452.

Neander, K.-D.:
Dekubitus – Ein Thema ohne Ende. In: Altenpflege 4 (1989), 186ff.

Neander, K.-D., Birkenfeld, R.:
Der Einfluß verschiedener Lagerungshilfen zur Dekubitusprophylaxe
auf den Auflagedruck und den percutanen Sauerstoffdruck. Pflege 1
(1988), April, 57-66.

Neander, K.-D.; Birkenfeld, R.:
Kann ein Dekubitus bereits im Operationssaal entstehen?

Neander, K.-D. et al.:
Welchen Einfluß hat die Methode des „Eisen und Fönen" auf die
Hautdurchblutung als Dekubitusprophylaxe – Beschreibung des For-
schungsprojektes. KRANKENPFLEGE 42 (1989) 10, 506 ff.

Newson, T.P. et al.:
Skin surface pO2 measurement and effect of externally applied pressure. Arch. Phys. Med. Rehab. 63 (1981), 390-392.

Niinikoski, J. et al.:
Oxygen supply in healing tissue. Am. J. Surg. 123 (1972), 247-251.

Norton, D. u.a.:
An Investigation of geriatric Nursing Problems in Hospital. Edinburgh,
London und New York (1975).

Norton, D. u.a.:
Pressure sores. In: Preventing Decubitus ulcers. Grunde & Stratton,
New York (1981).

Ober, R.M.:
Dekubitus – Abschätzen des Risikos. In: KRANKENPFLEGE 41
(1987), 3, 107.

Petrovici, V.:
Zur chirurgischen Behandlung von Dekubitalulcera. Handchirurgie 18
(1986), 242-248.

Pinchcofsky-Devin, G.D. et al.:
Correlation of pressure sores and nutritional status. J. Am. Geriatr.
Soc. 34 (1986) 6, 435-440.

Priesack, W., Fuchs, K.H., Bauer, E.:
Der primäre unverzögerte Verschluß chronischer Dekubitalulcera
durch muskulokutane Lappen und Gentamycin-PMMA-Ketten. Handchirurgie 19 (1987), 10-16.

Priesack, W., Fuchs, K.H., Bauer, E., Hammelmann, H.:
Der Verschluß chronischer Dekubitalgeschwüre durch muskulokuta-
nen Glutaeus maximus-Lappen. Handchirurgie 15 (1983), 105-108.

Probst, J., Rösler, S.:
Deckung chronischer Dekubitalulcera bei Querschnittgelähmten.
Unfallheilk. 179 (1987), 63-74.

Richardson, R.R., Meyer, P.R.:
Prevalence and incidence of pressure sores in acute spinal cord inju-
ries. In: Paraplegia 19 (1981), 235-247.

Rodeheaver, G.T., Kurtz, L. et al.:
Pluronic F-68: a promising new skin wound cleanser. Am. Emerg. Med.
9 (1980), 572-576.

Rodeheaver, G.W. Bellamy et al.:
Bacterial activity and toxicity of iodine-containing solutions in wounds.
Arch. Surg. 177 (1982), 181-186.

Romanus, M. et al.:
Microvascular changes due to repeated local pressure induced ischae-
mia: Intravital microscopic study on hamster cheeck pouch. Arch.
Phys. Med. Rehabil. 64 (1983), 553-555.

Rossak, K., Krahn, J.:
Über die chirurgische Behandlung von Dekubitalgeschwüren bei Paraplegikern. Langenbecks Arch. f. klin. Chir. 312 (1965), 125-138.

Savanov, J.:
Lagerungshilfsmittel in der Krankenpflege. Springer-Verlag, Berlin
1988.

Schmid:
Über den notwendigen Inhalt ärztlicher Dokumentation. In: Neue
Juristische Wochenschrift (NJW) 1987, 681 ff.

Schmidt, S.:
Heben und Bewegen – leicht gemacht! In: Krankenpflege/Soins Infirmiers 81 (1988), 7, 60 – 64.

Schmitt, E., Heisel, J.:
Die Behandlung ausgedehnter Dekubitalulcera durch Schwenklappen-
plastik. Unfallheilk. 87 (1984), 425-429.

Schröder, G.:
Dekubitusprophylaxe. In: Deutsche Krankenpflegezeitschrift, 40 (1987), 4, 249-252.

Schröder, G.:
Der lange Weg einer ungelösten Geschichte. Forum Sozialstation, Heft Nr. 42, (1988), 11-14.

Schut, T. et al.:
Dekubitus. TVZ 37 (1984), 6, 162 ff.

Schwab, T.:
Sauerstoffspannung im Hautareal über dem Os sacrum und dem Trochanter Major in Abhängigkeit von Körperlage und Beschaffenheit der Körperunterlage. Dissertation, Universität Basel, 1985.

Sehmer, E.:
Dekubitus. Krankenpflege / Soins Infirmiers 38 (1984), 510-511.

Seiler, W.O. et al.:
Einfluß aerober und anaerober Keime auf den Heilungsverlauf von Dekubitalulcera. Schweiz. med. Wschr. 109 (1979), 1594-1599.

Seiler, W.O. et al.:
Effiziente Dekubitusprophylaxe mittels superweicher Unterlage und 30-Grad-Schräglage. Krankenpflege / Soins infirmiers cure infirmieristiche, (1982), 3-8.

Seiler, W.O. et al.:
Dekubitus – Neue Forschungsmethode in der Dekubituspathogenese. Hospitalis (1984), 319-326.

Seiler, W.O. et al.:
Dekubitus-Prophylaxe lohnt sich. Ökonomische Aspekte einer effizienten Dekubitusprophylaxe. Altenpflege, 11 (1984), 519-522.

Seiler, W.O. et al.:
Decubitus Ulcer Prevention: A new investigative method using transcutaneous oxygen tension measurement. J. Am. Geriatrics Soc., 31 (1983), 786-789.

Sharbaugh, R.J. et al.:
Bactericidal effect of the air-fluidized bed. Am. Surg. 37 (1971), 538 – 586.

Sharbaugh, R.J. et al.:
Further studies on the bactericidal effect of the air-fluidized bed. Am. Surg. 39 (1973), 253-256.

Silver, I.:
The measurement of oxygen tension in healing tissue. Prog. Resp. Res. 3 (1974) 124 – 132.

Spence, W.R. et al.:
Gel Support for Prevention of decubitus ulcers. Arch. of phys. Med. & Rehab. 48 (1967), 6, 283-288.

Spiegel, H.U. et al.:
Lokale Gewebe-pO2 Messung in der experimentellen Angiologie. Periodica Angiologica, 5 (1984), 148 ff.

Stoffel, F.:
Objektivierung des Dekubitusrisikos geriatrischer Patienten durch quantitative Erfassung des Mobilitätsgrades mittels eines Motilitätssensors. Dissertation, Universität Basel, 1985.

Straub, G.:
Druckstellen – Drucknekrosen – Dekubitalerkrankungen. Die Schwester/Der Pfleger, 7 – 9 (1984).

Streadman, P. E. u.a.:
Reducing Devices for Pressure Sores. In: Nursing Research. July – August 1980. Vol. 29, No. 4, 229 ff.

Strunk, H.; Osterbrink, J.:
Pressure induced skin lesions in cardiac surgery. CARE-Science and Practice Vol.6 No 4, 113-115 (1988)

Strunk, H; Osterbrink, J.:
Druckschäden an der Haut in der Herz-Thorax-Gefäß-Chirurgie. Die Schwester/Der Pfleger 28 (1989) 5: 382 – 383.

Taube, S.:
Effektivität der Dekubitusprophylaxe. KRANKENPFLEGE 41 (1987), 78-85.

Tijdschrift voor Ziekenverpleging:
(Gesamtausgabe), 37, No. 6, 1984.

Tizian, C., Brenner, P.:
Deckung chronischer Sacralulcera durch den myocutanen Glutaeus maximus-Insellappen. Handchir. 17 (1985), 156-160.

Torrance, C.:
Pressure sores: Pathogenesis, prophylaxis and treatment. 5. Topical applications and wound agents. Nursing Times (1981), 17-20.

Tronnier, H.:
Beeinflussung der Hautfunktion durch Externa. In: Fette, Seifen, Anstrichmittel, 81 (1979), 5, 204-211.

Tronnier, H.:
Irritative Waschmittelschädigungen. Experiment und Klinik. In: Parfümerie und Kosmetik, 62 (1981), 12, 388-392.

van Twisk, R., Borghouts, J.M.:
Die operative Behandlung von Dekubitalgeschwüren im Sitzbein-, Kreuzbein- und Trochanter major Gebiet. Handchir. 19 (1987), 277-280.

Vermold, H. et al.:
Kritische Anmerkung zur transkutanen pO2-Messung bei Risikoneugeborenen. Kinderheilkunde, 123 (1975), 450-460

Vogel, G.:
Dekubitus. Altenpflege, 11 (1980), Sonderdruck.

Wahle, H., Schrudde, J., Olivari, N.:
Zur konservativen und operativen Behandlung von Druckgeschwüren bei Paraplegikern. In: Fortschritte der Neurologie – Psychiatrie 12 (1971), 653-667.

Waterlow, J.:
Calculating the Risk. In: Nursing Times 83 (1987), 39, 58-60.

Weber, G., Galli, K.-H.-:
Therapeutische Anwendung von Polyesterschaumstoff. In: Deutsches Ärzteblatt. Heft 25, 19. Juni 1980, 1621 ff.

Weh, B.:
Lehre der Fön-Eis-Methode – pro und contra. In: Altenpflege (1988) 4, 280.

Williams, A.:
A study of factors contributing to skin breakdown. In: Nurs. research 21 (1972) 3, 238-243.

Winter, G.D.:

Healing of skin wounds and the influence of dressing on the repair process. In: Harkiss, K.J. ed. Surgical dressings and wound healing. Bradford University Press (1971).

Zederfeldt, B.:

Factors influencing wound healing. In: Sundell, B.W., ed. Symposium on wound healing. p. 11-22, Espoo, Sweden (1980).

Zeitschrift GEO:

Die Haut – viel mehr als eine Hülle. (1988), 1, 32-52.
Zeichnung Seite 32: Fa. Beiersdorf AG, Hamburg.

Stichwortverzeichnis

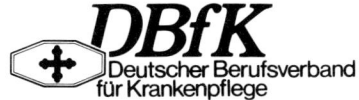

Der Deutsche Berufsverband für Krankenpflege (DBfK) stellt sich vor

Der Deutsche Berufsverband für Krankenpflege hat zum Ziel, die Verbesserung der Kranken-, Kinder- und Altenpflege, der öffentlichen Gesundheitspflege und -erziehung, sowie der Rehabilitation Behinderter.

Über den Agnes Karll-Verband reicht die Geschichte des DBfK zurück bis zur Jahrhundertwende. Agnes Karll (1886–1927) betroffen durch die soziale und wirtschaftliche Not der freien, keinem Mutterhaus angehörigen Krankenpflegerinnen, gründete 1903 die erste Berufsorganisation der Krankenpflegerinnen Deutschlands (BO).

Mitglieder des DBfK sind Krankenschwestern, -pfleger, Krankenpflegehelfer-Innen, AltenpflegerInnen und SchülerInnen der genannten Gruppen. Der Verband hat außerdem inaktive, fördernde und Ehrenmitglieder. Die Mitgliedschaft im DBfK kann auch von Mitgliedern anderer Verbände erworben werden. Korporativer Anschluß anderer Verbände ist möglich. Der DBfK gliedert sich in einen Bundesverband und sieben Landesverbände.

Der DBfK ist regional, überregional und international tätig.

Einrichtungen des DBfK mit überregionalem Tätigkeitsfeld

- Referat Aus-, Fort- und Weiterbildung

- Referat Öffentlichkeitsarbeit

- Referat internationale Beziehungen

- Krankenpflegehochschule Agnes Karll, Frankfurt, staatlich anerkanntes Fort- und Weiterbildungsinstitut

- Bildungszentrum Essen, Fortbildungsinstitut für Pflegeberufe

- Verlag der Verbandszeitschrift KRANKENPFLEGE.

263

Internationales Tätigkeitsfeld

- Interessenvertretung der deutschen Krankenpflege im Ausland
- Mitgliedschaft in
    - Weltbund der Krankenschwestern und Krankenpfleger (ICN)
    - Europäischer Krankenpflegevereinigung (ENG)
    - Europäischer Krankenpflegeschülervereinigung (ENSG)
    - Ständigem Verbindungskomitee der Europäischen Gemeinschaft (PCN)
    - Europäischer Krebskrankenpflegevereinigung (EONS)
- Regelmäßige Teilnahme an internationalen Tagungen und Kongressen.

Fachgruppen und Arbeitsgruppen im DBfK

Um dem jeweiligen Tätigkeitsbereich und der demokratischen Meinungsbildung aller Mitglieder gerecht zu werden, werden auf Wunsch der Mitglieder Fachgruppen gebildet, in denen jedes aktive Mitglied mitarbeiten kann.

Zur Zeit bestehen folgende Fach- und Arbeitsgruppen:

- AIDS
- Altenpflege
- Ambulante Krankenpflege
- Anästhesie und Intensivpflege
- Berufsbild
- EDV
- Endoskopie
- Forschung
- Frieden
- Informatik
- Krebskrankenpflege
- Operationsdienst
- Psychiatrie
- SchülerInnen „Commotio"
- Tarifpolitik.

In jedem Landesverband kann sich also bei Bedarf eine regionale Arbeitsgruppe bilden.

Darüber hinaus gibt es Zentrale Arbeitsgruppen einer Fachgruppe, die Aufgaben und Ziele erarbeiten, Initiativen entwickeln und fachgebundene Verbandsverlautbarungen vorbereiten, Organisationen oder Veranstaltungen durchführen und planen in Absprache mit dem Bundesverband.

Aktivitäten und Leistungen des DBfK

- Interessenvertretung seiner Mitglieder im In- und Ausland
- Beratung in allen beruflichen Fragen
- Berufliche Rechtschutzversicherung für die Mitglieder
- Berufshaftpflichtversicherung für die Mitglieder
- Informationen
  - durch seinen Nachrichtendienst
  - durch die monatlich erscheinende Verbandszeitschrift KRANKENPFLEGE
- Angebote von Fort- und Weiterbildungslehrgängen, Fortbildungsveranstaltungen und Seminaren zur Weiterentwicklung der pflegerischen Berufe in allen Fachbereichen sowie zur persönlichen und beruflichen Förderung ihrer Berufsangehörigen
- Vermittlung von Einsätzen für die zeitweilige Berufsausübung von DBfK-Mitgliedern im Ausland
- Beteiligung an internationalen Tagungen und Kongressen aufgrund der Mitgliedschaft im ICN
- Werbung und Öffentlichkeitsarbeit für die Pflegeberufe.

Weitere Informationen:
DBfK Bundesverband, Arndtstraße 15, 6000 Frankfurt/M. 1, ☎ 0 69 / 74 05 66.

Aus den Veröffentlichungen des Verlags Krankenpflege

- Fachzeitschrift KRANKENPFLEGE
- Buch „Pflegeforschung" (WENR-Kongreß, 1989)
- Arbeitsbuch Reimann: „Anleitung zur Pflegeplanung und Pflege-
  dokumentation"
- Buch „Krankenbeobachtung" (10. Auflage)
- Studienheft „Strukturmodell des Unterrichts"
- Studienheft „Krankenhausbetriebslehre"
- Studienheft „Praktischer Einsatz von Krankenpflegeschülern in der
  Gemeinde"
- Studienheft „Sterbebegleitung in der Familie"
- Studienheft „Gesundheit – Krankheit, was können wir tun?
  Bewegung und Bewegungslernen"
- Studienheft „Gestaltung schriftlicher Arbeiten"
- Studienheft „Mündliche Prüfungen"
- Studienheft „Probleme von Pflegepersonal bei der Betreuung todkranker
  Kinder"
- Studienheft „Konzeptionen zur Betriebsgestaltung auf der Grundlage
  des Berufsbildes Krankenpflege des DBfK"
- Broschüre „DBfK Entwicklung – Zielsetzungen – Aktivitäten 1903–1983"
- Broschüre „Die Entwicklung des Krankenhauswesens in der Geschichte"
- Broschüre „Agnes Karll – Ihr Leben und Wirken"
- Broschüre „Grundregeln der Krankenpflege" (ICN)
- Broschüre „ICN – Aufbau, Ziele, Arbeitsprogramm"
- Berufsethik der Krankenschwestern und Krankenpfleger (ICN)
- Grundsatzerklärung des ICN
- Gelübde (Florence Nightingale)
- Gelöbnis (Gwenyth E. Woodberry)
- Hessisches Curriculum Krankenpflege
- Aktionsprogramm des DBfK der 90er Jahre
- Nachweisheft Fort- und Weiterbildung

- Sonderdruck „AIDS" 1987

- Sonderdruck „AIDS" 1988

- Sonderdruck „Islam – Bedürfnisse des gläubigen Moslems im Krankenhaus"

- Sonderdruck „Krankenpflegegesetz und Ausbildungs-
  und Prüfungsverordnung"

- Berufsbild Pflegeberufe, erarbeitet vom DBfK 1989

- Einführung in den Weltbund der Krankenschwestern und -pfleger (ICN)

Bestellscheine können direkt beim Verlag Krankenpflege des DBfK angefordert werden,
Bettinastraße 48, 6000 Frankfurt/M. 1, ☎ 0 69/74 80 00.